THE MELT METHOD

筋膜クレンジングテクニック
メルトメソッド

著：Sue Hitzmann
with Debbie Karch

監訳：中村格子
（整形外科医、医学博士、スポーツドクター）

医道の日本社
Ido・No・Nippon・Sha

COPYRIGHT©2013 BY SUSAN HITZMANN
Japanese translation right arranged with Sue Hitzmann c/o
Sheree Bykofsky Associates, Inc. through Japan UNI Agency, Inc.

Japanese edition copyright©IDO-NO-NIPPON-SHA,Inc.,2017

本書に記されている定義、適応用法などの情報は、さらなる最新の研究によって変更される可能性があります。
本書は医療カウンセリングの一環としてではなく、情報提供と一例の提示を目的としています。
本書は医学的アドバイスに代わるものではありません。
本書によって、いかなる障害や損害が生じても著者、監訳者、編集者、出版社、販売者は責任を負いません。
運動、生活スタイル、食事などを改善する場合は、その都度医師や専門家にご相談ください。

CONTENTS

序文		iv
推薦の辞		vii
監訳者より		x
前書き		xii

Part1
1. 本当の痛みの原因は？ …… 002
2. 結合組織の力 …… 019
3. 失われたリンク …… 035

Part2
1. 自身を治療する「ハンズオフ」セラピストになろう …… 048
2. リコネクト：再接続する …… 056
3. リバランス：バランスを取り戻す …… 080
4. リハイドレート：潤いを取り戻す …… 101
5. リリース：解放 …… 131
6. 手足のトリートメント …… 142

Part3
1. メルトプログラムを始めましょう …… 162
2. 上半身と下半身に潤いを取り戻す …… 191
3. 首と腰のリリース …… 233

Part4
1. メルトマップ〜メルトのセルフケアスケジュール〜 …… 250
2. セルフケアをカバーするメルト …… 266

終わりに	298
メルトメソッドの調査研究の詳細	300
参考文献	303
ソフトボールによる足のトリートメント・ポイント拡大図	310
ソフトボールによる手のトリートメント・ポイント拡大図	311
謝辞	312
索引	317

Proface

序文

　今こうして『メルトメソッド』のペーパーバック版の序文を書いているなんて、まるで夢のようです。2013年1月、初版がアメリカで発売されてから、多くのことがありました。素晴らしいコミュニティーのサポートのおかげで、本書はニューヨークタイムズ紙・ベストセラーになり、9カ国語に翻訳されました。現在、世界15カ国で1000人以上のメルト・インストラクターがおり、何十万人もの人達がメルトから恩恵を得ています。思い返してみると、10年前、私の治療室にいたのは私1人だけで、一対一で患者に施術していました。現在、私には、「ドクター・オズ・ショー」、「レイチェル・レイ」、「グッド・モーニング・アメリカ」、「マリリン・デニス」、「ナイトライン」、「ホーム・アンド・ファミリー」といった番組や、ニューヨークタイムズ紙、ロサンゼルスタイムズ紙などのメディアで、メルトを共有する機会を与えられています。こういった機会を与えていただいたことにとても感謝をしています。

　「ドクター・オズ・ショー」に「痛みを溶かせる女性」として出演してから、アメリカとカナダを中心に1年間で30都市、実に100以上のワークショップを実施するブック・ツアーを決行しました。ツアーでは、幅広い年齢、あらゆるフィットネスレベルの人達を教える必要がありました。男性、女性、若いアスリート、ケガをしたヨガ・インストラクター、94歳の車椅子の人（娘が、手の関節炎の緩和に役立つとメルトを勧めたそうです）までいました。重篤な糖尿病、神経障害、がん、慢性腰痛を抱えた人もいました。足を痛めている人、松葉杖で歩く人、義足や義手を使う人もいました。背中に酸素ボンベをつけた人や腕に点滴をした人が来たときは、信じられませんでした。一部の人達は3時間以上運転して、ワークショップに参加してくれました。多くの人達が、長い間、慢性的な痛みに苦しんでいたことを実感しました。最終的に、私

は何千もの人達の痛みをメルトで溶かすことができました。

　さらに、彼らとは痛みのない生活を送るための「秘密」を共有しました。身体内部の失われたリンクを取り戻すことが解決策となり、リンクを取り戻せた瞬間、その場で変化を感じることを、私は参加者に話しました。そして、参加者はみんな、その通りに感じたのです。

　このブック・ツアーは2つの重要な認識につながりました。1つ目は、誰でも、どんな病態でも、メルトから恩恵を得ることができるということ。年齢、健康、フィットネスレベルに関係なく、参加した人々は好ましい変化を示しました。「痛みに対する治療はもうすべて試した」と考えていた人達でさえ、参加前より元気になって歩いて行きました。メルトは希望の光となり、役に立つことができました。

　2つ目は、メルトメソッドのテクニックのために新しいローラーをデザインするときが来たことです。ツアー後、私はメルト用ソフトローラーの開発を始めました。ローラーの直径を今まで使っていたものより小さくし、12.5cmに下げました。新しいデザインはメルトにぴったりで、市場にある他のローラーとはまったく異なったものになりました。

　直径を2.5cm減らすだけで、さらに多くの人達がメルトの恩恵を得られるようになったのは驚きです。年齢、健康、身長に関係なく、新しいローラーは支えを使うことなく、すべての人々にフィットします。また、軽いタッチの手技療法に似た、より柔らかいローラーを望んでいました。メルトのソフトローラーは、低反発素材で開発された、初めてのローラーです。そのユニークな素材感はシークエンスを行ううえで、結合組織に適応する時間を与え、以前のローラーよりも良好で、速い変化をもたらします。

　あわせて、柔らかいハーフ・ローラーを開発しました。メルト用のハーフ・ローラーは同じ素材でできていますが、平坦な側面を持ち、ローラーに乗ることが困難な人や支えを必要とする人にマッチしています。このハーフ・ローラーは、脊椎脊髄疾患、パーキンソン病などの神経障害を抱える人達や妊娠中の女性に、役立ちました。これらの状態に対して、メルトを用いることに関する詳細は、Part4を参照してください。

　これからも、メルトメソッドは成長して、適応し続けます。このペーパーバック版はメルトメソッドの変更をすべて反映しています。ローラーが小さくなったことに伴

い、それぞれの動きを少しずつ変更しました。本書は、それぞれの動きに関する新しいイメージと修正した説明が含まれています。

　ペーパーバック版での修正に加えて、メルトメソッドを有効とする科学研究を共有できることにとても興奮しています。この研究「Effect of the MELT Method on the Thoracolumbar Connective Tissue（胸腰部の結合組織に対するメルトメソッドの効果）」を本書の巻末に掲載しました。この研究はニュージャージー工科大学と協力して行われ、トーマス・フィンドリー博士とハンス・チャウンドリー博士から助言を受けた生物医学工学の大学院生ファリア・サンジャナ氏が主導しました。この研究は、ワシントンD.C.で行われた2015年の国際筋膜学会とハーバード大学での筋膜と腫瘍学サミットで発表されました。

　研究目的は、慢性的な腰痛を伴う人達に対するメルトの効果を測定し、結合組織で生じる変化を研究することでした。メルトは慢性的な腰痛を緩和し、柔軟性を増加させ、結合組織ではメルトを行って4週間後、実際の変化が起きたことが分かりました。逆に、メルトを行わなかった対照群は改善を示しませんでした。

　注目すべきことは、参加者がこれらの変化をメルトのツール、本、DVDだけを使って、自分で生み出したことです。さらに、メルトを行うと、腰に対する直接的なテクニックを行わなくても腰の組織、痛み、硬さ、柔軟性において、大きな変化を得られたことです。これがメルトの秘密です。

　10年以上にわたり、毎日見てきた結果を支持する科学的証拠が手に入ったことに感激しています。メルトは、慢性痛を抱える人のための証明されたセルフケア・ツールです。薬剤や外科手術を使わずに楽にできます。この研究で用いた「腰の慢性痛のセルフケアプラン」は本書を通して試すことができます。

　メルトメソッドの本は多くの人の痛みを消すのに役立ってきました。次はあなたの番です。この新しく修正されたメルトメソッドの総合版を共有できてうれしく思います。私のメルトの旅は続きます。そして、あなたに、この旅の仲間として加わってもらえることに大変感激しています。

スー・ヒッツマン、「MELTメソッド」創始者

Foreword
推薦の辞

　スー・ヒッツマンはメルトメソッドを用いて、最先端の情報と革新的なテクニックを紹介しています。メルトは、フィットネスや徒手療法の医療専門家が予防的なセルフケアを促すためのツールとして、クライアントに指導することができます。私が考える本書の核心は、「スーがヒトの筋膜（人体解剖学で長く無視されてきた非常に重要な側面）を調べている、世界中の研究者に対して大きく貢献している点」です。長い間、彼女はこの重要な情報を実用的なツールと組み合わせ、誰もが自身のケアとして使えるように尽力してきました。人々のセルフケアに役立つ彼女の活動を称賛します。メルトメソッドはまさしくその活動にあたります。

　過去10年間、スーがメルトメソッドを開発する姿を見てきました。スーは絶え間なく知識の探索を行い、新しい情報を得ると自分の観点を何度も改善しようとします。複雑な科学情報を根気強く理解しようとし、単純で親しみやすいものに変えます。スーは、教科書で書かれているような層だけでなく、身体のすべての層に注意を払います。フィットネス業界の多くが焦点を合わせる「筋肉質な身体をつくる」目的とは対照的に、スーは、あなたが実際にできる、身体のケアの仕方を教えます。身体には筋肉以外にも多くのものがあり、スーの取組みは全身の意識を拡大するという大きな進歩を示しています。

　私の研究室で解剖学を学んだ人間はとても少なく、彼らは自主的に学びに参加したグループです。参加者達は、自分を伸ばし、トレーニングを超えた理解をしようとします。スーが研究室に加わったとき、既にフィットネス界やボディワークで地位を確立した人物であり、フィットネス業界からの参加者の中でも際立った存在でした。一度会ったら忘れられない人、スーはまさにそのような人でした。大変光栄なことに、彼女とは、もうずいぶんと前に彼女が最初の解剖コースに加わって以来の仲になります。

　最初の週の研究室で覚えているのは、彼女が熱意に燃えていたことです！　輝く目と強い好奇心は、徹底して体験しようとし、発見に興奮していました。スーはこの解剖研究でも、仕事に対する大きなエネルギーを持ち、純粋な熱意がありました。複雑な解剖を最後

まで見るのに必要なやる気も備わっていました。

　スーがメルトのテーマを共有してくれたのは、ニューヨークで行われた大きなフィットネス会議でした。スーが教えるのを聞きながら、彼女のメソッドに対する私の敬意は大きくなっていきました。彼女は、アライメントを自分で評価して、ボディセンスを身につけ、筋膜システムの意識を増やす方法、そして筋膜が我々の感じ方にどのように関わっているか、システマティックに教えました。それから、ゆっくり、効果的によくなるように、小さなボールとソフトローラーを用いて、簡単に「できる」テクニックを教えました。彼女は、我々の身体にポジティブな変化をもたらすために必要なやさしさを特に強調し、数十年にわたり根強く残る「痛みなくして得るものなし」を捨て去りました。これだけでも大きな効果になりました。

　数年前、12歳になった息子と散歩に出かけました。通りに沿って100mも進んでいないところで、息子が足と足関節の痛みを訴えました。自宅に戻り、スーのメルトを思い出し、治せるよと息子に言いました。私は複数の徒手の治療法を訓練しており、マニュアルセラピーのセッションで改善できると思っていました。しかし、今回は息子自身でケアを行ってもらおうと考えました。スーの手と足のトリートメントDVDが頭に浮かび、息子にボールを手渡してその場を去りました。数分後、私が部屋を覗くと、息子はスーの簡単な説明に従っていました。しばらくして、どうだったかたずねると、息子はうれしそうに痛みがなくなったと答えました。最も感激したのは痛みが消えたことでなく、息子が自身で対応できることを学んだことでした。

　メルトにおいて、もう一つ気に入っていることは、身体が機械ではなく、健康が単に力学的な問題を修正するだけではないことを理解していることです。我々の身体には、化学、電気、エネルギーの極めて精密なコミュニケーション・システムがあります。これらのコミュニケーションのチャンネルを開くと、よい気分の基準となる経験を再確立します。

　スーのメソッドは、目の前にある身体の声に対する健康的な敬意を常に維持します。身体の繊細な液体組織に痛みの信号で叫ばせるのではなく、よい感情をささやかせます。私自身が行ってきた数十年間の身体に関する研究に基づけば、このメルトは私が支持できるプログラムです。身体知は最大限の考察に値するものです。我々が痛みを感じていると

き、身体は敵ではありません。身体は味方になります。スーのプログラムはこの事実に同調させ、身体の英知と微細なコミュニケーション・システムをよい方向に向かうように十分に利用します。

　スーのメルトメソッドの奥深さは、主に彼女のセルフ・ヒーリングの個人的経験に基づきます。スーは、彼女自身の身体と深く対話する、熱心な探検家です。メルトの重要性は、身体とその真の組織、解剖学、生理学の必要性に対する慎重な注意に依存していることです。最先端の科学を安全で、実用的、普遍的に親しみやすい適用法に変換することは単純な作業でありません。メルトメソッドでスーはこれを成し遂げたのです。

　　　　　　　　　ギル・ヘドリー（PhD）、「インティグラルアナトミー」創始者

Foreword from Translation Supervisor
監訳者より

　人間の身体には、筋肉や神経、皮膚などが存在することは誰でも知っていることですが、これらは別々に存在しているように見えて、すべてがつながりを持ち、風船のように切れ間なく個体を包んで成立しています。神経痛や関節痛、腱膜炎といった日常診療で出会う整形外科疾患の多くは、患部に注射をしたり物理療法を行ったり、痛み止めを飲んだりというような有り体の治療をしてもなかなかすっきりと治らないことがよくあります。これは、原因が痛みのある部位そのものにあるわけではなかったり、アプローチ方法が間違っていたりすることに起因しているためです。

　そしてもう一つ、人間の身体には既存の西洋医学の理論では解説できないような事象が沢山起こります。例えば、「嫌いな虫を見たときに一気に毛が逆立ち、寒気がする」というようなことが、西洋医学で言う感覚神経や自律神経の神経回路を廻る速度よりもずっと速く反応するのはどうしてなのでしょうか？　鍼治療で神経痛が和らぐのはなぜなのでしょうか？　私は常々人間の身体には医学部で習った西洋医学で解明されていない、未知の機能がまだまだ存在している、と感じていました。その一つが筋膜や結合組織の存在です。

　皮膚と筋膜の滑走性をあげただけでも、可動域や多くの不快感や痛みが改善することは、実践的な治療家であれば多くが経験していることではないでしょうか。おそらく結合組織の中を何らかが、神経以上の速さで廻っていて、筋膜や結合組織のつながりが東洋医学の経絡と一致していることが徐々に明らかになってきています。「そこへアプローチすることで、今まで解決できなかった多くの痛みや不調を改善させることができるのではないだろうか……」と、日々患者と向き合い治療をする中で感じていたその時、このメルトメソッドに出会いました。まさに地球の反対側に私と同じことを考えている女性がいたの

です。それがメルトの創始者スー・ヒッツマンです。

　メルトメソッドはスーが自らの経験を元に結合組織を一つの大きな器官と捉えることから始まりました。結合組織に着目し、その生態環境を整えて、最大限に機能させる、ということを基軸に置いたセルフケアメソッドです。彼女が長年の治療家かつ運動学者、運動指導者としての経験をもとにメソッドを考案し、それを運動学者、医学者と協力し理論的に裏付けていく、という勤勉かつ真摯な追求の末、このメソッドが完成されています。その一つひとつはさほどダイナミックな動きではないのにもかかわらず、大きな変化をすぐに感じられる驚きをぜひこの本を手に取った読者の方々に感じていただきたいのです。

　痛み以前の不快感で対策を講じることができるなら、多くの整形外科疾患はセルフケアで予防ができます。そして、痛みや不快感から解放された人々は余計な時間を病院や治療院で過ごすことなく、健康でアクティブな人生を享受できるのです。

　今、まさに必要とされていることが、このセルフケアメソッド「メルトメソッド」に集約されていると感じています。

整形外科医、医学博士、スポーツドクター
中村格子

Introduction
前書き

　私は物心がついたころから、<u>すべての生き物に備わっている微細な振動を感じ取る能力があった</u>と記憶しています。人や動物、または木に触れ、自分の意識を集中すると、両手から物理的な振動を感じるのです。

　幼い頃、父からは、「この能力は奇異で、気持ちわるがられるだろうから誰にも言わないように」と言われていました。母に話したところ、病院に連れて行かれました。そこで医師は「この子の両手の神経をいくつか切断して、その感覚がなくなるかどうか試したらどうか」と提案したのです。幸運なことに母は私の両手にメスを入れてまで、その感覚を消すのはやりすぎであると考えました。母は「その感覚のせいで困ったり、何かできないことがあるの？」とたずね、私がノーと答えると、「その感覚はいずれ自然と消えるかもしれないから放っておきなさい」と言いました。

　そんな中、私の曾祖母は「災い転じて福となすという言葉もあって、一見災いのように見えることでも、本当の意味が分かれば、幸運をもたらす可能性があるの。だからこの力の正しい使い方を教えてくれる人を見つけるまで心にしまっておきましょうね」と話してくれました。そのため私はこのことを何年もの間、心の中にしまっておいたのです。

　同じく幼い頃、私はよく横になって、自分の部屋で唯一私の心を満たしてくれる童話やブリタニカ大百科事典を夢中になって読んでいました。程なくして、私は解剖学に心を奪われるようになりました。<u>解剖学こそが私の両手に感じる振動が何なのかの答えを教えてくれるはずだと</u>（思っていました）。

KEYWORD

私の頭のなかはいつも疑問でいっぱいでした。父に、「なぜ百科事典には神経について、ほんの少ししか記載がないのか」と質問したことを覚えています。すると父はこう言いました。「神経系について、一体何が知りたいんだい？」私は父に、この両手に感じるものが神経伝達であると気づいたことは黙っていました。
　それから間もなくして私達は図書館にいました。父はカード目録を指差しながら言いました。「もしももっと知りたいなら、自分の頭を使い、知りたいことを教えてくれる本を見つけるんだ」（みなさん、瞬時に蔵書検索ができるインターネットがない頃、これがどれだけ大変な作業だったか想像できるでしょうか？）

　私が12歳の頃、母は所属するスパ・レディーというフィットネスジムに連れていってくれました。そこでは女性達がレオタードにレッグウォーマーという姿でダンスをしていました。私は彼女達が楽しそうに笑ったり、お互いを励ましながら大音量の音楽に合わせて踊る姿に、一瞬で魅了されました。
　母は私に『ジェーン・フォンダのワークアウト・レコード』を買ってくれ、私はすぐに『20分間のワークアウト』や、毎朝PBSで放送されるエアロビクス番組に夢中になりました。さらに映画『パーフェクト』や『フラッシュダンス』で見た女性のようになりたいと憧れるようになりました。

　私の初めてのアルバイトは地元のYMCAのエアロビクス・インストラクターで、まだ16歳でしたができるだけすべての学校スポーツに関わりました。大学に入ってからは自転車競技選手として活躍しはじめ、大学の授業料のほとんどを競技の賞金で賄いました。
　その後、映画や演劇方面に進みたいと思い、ニューヨーク大学で映画学の修士号取得を目指していました。キャスティングディレクターのアシスタントの仕事を失ってしまったとき、父は私に200ドルを送ってくれ、「君がいつも1番ハッピーでいられる場所はフィットネスジムなのだから、新しい仕事が見つかるまで、そこに通っていなさい」と言いました。それからすぐにジムでのグループ・エクササイズの指導を再開し、パーソナル・トレーナーの資格を得て、さらに運動科学の修士号を目指すことに切り替えました。当時の私はボディービルダーのような体格で、実際そのような鍛え方をしていました。ジムのト

レーナー達にも「ディーゼル（重機）」と呼ばれていたくらいです。

　まもなく私は、キツく、汗だくになるクラスをする、と評判のフィットネス専門家として有名になりました。一時はエアロビクスのステップやハイ・インパクト、ボディー・スカルプティング、ブート・キャンプ、室内サイクリングなど週に28クラスも担当していました。私はESPNのCRUNCH TVのホストとなり、"フィットネス界で最も説得力のあるスマートな身体を持つ女性"として知られるようになりました。私の体重は58.9kgで、体脂肪率は11％、雑誌『マッスル＆フィットネス』の表紙も飾りました。さらに、今なおベストセラーの一つとなっているフィットネス・ビデオ『クランチ：ブート・キャンプ・トレーニング』の著作者となり、全国レベルのフィットネス会議などではいつもプレゼンターを務めていました。すべての意味で、私は完璧な健康と成功を手に入れました。成し遂げたのです。

　同時に私は大学院の課程の他に、時間が許す限りできるだけ多くのフィットネスとリハビリテーションのワークショップや資格コースを受講しました。そして多くの人に、例の**謎の振動を感じる**かどうか聞き始めたのです。私はまるでDr. スースの本の中で、誰彼を問わず、「あなたは私のお母さん？」と聞いて回るひな鳥のようでした。
　私は思い切って、私のニューロマスキュラーテクニック（NMT：神経筋テクニック）の師であったレオン・チャイトー氏に、私が感じる振動について聞いてみました。すると彼はただ「身体には多くの振動があるからね」と言いました。

　ある朝、目覚めると、右のかかとに痛みを感じました。氷で冷やし、ストレッチをして、できる限り安静にしました。私が知り得ているすべての手当てを行いましたが、何も効果はなし……それどころか、むしろ手当てが痛みを悪化させているようにさえ感じました。

　ついに私の足は1日24時間痛み続けるようになりました。激しい痛みのせいで夜も目が覚めてしまい、日中は疲れ果てていました。真夜中に、トイレまで這って行ったことを

KEYWORD

覚えています。

　私はあらゆる指導者や先生、同僚に、かかとの痛みを解消する方法がないか聞いて回りました。しかしよい答えは見つかりませんでした。その上、ある人には「ほとんどの人が、何かしらの痛みを抱えており、何とかうまく付き合っている」と言われたのです。ニューヨークでトップクラスの医師でさえ、答えを持ち合わせていなかったのです。

　私の痛みは続き、この痛みが早く消えなければ私のキャリアは終わってしまうのではないか……という不安に襲われました。私はひどいうつ状態となりました。

　そんなとき、友人の犬が私の顔に頭突きしてきた後で上唇が痺れてしまい、それがいつまでも取れずにいることを別の友人に話していたところ、**クラニオセイクラル療法**のセラピストを勧められました。体験してみると一度のセッションだけで唇の痺れが消えただけでなく、足の痛みまで文字通り消え去ったのです。翌日、そのセラピストに「一体何をしたのか教えてほしい」と電話をかけました。

　会話中、私は彼女に「人を触ったときに振動を感じるか」たずねました。彼女は私が話していることが、何のことなのかが分かっていました。「振動を感じるわ。あなたも感じるなら、この能力の使い方を習うべきね」。

　もちろん、すぐに習いに行きました。最初のクラニオセイクラル療法のトレーニングの最中、感涙したことを覚えています。最終的に生命の振動のリズムにアクセスし、影響させ、バランスを取り戻す方法を習得しました。このとき、自分の人生で初めて自分の感覚が奇妙なものではないと思えました。これだったのです。そして身体に触れて身体を整えるボディーワークが私の天職だと分かったのです。

　私はニューヨーク市内に個人で開業し、身体が本来のバランスを取り戻すように振動を操るというテクニックを向上させるため、多くの人に施術しました。その後の8年間は、

【クラニオセイクラル療法】
頭蓋仙骨法。

勉強やトレーニングを続け、さまざまな療法の考案者達と意見交換をして、あらゆる関連研究論文を読みました。大人から10代の若者、子供、幼児まで数百人もの人達の施術を通して技能を磨きました。そして12年後の今、私は自信を持って自分のことをあらゆるボディーワークのエキスパートだと言えます。今でもときどき、両手を相手の身体に置いたときの感覚に自分で驚くことがあります。

私は多種多様な触診テクニックを研究し習得しました。それぞれの療法は身体の特定の部位のリズムと振動を感知して施術することに着目するものですが、どれも、私が幼い頃から感じていた**全身につながる振動を確認するテクニック**はありませんでした。その間も相変わらずクライアントの施術を続けていましたが、私の行う全身の振動に着目するテクニックにはまだ名前がありませんでした。痛みやその他の慢性的な問題を抱えるクライアントは振動の動きが遅かったり、遮断されているように感じるのに対し、問題のない人はとどまることなく全身に振動の流れが感じることに気がつきました。私はこれまで習ったような軽いタッチで、振動に影響を与えれば、ポジティブな変化を起こすことができるのではないかと考えました。実際に試したところ、**振動の流れをサポートすることで、人々がすぐに気持ちよく感じるようになり、さらに痛みの軽減や除去などのあらゆる問題を改善する**ことが分かりました。

私のクライアント達は、「痛みが軽減した」と報告してくれ、さらに全身に多くの変化があったと言っていました。私は、自分がある大きなことを成し遂げようとしていることに気づいていました。手技によるボディーワークを始めてから4年後にこの発見をしたわけですが、どんなことをしても取れない痛みを取ってくれる人物として、すぐに知られるようになりました。

この発見をしたのは、世界貿易センタービルが攻撃された2001年のことでした。私はニューヨーク市内に住んでおり、友人やクライアント、近隣住民の多くが、この事件に大きな影響を受けました。この出来事から心的外傷後ストレス障害（PTSD）の影響について身をもって理解しました。また、ちょうど研究が進んでいた神経系と全身振動に対する

KEYWORD

ストレスへの影響についても理解することになりました。

　ある日、仕事仲間から「ギル・ヘドリーを知っているか？」と聞かれました。そのときは分かっていませんでしたが、私の人生はもう1つの劇的な転換期を迎えるところでした。ギルは神学者であり、解剖学者となったロルファーです。**彼は独自に、人体の組織を皮膚から内臓や骨まで層ごとにはがす解剖方法を開発しました。彼の目的は伝統的に行われてきた解剖のように、分離させた各器官を観察するのではなく、体内の結合部分を調べることでした。**

　私は彼の「6日間解剖コース」を受講しました。その初日に、私の解剖学と人体の知識はすべて覆されました。人体の各層を解剖しているとき、**私は初めてすべての組織がどのように結合しているのか見たのです。ギルが私に結合組織について説明してくれた瞬間、私が感じていた振動に対して、物理的に明確な解釈を得たのでした。**

　結合組織を見た私は、さらにもっと知りたくなりました！　これまであまり知られてこなかったこの構造が、私に直感的な理解をもたらしました。それはこれまで何年も学んできた理論や運動、手技療法の中で欠落していた部分でした。

　私は自分の学術的な蔵書や手技療法の教科書、トレーニング・マニュアルの中をくまなく探しました。また、最新の医学文献や科学論文も検索しました。さらに私の指導者や先生方に何か資料や調査書がないかたずねましたが、結合組織の筋肉への関わりについての限られた見解と、従来通りのただの充填材のようなものに過ぎないという考え以外、何も得られませんでした。

　ギルは私が感じる「振動」について、もっとよい説明があるかもしれないと、オンラインでの資料集めをしてくれました。私は興奮していました。資料に書かれている科学用語は私には難し過ぎたのですが、学びたいという熱意が私を粘り強くしたのです。私は複雑な科学研究書や調査書を読むのに多大な時間を費やしました。この頃の私のそばには少な

くとも2冊の科学書か学術論文、辞書、そして科学的専門用語を訳すためのインターネットが常にありました。

　研究論文を理解した後、文献目録にあった他の著者達を調べて彼らの研究もチェックしていきました。最終的に、筋膜科学の先駆者的な研究者達を見つけました。

　今考えると、何てずうずうしくて、怖いもの知らずだったのだろうと笑ってしまいますが、なんと私は研究者達に直接電話をしたり手紙で質問をしたのです。驚いたことに彼らはとても真摯に答えてくれました。彼らが時間を割いて相手にしてくれた一番の理由は、私が彼らの専門用語を理解して、彼らの研究を大いに尊敬していたからだと思います。私が筋線維芽細胞、グリコサミノグリカン、メカノレセプターといった分子学的コンポーネントや、機械的シグナル伝達、圧電性の理論について話せたことが彼らの注意を引いたようでした。しばらく話すと必ず「君は何者？　君のバックグラウンドは何？」と質問されました。

　解剖学と生理学の知識というバックグラウンドが大きな助けとなりましたが、研究者と直接話して教わったことは、それまで専門的に学んできた域をはるかに越えていました。先駆的な研究を行い、自論の検証方法を見い出そうとしている彼らと話せたことはとても知的な刺激となりました。私は筋膜科学という神聖な場所へ、秘密のドアからそっと入るのに絶好の位置とタイミングにいたのです。私は今でもトップ研究者の1人、ロバート・シュレイプ氏がメルトの体験と、私と筋膜研究について語り合うためにはるばるドイツからニューヨーク市まで来てくれたことに驚いています。

　私のバックグラウンドに研究はありません。同じく博士号や医師免許はありませんが、私の人間科学への愛が後押しとなり、20年以上にわたり人体についてすみずみまで学ぶことになりました。私は1日中顕微鏡の後ろに座ったり、アルゴリズムを学んだり、休むことなく開発研究したいと思ったことは一度もありません。しかし、それでも無数の研究論文や書籍、専門誌を読み、研究者達（さらなる研究や研究者達を喜んで紹介してくれる、楽しくて親切で素晴らしい人達！）についつい電話せずにはいられませんが。

KEYWORD

神経学的な筋膜科学の知識を独学で取得したことや、研究団体に受け入れていただいたことが原動力となり、私のボディーワークとメルトは発展を遂げました。私が追及してきたことを直接裏付ける研究が存在していたことで、よりいっそうの自信を持つことができ、前進し続けるモチベーションとなりました。

　私は新たなる試みを自分のクライアント達にチャレンジしては、研究者達と話し続けました。彼らの仕事が私に情報を与えてくれ、時には私の仕事が彼らに情報提供することもありました。新たなフィールドに加わることで、知的でクリエイティブな刺激を与えてくれる機会を得たのでした。

　評判が広まり、希望者全員に施術をすることはできなくなりました。その後、私がクライアントのために自宅用のセルフケアテクニックの開発を始めました。クライアント達はすぐに私の治療院から自宅へと治療の場を移していきました。毎回の施術の時間も短くなり、私は、新規のクライアントに会うことが可能になったばかりでなく、私自身の負担も減るという恩恵を授かりました。

　私はこのセルフケアテクニックに名前が必要だと思い、結合組織に働きかけて身体をよくすることを表現する言葉を探しました。「メルト」がぴったりだと思いました。リラックスしたイメージがあり、「固体を溶かして液体に変え、混ぜて融合する」というメルトという言葉が理想的だと思ったのです。フィットネスのテクニックには頭文字を使うことが多いので、私もそうしようと決めました。私は次々とコンビネーションを考え、**M.E.L.T. を Myofascial Energetic Length Technique（筋筋膜・エネルギー・伸長・テクニック）の頭文字としました。**メルトはどんどん発展して、メソッドの内容はその頭文字が示すものよりもより幅広くなりました。一例をあげれば、**今では筋肉内外の筋膜だけでなく、結合組織系の全体に作用することが明らかになったからです。**今でも初めて体験する人達は「パーフェクトなネーミングだね」と言います。

　私はもはや、筋骨隆々ではなくなり、かつてのような重たいウェイトを持ち上げること

もありません。しかし今でもワークアウトが大好きで、室内サイクリングやラン、ウェイトトレーニングを教えています。メルトのお陰で、痛みのない身体でいるために好きなことを諦める必要はなくなったのです。

　私がフィットネス・クラブでメルトを教え始めたとき、サロンでの手技療法と同じような変化を、多くの人達に起こせることにとても興奮しました。セルフケアでも、彼らは変化を起こせたのです。

　その後、私は何百人もの健康運動指導者を育成し、何万もの人をメルトのセルフケアボディーワークで助けてきました。私は決してメソッドを作ることを目標にしたことではありませんでした。元をたどれば、私が幼い少女の頃に両手に感じたあの振動が、自然な展開でメルトへと導いてくれたのかもしれません。

　曾祖母の言葉は正解でした。災いは最大の幸運となり、それをみなさんと共有することを光栄に思い、そして心から感謝しています。

KEYWORD

Part 1

What Really Causes Pain?
本当の痛みの原因は？

　これがあなたの普段の１日だと想像してみてください。

　一晩中ぐっすりと眠り、目覚めのよい朝を迎えます。気分は爽快でシャキッとして、これから始まる１日が楽しみで仕方ありません。弾むような足取りで身体は軽く、活気に満ち溢れているのです。あなたは微笑んでいます。周りの誰もがあなたの満ち溢れるエネルギーに気づき、みんなが「何て生き生きと素敵な人なの！」と言ってくれます。忙しい日でもへっちゃらで、ストレスにも負けません。愛する人達には思いやりを持って接することができます。立ったり、座ったりといった動作に落ち着きがあります。身体の調子は大丈夫かな……と悩むこともありません。あなたは「今この瞬間」を生きていて、初めてのことにも気軽にチャレンジすることができるのです。

　あなたの普段の１日はこんな感じでしょうか？　もしあなたが痛みを抱えていたら、おそらく答えはノーでしょう。もしかしたら、それは痛みとまで言わないかもしれません。不快感や張り、違和感という表現をするかもしれません。痛みがない、ということは真の健康に不可欠な要素です。心地よく感じられれば無理なく快適な生活を送ることができます。痛みを感じている現状を生活習慣や年齢、遺伝のせいにするかもしれません。しかし、今こそぜひ身体の全体像を見ていただきたいと思います。

　私はあなたに痛みなく暮らせることを伝えるために、ここにいるのです。

　読者のみなさんには痛みや不快感の原因を知るために、無駄な時間やお金を費やしてほ

KEYWORD

しくないのです。**私がこれから痛みをどう感じ取り、対処し、そして取り除けばよいかをお教えします。**解決方法はいたってシンプルです。まずは身体の構造を新たな見解で観察し、得られる情報から何をすればよいのか伝授します。もう二度と痛みの解決方法を探し求める必要がなくなるのです。たとえ、適切だと思うダイエットや水、サプリメント、定期的な運動、瞑想、マットレス、マッサージ・セラピスト、統合医療の医師のアドバイスが存在していても、まずは実践してみてほしいのです。私が見つけた痛みなく生きるための解決の鍵は、あなたの身体にもあるのです。

　痛みと不快感を取り除くために、日々何十億ドルものお金が費やさているため、もうとっくに痛みの謎が解明されていると思っているでしょう。しかし統計データによるとそうではないようです。国立衛生研究所（NIH）の報告によると、糖尿病や心臓疾患、そしてがん患者すべてを合わせた人数よりも、痛みに侵されている人のほうが多いのです。人々が医療機関を受診する最もよくある理由が「痛み」であり、アメリカでは毎年1,000億ドル以上が費やされているのです。アメリカ疼痛学会によると、痛みは病欠による長期欠勤の理由として2番目に多く、毎年のべ5,000万日以上の労働日数が痛みのために失われているそうです。また、NIHは、3人に1人のアメリカ人が慢性、または持続する痛みに苦しみ、そのうち約3分の2は5年以上痛みを抱え続けていると報告しています。これはアメリカに居住する1億人以上の人々が慢性痛とともに生きていることを意味します。しかし、私の臨床経験上、この試算でもまだ低めに見積もっていると思っています。

　痛みは生活の質のあらゆるレベルに悪影響を及ぼします。国立睡眠財団によると、アメリカ人の3人に1人は、痛みのせいで毎月の睡眠時間を20時間も失っているそうです。痛みと不快感が不安神経症、不安感、そして情緒不安定を引き起こすことは当然のことです。あなたの同僚や友達、家族に慢性痛があるかたずねてみてください。おそらく、痛みを心配したり、何とか対処したり、はたまた無視しようとして多くの時間とエネルギーを消耗している人達が、いかに多いかという事実に驚くはずです。私は多くの人々が健康のための「よい」努力に時間とエネルギーとお金を投資しているのに、日々の痛みや不快感を解消できていないことに気づいたのです。

●痛みのない人生は送れる

　痛みのない人生を送ることは素晴らしいことです。しかし皮肉なことに、このありがたみはうずく痛みや鋭い痛み、不快感を継続して経験して初めて分かることでもあります。前書きで記した通り、私にも長期化した痛みに耐えていた時期がありました。10年以上前のこと、私は国際的なフィットネスプレゼンターやインストラクターとして絶頂期を迎え、完璧な成功と健康を手に入れているように見えました。しかし私を脅かす痛みがかかとにあったのです。私には運動科学の修士号や、さまざまなフィットネスの認定資格があり、ニューロマスキュラーセラピーの上級研修に参加し、さらにニューヨークのプレスビテリアン／ワイル・コーネル・センター（New York-Presbyterian/Weill Cornell Center）で運動学の研究実習生としての経験もありました。つまり、人体について、さらには健康を維持し、活動的な身体でいる方法を熟知していると思っていました。しかし自分の痛みを解決することができず、その答えは医師を含め誰からも得られませんでした。

　私はまだ20代でした。私のキャリアは脅かされ、生活の質も下り坂に。私は絶えず自分自身、同僚、そして先生達に問いかけました。「なぜこんなことが起きているの？　この痛みの原因は何なの？　私の身体は壊れてしまうの？」このどうしても痛みを治したいという強い探求心と願望が、私を思いがけない回答へと導いてくれました。**身体は壊れてはいませんでした。身体が、必死に私の注意を引こうとしていたのです。こんなに簡単に認識できるはずのサインに気づきませんでした。**私には人体の知識が十分にありましたが、自分の痛みの解決策においては、無用の長物だったのです。

　その後とうとう、まだ科学的には説明できなかった方法で、痛みを治す有効な治療法を見つけました。何が身体にポジティブな変化を生んだのかを理解する必要があったので、持続する痛みの真の原因を探し続けました。偶然、ある研究分野に行き着きました。意外な話でした。私の疑問には答えがあり、その答えは最新科学に基づくものでした。まるで何年もの間、卵を軽くコツコツと叩き続けて、やっと割ったかのようでした。その発見と洞察は痛みを解決しただけではなく、私のキャリアを変える、新たな重要な疑問へと導い

KEYWORD

でくれたのです。

どうすれば一生、健康でアクティブな、痛みのない暮らしができるのか？

　この質問に対する答えを多くの人とシェアすることが、私の生きる目標となりました。自分の痛みを克服したとき、私は神様から「あなたと同じように痛みに悩む他の人達も助けなさい」という声を聞いたような気持ちがしました。私は人々に運動を指導することから、人々が快適になることへ焦点を移しました。手技療法を行うボディワーカーにもなりましたが、これは身体的な介入を私の手を使って行うものでした。私の治療院では、病気、障害、慢性的な状態、中には名前のない症状に至るまで、あらゆる痛みを治療しました。ケガや出産、手術といった急性の状況から完全に回復できずに困っている人達も数え切れないほど会いました。年齢や体格、活動レベル、経済状態、ストレスレベル、職業、体調、症状を問わず、クライアント全員に痛みがありました。驚きだったのは、私が見つけたシンプルな痛みの解決方法が、全身の健康にもプラスの効果があることでした。**病歴に関係なく、彼ら自身の身体が回復への道を見つけようとし始めました。**クライアント達はこれまで楽しんでいた活動を止めることなく、彼らが愛してやまない活動に戻ることができたのです。**人々が痛みで失った人生を取り戻せるように助けること。これは私の仕事の中で、最も満足感が得られることなのです。**

●本当の秘密

　痛みのない人生を送る秘訣は、痛みの本当の原因と向き合うことです。**身体的苦痛が始まった真の理由こそ、症状や期間よりもずっと大切なことなのです。**痛みの本当の理由を理解することは、自分自身が痛みなく生きていくための能力に大きく関わってきます。本書の情報——、そしてメルトのローラー、小型のボール、そして少しの時間。これらが痛みのない人生への道標となるのです。

●急な激痛

　振り返ってみると、急性の痛みを引き起こした出来事は簡単に思い出すことができます。祖母とスポンジ・ケーキを焼いていたとき手を火傷したことが私の急な痛みの初体験

でしたが、その後もハンマーで指を強く打ちつけたり、ガラスの引き戸に鼻を強打したり、木から落ちて足首を骨折したこともありました。18歳のときにはトラックを運転中、野生のシカと衝突するのをよけようとして木に突っ込み、トラックは全壊、頭に名誉の大ケガをしたのです。手足の骨折も何度もしていますし、スポーツ中のケガも頻繁にありました。最近では、うっかりしてコーヒーテーブルの脚を蹴ってしまい足の指を骨折しました。読者のみなさんもこのような、激痛に襲われ、悔やんだ経験があるのではないでしょうか？

急性の痛みの原因はとてもシンプルです。アクシデントや外傷が急性の損傷を引き起こし、ときに拷問のような激痛を伴います。**あなたの神経系は、今後はケガをしないようにと、痛み信号を使ってあなたの注意を引くのです。しかし現実にケガをしなくても、ひどく苦しい痛みを経験することがあります。**

今まさに急性の損傷がある場合、すぐ病院に行ってください。急性の損傷はだんだんと痛みがやわらぎ、「損傷部を保護して休ませることが必要だ」という、メッセージが分かりにくくなってきます。本来は傷が癒えて身体が完全に回復すれば、痛み信号は不要となります。しかし、**急性外傷で生じる痛みが、身体が持つ治癒能力で完全に回復されないとき、慢性痛に移行するのです。**

● "いつもの" 不快感

多くの人にとって不可解なのが、慢性痛です。慢性化する前の痛みは、たいてい"いつもの"という感じで日頃の不快感から始まることが多いようです。多くの人がコリやひりひりする痛み、ズキズキする痛み、重苦しさ、圧痛、こわばりなどを経験していると思います。日常の不快感が長期間続くと、その痛みが消えていないことを自覚します。それが慢性痛です。

私にとって初めての慢性痛はかかとに出ましたが、他にも多くの不快感を経験しています。膝の硬直、肩のこわばり、手の痙攣、腰の痛みには慣れています。**私は日常的な不快感があるとしても、それは"健康"なことの範囲内だと思っていました。よく"痛みなくして得るものなし"と言われるように、一切不快感がなければ努力が足りないのだと信じ**

KEYWORD

ていました。今振り返れば、私は痛みを無視したり対処しようとして、どれだけ無駄な努力をしていたのか……と思います。

　いつもの不快感だと思っていたものが本当は慢性的な痛みの前兆であったことを、ここではっきり認識しましょう。
　最近、このような**痛みの前兆**はありませんか？

・今日、目覚めたときに身体にこわばりを感じましたか？
・イスから立ち上がるときや、運動した後に痛みを感じることがありますか？
・階段をのぼるときに、エレベーターがあったらいいのにと思いますか？
・緊張をほぐすために、首や背中を動かしたり、ストレッチしたり、叩いたり、揉んだりすることがありますか？
・手や足にコリや腫れを自覚することがありますか？
・身体の複数の部分で原因不明の痛みやコリがありますか？

　これらは一般的な痛みの前兆のいくつかに過ぎません。私のクライアントで慢性痛を持つ人達の誰もが、2つかそれ以上の症状を持ち合わせています。次は以下の症状のどれかが、1週間以上続いたことがあるかチェックしてください。

・なかなか寝つけなかったり、眠り続けることが難しいですか？
・食後にガスがたまったり、消化不良が起こりますか？
・午後になると疲れを感じたり、軽い頭痛がありますか？
・真昼のうちに疲労困憊になることがありますか？
・起床時、不安を感じたり、気分にむらがありますか？
・太り過ぎだと感じたり、ダイエットに苦しんだりしてますか？

　多くの人がそういった症状は「いつものことだ」と考えています。しかし、軽い症状でも数週間か数カ月間続くようになったり、1つしかなかった痛みの兆候が3つに増えたり

したらどうしますか？

　もしあなたが身体のこわばりや、うずく痛み、睡眠障害、数週間から数カ月間にわたる膨張感など、痛みの兆候が1つ以上あるとしたら、どこかが悪いか病気があるかもしれません。できれば病院で症状を評価してもらい、なかなか消えない症状の裏に不調や病気が潜んでないかをチェックすることが重要です。不調や病気が認められない場合、長引く症状に対する一般的な治療は投薬療法で、根本的な原因が判明することはありません。このような対症療法では、慢性痛はほとんど防げず、痛みの症状を減らすための鎮痛薬や、痛みを"管理する"対策だけが治療の選択肢なのです。

　本書には、痛みの前兆の原因を根本から治すことが可能な優れた解決策が書かれています。これまで臨床現場で、全く関連性がないような複数の症状を抱える大勢のクライアントに会ってきました。そして根本の原因をメルトで治療することで、慢性痛や、痛みの前兆すべてを取り除いて救ってきました。
　重要なポイントは、痛みや不快感は、あなたの注意を引こうとする身体からのサインであり、痛みによって、あなたは「あること」に注意するようになります。私は「あること」を分かるように解説して、さらに、簡単にできるケア方法をお教えします。結果的にあなたを痛みや不快感から救い出すのです！　人生に支障をきたす重度の痛みから、時々出てくるコリやうずく痛みまで、痛みのレベルは問いません。加齢や日々の生活で起こる痛みを受け入れる必要は全くありません。メルトが痛みの前兆を解消してくれるます。<u>メルトによって慢性痛のない人生を送ることが可能となるのです</u>。

●急性の誤解

　多くの人が、はっきりした出来事によって激しく始まるものが、急性痛だと思っています。しかし、臨床では数え切れないほど多くのクライアントから、<u>急性の損傷がないのに、急に激しい痛みが始まった</u>という話を聞きました。どんなケースでも、クライアントは痛みが始まったとき、自分が一体何をしていたのか思い出すことができます。しかし<u>その時の動作と急な痛みの強さは全く整合性がありません</u>。たとえば、靴ひもを結んだり、

KEYWORD

食料品を取ろうと車のトランクに手を伸ばしたり、ベッドから起き上がったり、今まで何度もしている運動やヨガのポーズをしたり、階段をのぼったり、浴槽から出ようとしたり、オフィスのイスから立ち上がったり、鉛筆を取ろうとして前かがみになったり、そんなときに急な痛みが起こり、その瞬間、動けなくなるのです。私のクライアントが電話してくるのはこんなときです。「スー、助けて！　私、何をしたのか分からないけど、頭（首／腕／腰／膝／足）がまともに動かせないの。すごく痛いの。どうしたらいいの！？」

　痛みは突然現れるのですが、このようなケースは急性痛には該当しません。私の考えでは、**これは密かに裏でゆっくりと作られ、表に出るのを待っていた慢性痛の一種です。これぞ私が「突然の慢性痛」と呼ぶもので、急性痛よりもずっと一般的なことです。突然の慢性痛と急性痛の区別が重要である理由は、突然の慢性痛は時間が経つと本格的な慢性痛になり、痛みが出たり消えたりするか、出たまま続いてしまうからです。**注意が必要なのは急性痛と慢性痛の強さが同じレベルになり得ることです。鉛筆を取ったり、階段をのぼったり、ベッドから起き上がろうとすることは、衝撃的な出来事ではありません。**一体何が原因で突然の慢性痛が生じるのでしょうか？**

●本当の原因

　慢性痛の痛みの起こり方が突然でもゆっくりでも、原因は同じで、「繰り返し」にあります。誤解しないでくださいね。「練習」を繰り返すことはとてもよいことです。練習や経験を繰り返すことで私はよいインストラクター、そしてボディーワーカーになれました。繰り返すことで、自分の技術を磨き高めていくことができるのです。繰り返すことは当たり前のことで、人生に役立ち、取り除くことはできませんし、取り除こうとすべきことでもありません。そうは言っても、**慢性痛と突然の痛みの主な原因は、同じ動作や姿勢の繰り返しであり、多くの人々が考えているような加齢や筋肉の張りによるものではないのです。**しかし、繰り返している習慣の取り除き方を考える必要はありません。メルトを加えることで、反復動作による悪影響を取り除きやすくなるからです。

　考えてみてください。あなたは毎日、毎週どんな反復運動（たとえばタイピングやジョ

ギングなど）や姿勢の繰り返し（座る、立っているなど）を日常的にしていますか？　1日に何時間座っていますか？　その座っている時間には、食事、車の運転、デスクワークの他、テレビを見たり、ベッドで本を読んだりする時間も含みます。もし座ることが、繰り返せなくなったらどう過ごしますか？　職場では1日中、立ちっぱなしですか？　子供を抱いて歩いたり、追いかけた後はどうやって身体を休めますか？　覚えておいてください。私はあなたが痛みから解放されるために、何かを諦めろとはお願いしていません。あなたには1日10分、週3回、メルトに時間を割いていただければ、と思います。

　あなたを支え、安定させているのは、科学的に筋膜と言われている「結合組織」です。結合組織は筋肉、骨、神経、そして臓器も含め、あなたの身体のすべてを取り囲み、支えています。それはまるで頭のてっぺんからつま先まで、皮膚から骨まですべてをつなぎ目なく結合させる3Dの蜘蛛の巣ようなものです。結合組織はあなたの体内、どこにでも存在しています。結合組織は体内にしなやかな枠組みを作り出し、体内に存在するすべての物を区分したり、囲んだり、つなげたりします。つまり、結合組織は全身につなぎ目のない連続したつながりをもたらす役割をしているのです。

　驚くべきことに、研究により結合組織は合理的で順応性がある器官であるという証拠が見つかっています。人類はまだ、この強力なシステムが体内で数多くの役割を果たしていることをやっと理解し始めたところなのです。

　私は従来の教育で、他の人達と同じように次のように習っていました。「結合組織は体内の受動的な緩衝材である」。つまり、結合組織は長い間、その唯一の目的は、重要な構造物を囲む発砲スチロール製の小さな玉のように受動的に守ることだと考えられてきました。<u>しかし、結合組織は実は筋肉や骨ではなく人体を構造的に安定させているのです。関節、骨、臓器を支えるため、常に動きや姿勢に順応して変形するのです。そして結合組織は、十分に水分を含んでいるときだけ、その仕事が可能となります。</u>

　日常生活での繰り返しによって、結合組織は過度の圧縮や引き伸ばし、摩擦を受けて脱

KEYWORD

水します。脱水状態は結合組織の支持する力、反応の速さ、順応性を低下させて、それが筋肉の損傷や、関節への圧力となり、さらに身体の動きや姿勢の保持に必要な伝達を遮断させてしまいます。脱水を防ぐためには水を飲むことだけでなく、結合組織の中に液体を流動させなくてはいけません。結合組織の脱水状態は、痛みの前兆を触発させるだけでなく、身体の痛みや損傷を引き起こす根本的な原因になるのです。

　これは奇妙なことに思われるかもしれませんが、活動していても不活発でいても、身体を脱水させるのです。あなたが何時間もデスクに座り続けると、あなたの姿勢によって頭から尾骨までの組織が引っ張られ、脱水させながら体重がお尻と太ももを圧迫してさらに脱水させていくのです。もしマラソンのトレーニングをしていたら、繰り返される走りの動きが関節、腱、靱帯、そして結合組織のすじを圧迫して摩擦を起こします。

　脱水の原因はさまざまですが、いずれにしても結合組織は重要な水分を失っています。生きるということは水分を失っていくことなのです。

　しかし、結合組織の脱水は悪い知らせではなく、よい知らせです。**結合組織について、読者のみなさんと特に共有したい新情報は、結合組織は「トリートメントが可能」で、「アクセスしやすい」ことです。**新たな研究により、この組織はかつて考えられてきたような不活性のものではなくなりました。健康全般に積極的に関わり、重要な役目を担っているのです。**痛みのない生活を送る好循環を作るために不可欠なのは、結合組織をケアすることによって、「繰り返しの動作」により起こる悪影響を消すことです。**これから、結合組織の流動状態をメルトで簡単に回復できることを教えします。結合組織には、痛みや痛みの前兆があるか、もしくは身体に何も問題がなくて心地よい状態かどうかが注目すべき点なのです。

　慢性的な痛み、突然の痛み、または激しい痛みなのか否かに関わるわらず、痛みをなくす方法は同じです。そして驚くほどシンプルです。私は本書で1日たった10分で結合組織を潤し、健康を保ち続ける方法をお教えします。今の痛みを解消したい、痛みのない生活を続けたいと思っているならば、根本的な原因に接することが必要となります。一度メルトを試せば、違いが分かるはずです。主導権はあなたにあります。一度でも痛みが和ら

いだ状態で過ごすと、「最初から結合組織の修復能力について知っていればよかった」と思うはずです。私がそうでしたからね。

●結合組織と神経系

　もしかしたらあなたの全身が、日常すべての動作と、どれほど関わっているのか気がついていないかもしれません。あらゆる動作をする前、その最中、その後に体内で行われる準備、伝達、微調整の量は、私達が把握しているよりもずっと多いのです。結合組織は、動いたり、静止する能力のうち、欠かすことのできない役割を担っています。毎日、毎秒、結合組織は関節や骨、臓器を保護しながら、したい動きができるように助けているのです。

　<u>筋肉とは違い、結合組織は動きに順応するために脳や神経系からの情報を受けていません。結合組織は独立して関節を安定させるために積極的な役割を果たし、身体のすべての部分を支え保護しています。したがって動きによる損傷が起こらないのです。</u>これまで結合組織の性能や目的が理解されていなかったのは、この独自の能力のためです。しかし、**結合組織はこれらの働きを単独では行いません。このシステムは本質的に神経系の特定の部分、自律神経系とリンクして、姿勢や関節の位置、そして心と身体の伝達を一緒に調節しているのです。**
　互いに依存する結合組織と自律神経の関係を、私は**神経筋膜システム**と呼んでいます。この神経筋膜システムは筋肉の収縮が適切に行われるように調節しています。<u>神経系の適切な伝達は、結合組織の水分含有量の状況に依存します。</u>そして、神経系の中で、結合組織の健康な水分状態に最も依存するのが感覚神経です。<u>**なぜなら感覚神経終末の大多数が結合組織官の中で見られるからです。**</u>もし、結合組織が脱水状態になると、感覚神経伝達に支障をきたします。これらの神経は、生物が正確で滑らかな動きを作り出す重要な役割を担っています。また、<u>感覚神経は、結合組織が脱水状態に陥り、関節、神経、筋肉、そして骨を適切に支持できなくなると痛みの信号を伝えます。</u>

　このような神経系と結合組織についての発見は、痛みの原因と治療の究明を合理化させ

KEYWORD

【神経筋膜システム】
結合組織と自律神経の仕組み、働き。

【感覚神経】
身体や内臓の動きを送信するために信号を伝える神経の総称。

ました。**つまり痛みがあるときは、結合組織をまとめて治療する必要があるのです。**痛みに関する問題をさらに複雑にさせているのは、効果のない痛みの"解消"方法に多くのお金、時間、努力を費やしていることのように見受けられます。痛みの解消のために、薬、リハビリ、運動、効果のない健康グッズや機器を当てにすることは、相当なムダになっています。慢性痛が多くの人々を苦しめている事実は、私達が自分の身体をケアする上で何かが欠如していることを意味します。よい運動療法や栄養習慣でさえ、結合組織の潤いを元に戻し、あなたの神経系のバランスを取り戻すことができないのです。しかしメルトなら可能だとしっかり伝えておきます。

結合組織という人体についての新たな情報は、私の考え方を根底から覆しました。それまでの、私の学びやキャリアも、もちろんチャレンジの連続でした。運動や従来の医療、さらに原因でなく症状の治療に重点を置くリハビリなどを一生懸命学んできました。にもかかわらず、このような従来のアプローチでは、結合組織の脱水状態は変えられず、痛みはやがて慢性化しました。私は解剖学や運動、薬剤、疼痛、健康に対する考え方を変えて、まだ解明されていない結合組織の可能性について学び、痛みをなくす必要がありました。私はこの発見の旅から得た恩恵を、あなたにぜひ伝授したいのです。

●痛みに対する医療のウソ・ホント

　私が接してきたクライアントの多くが、片頭痛からがんまでさまざまな原因から生じる痛みを抱えていたため、現代医学では解決できない問題があることを直接見てきました。人生を脅かすほどの大ケガや重病、はたまた切り傷や軽度の感染症があるとき、医師は効果の実証された治療を選択します。残念ながら、慢性痛はこういった治療の範疇には属しません。医師に相談することの中で一番多いのがあらゆる種類の痛みです。痛みにひどい外傷や急性の損傷といった直接の理由がない場合、医師は根本原因となる不調や病気を疑います。手首を骨折したり、腫瘍があると診断されたときは、その治療をするという明確な選択肢があるのです。

　病気と急性外傷は医学のスペクトル（分布）で対極にあります。そのスペクトルの中央には、病気や症状などのあらゆる慢性化した問題という大きな隔たりがあります。"慢性

痛"のうち、説明できない痛みに対する対症療法のプロトコルは、たいてい薬剤の試行錯誤や、外科の試験手術といった推測ゲームのようなものです。鎮痛剤と手術の選択肢にも大きなギャップがあります。医師がレントゲンやMRIで病名を特定したとしても、それは痛みの根本原因ではないかもしれません。あなたが治療において手術のルートを選択したとしても、回復期と理学療法の後まで痛みが続くかもしれません。医師が原因を何も見つけなかったとしたらフラストレーションになるかもしれません。痛みや不快感ははっきりしているのに、医学的な理由や説明がつかないのです。「悪いところがないけれど、痛い」というミステリーで混乱してしまうかもしれません。先述のかかとの痛みに対し、医師から「君の足の痛みは"頭の中にある"だけだから精神科に行け」と言われたとき、気が動転しました。たとえ医師に説明不可能なことでも、私の身体の痛みは実際に存在していることを分かっていました。このときは、フラストレーションが募るばかりでした。

　医学はまだ、慢性化した問題を治す手立てを完全には見つけていません。だから問題が慢性化するのです。急性の外傷や疾患に関わる鎮痛剤は必要ですし、痛みに対しては有効ですが、慢性化というギャップに陥っている痛みの解消には、わずかな効果しかありません。鎮痛薬は症状を一時的に隠しますが、胃の問題や薬への依存による長期間の服用といったマイナス結果を伴います。そのため、医師は鎮痛剤を無期限ではなく、一時的な症状緩和のために処方します。

　その上、鎮痛剤の長期服用は身体本来の力を弱らせて、エネルギーを奪い、代謝を下げてしまいます。テレビCMで流れているとおり、多くの薬剤には副作用があり、新たにいろいろな症状を引き起こします。今この瞬間もあなたの身体は助けを求めて信号を送り続けるのです。痛みを感じる能力がないと、繰り返しの動作やケガによって関節にさらに大きなダメージが加わります。**鎮痛剤の服用は、キッチンでトースターの発火を知らせる火災報知器から電池を外してしまうようなことなのです。**
　アラームを切ってもトースターは直りません！　電池を外したり、鎮痛薬を服用することは、重要なときに警報が届かないことを意味します。私は、首、腰、関節に慢性痛を抱えた数多くのクライアントに会ってきましたが、彼らはそれまでにあらゆることを試して

KEYWORD

きたようでした。多数の鎮痛剤、コルチゾン注射、終わることのない疼痛管理の介入。それでも痛みが治らず、私の元に来ていたのです。あなたはすでに痛みの管理は身体を消耗させ、費用と時間がかかるのに効果がないことを身をもって知っているかもしれません。それでも、不快感や痛みがあなたの生活の一部になってしまうと、"管理すること"が唯一できることだと一般的に信じられています。

　慢性痛を治してくれる魔法のような薬や注射はありません。これが真実です。おそらく、あなたの医師も同じことを言うでしょう。薬物療法は、原因、つまり日常生活の中での繰り返しの動作に目を向けないため、慢性痛を解消できないのです。私は科学をもってしても今後、繰り返しの動作が結合組織に与える影響を改善する薬や手術を見出すことはないと考えます。つまり、鎮痛薬は慢性痛の改善としては全く不適切なのです。

　私は、痛みがあるときどんな気分になるのか理解しています。そしてみなさんが痛みを治してくれる人や手段を必要としていることも分かっています。そのためにはまず、痛みというものに対する考え方を変えてほしいのです。メルトメソッドは慢性状態に陥った痛みを解消します。また、もしあなたが健康で痛みがなかったら、メルトはその状態を維持するようにします。もしあなたがケガから回復中、通院、またはリハビリを受けていたら、メルトは補完療法として、多くの場合さらによい状態へ持っていきます。今がどんな健康状態であっても、鎮痛剤以上に効き目のある新たなメルトという選択肢を試してほしいのです。

●運動のウソ・ホント

　私はアクティブでいることが好きで、毎日何かしらの運動をしています。健康でいるために、ずっと座っているよりも、アクティブでいたほうがよいのは当然です。しかし私は、運動やリハビリのプロトコルでは痛みや不快感は治らないことを学びました。つまり、**機能訓練やストレッチ、ヨガ、筋肉のマッサージをしたとしても一時的によくなるだけで、根本原因の解決にはならないのです。なぜならば、筋肉の強化やストレッチは、根本原因とは違う問題を解決しようとしているだけだからです。**

もしあなたに関節痛があってもそれが、筋肉の不均衡や筋力の低下のせいにするのは神話のようなものです。これは筋肉を強化したりストレッチすることで、骨格が整えられ、痛みを取り除くことができるというメカニズムに基づいた理論です。

　しかし痛みがあるのは、筋肉が弱いからではありません。**筋肉の多くは骨格のずれを補おうと代償して一生懸命働かなければならず、動いている時も安静時も、オーバーワークで疲弊しているのです。骨格のずれや不均衡、慢性の痛みや不快感の原因は、筋肉系でなく、結合組織にあるのです。**結合組織に潤いを取り戻すと、筋肉の代償運動や不均衡が改善し、筋肉は余計に働く必要がなくなります。すると、全体的な機能やバランス、動きを改善させるような運動が可能となります。

　もしあなたがこの話に納得できない場合、フィットネス業界での極秘事項（フィットネス業界で働くプロのほとんどが慢性の痛みを抱えているという事実）を考えてみてください。私が初めてこの事実に気づいたのは、自分のかかとの痛みの解決方法を模索しているときでした。フィットネス業界のプロ達が、かっこよく働き続けるために痛みは避けられないものだと考えていることが分かりました。私は自分の身体で、繰り返される動きの影響に気づいたとたん、すべてのつじつまが合い始めたのです。当時の私は週28回もエクササイズクラス教えていました。私は大量の水を飲み、身体によいものを食べていましたが、結合組織をなおざりにしていたため、自分自身が脱水状態になっていたことに気づいていなかったのです。

　結合組織をケアする必要性については、まだプロの運動指導者やリハビリ従事者でもほとんどが誤解しています。結合組織の1つの側面で、よく取り上げられるのは筋筋膜です。これはすべての筋肉を包んでいる結合組織のレイヤーです。筋筋膜へのアプローチは、筋肉のコリや、血流、不均衡に強く直接的な圧をかけて、行われます。熟練した治療家は筋膜テクニックで筋肉を明らかに変化させますが、結合組織には着目していないのです。筋筋膜だけでなく、結合組織を連続する組織とみなしてケアしないと、筋肉の不均衡や骨格のずれ、そして痛みを解決することはできないのです。

KEYWORD

私が痛みや不快感なしで、定期的に自転車に乗り、走り、そしてウェイトを持ち上げられるのは、メルトをしているからです。たった数分で、アクティブなライフスタイルから生じるマイナスの影響を取りさってくれるので、プラスの効果を丸ごと得られるのです。もし、あなたが現在、身体が心地よくなかったり、気持ちが乗らないせいでアクティブになれないならば、メルトが前向きな気分にしてくれます。

　メルトは、ずっと同じ姿勢でいることから生じるマイナスの影響を取りさってくれるので、気分は晴れ、身体は活動の準備が整います。私が何度も耳にしているのが、痛みのないときにアクティブでいると、色々なことに苦労を感じなくなり、心から楽しめるということです。もしあなたがプロのアスリートであっても、メルトは繰り返しの動作から生じるマイナスの影響を減らし、さまざまな面であなたのパフォーマンスを改善させるのです。

●問題から解決へ

　私はこれまで慢性痛の謎を解いてきたので、知り得たことをみなさんとシェアしたいと思います。読者のみなさんには、現在の医療やフィットネスでは取り組まれていない方法について知っていただきたいのです。**本書を通して、結合組織と神経系をケアすることが、どれだけ重要なことなのか理解していただきたいのです。**私が初めてこの情報を得たとき、衝撃を受けました。私がそうだったように、あなたの身体で何が起きているのか、そして今まで指導されてきたすべてのケア方法で何が欠けていたのか、直感的に理解できるのではないかと思います。

　自分自身が自分の痛みを解決できるスペシャリストになり、痛みの原因に取り組む方法をお教えします。**メルトは結合組織の潤いを取り戻し、神経系のバランスをも取り戻すことができる、これまでになかったセルフケアプログラムなのです。**あなたの身体から、日常生活で繰り返される姿勢や動作から生じた長期間の張りや不快感を取り除きます。また、**メルトは神経系につまったストレスを減らして、心身の健康とウェルネスを増進してくれるのです。**あなたの身体の強力な治癒作用をメルトで活性化することで、痛みの解消

以上のことを経験します。改善された健康、エネルギー、バイタリティー、そして一生健康で長生きするための扉を開けるのです。

　減量やエクササイズの域を遥かに越えた簡単なのに精密なテクニックは、柔らかなボディー・ローラーや、小型のボールといったシンプルな道具を使って取り組みます。この画期的な概念は、あなたがよりよい人生を送るための環をつなぐのです。あなたの身体の結合組織が持つ驚くべきパワーを知る準備ができたら、深呼吸をして、さあメルトの支度をしましょう。

KEYWORD

The Power of Connective Tissue

結合組織の力

　私は結合組織が持つ治癒力と、痛みを緩和する力について、胸をときめかせながら学びました。あの時の私と同じように、あなたにもワクワクしながら学んでいただけたらと思っています。私が初めて結合組織について十分に理解したときのことを、今でもはっきりと覚えています。それは神学者でロルファー（ロルフィングの実践者）、解剖学者でもあるギル・ヘドリー氏による6日間の人体解剖のワークショップに参加したときのことです。従来の人体を組織に分けて学ぶ方法ではなく、献体を層ごとに解剖して、人体の各組織がどのように結合しているのか調べたのです。献体の皮膚の大部分を慎重に剥がすのに3時間費やした後、私はわけが分からなくなって、イスに座りこんでしまいました。

「それはいったい何ですか？」──ギルにたずねました。
「浅筋膜だよ」──ギルは淡々と答えました。
「それは、何のためにあるのですか？」──私は当惑して、重ねてたずねました。
「我々の身体を支え、守ってくれる器官だよ」──ギルは答え、そしていたずらっぽい笑みを浮かべながら
「3D（3次元）網目構造の第一層で、身体の形を支え、さらに外界の刺激を感じ取ることもできるんだ」
と説明しました。
「器官って、どういうことですか？　ただの皮膚の一部ですよね？　つまり……それは組織ですよね。なぜ先生は器官と呼ぶのですか？　結合組織は器官ではなかったはず、ですよね？」

【浅筋膜】
皮膚のすぐ下にある筋膜。皮下筋膜とも呼ばれる。

ギルは微笑みを浮かべながら、「スー、この経験は君の生き方を変えることになるかもしれないね。これは全身に連なる結合組織で、形を変えることができる器官であり、他のすべての器官とつながっているんだ。同時にそれぞれの器官の形を維持し、支えている。死体では幾層にも重なった結合組織を確認できるだけだが、生体では継ぎ目のない網目状の筋膜は、水溶液状の細胞外マトリックスで満たされているんだよ」と言ったのです。「私の世界へようこそ」とも！

　この器官が、皮膚の下で、私が自分の両手に感じてきた振動を作り出していたのでしょうか……？　私はこれまで、自分が感じていたことを他の誰かが解説しているのを聞いたことがなかったのに、急に誰かがそれについて説明を始めた、というわけです。ギルの知性に圧倒され、結合組織器官の新たな解釈にすっかり引きつけられました。しかし、同時に私は感情的になり、怒ってもいました。私はこれまで身体について、どうしてこのようなことを学ぶことができなかったのか。膨大な時間をかけて解剖学について読み、書き、教えてきたのに、これまで１度も聞いたことのない生体のシステムがあるなんて。こんなに滑らかな表層を見たのは初めてのことでした。学校で何度も解剖実習がありましたが、浅筋膜はいつも皮膚と一緒にバケツに捨ててしまっているものでした。私はこれまで筋筋膜と結合組織について進歩的な考えを取り入れてきたと思っていたのに、そうではなかったのです。結合組織は筋肉を結合させるだけでなく、動的運動も助けていました。これまでそれを器官と呼ぶ人はいませんでした。私がこれまで支払った高等教育の学費をすべて返金してほしい。教授達を訪ね、あなたが教えていたことは間違いで、生きている人達、働いている人達に害を及ぼすものだと文句を言いたいくらいでした。

　怒りが落ち着いた後は、この組織のすべてについて、そしてこれがなぜ科学的に見て器官だと定義できるのかを知る必要がありました。ギルが解剖実習中に教えてくれたことを裏づける証拠が必要だったのです。なぜ私のボディワークが、多くの人達に驚くべき変化を生み出せるのかについて、具体的な証拠を集めたいとこれまで必死に勉強してきました。「私には説明できない"贈り物"がある」という考え方にはずっと違和感がありました。他のボディワーカーやセラピスト達と同じように、私は哲学とか、ただ信じるといっ

KEYWORD

たことでなく、きちんとした科学的な裏づけがほしいと思っていました。そこへ突然、新たな扉が開き、この器官について学び、私の手技によるボディワークとどう関係するのか、それを知る機会が訪れたのです。

　2001年から2004年までの間、私はフィットネス教育の現場からほぼ姿を消して、筋膜研究の世界に飛び込んでいました。研究者のロバート・シュレイプ氏と会う機会に恵まれ、幸運なことに、まだ始まったばかりの筋膜についての科学研究の世界に迎え入れられました。筋膜の研究は、私を痛みから解放してくれましたし（そして痛みが再発しない状態にしてくれました）、私のキャリアを変え、メルトを生み出す道へと導いてくれました。私は結合組織を説明するための新しいモデルの開発をし、何百人ものフィットネスのプロや治療家達にメルトを教え、彼らの生活やキャリアを変えたことも、この目で見てきました。彼らから人体や生命というものについて感動したという報告を受けると、もう何年も前にギル・ヘドリー氏のワークショップで受け取った贈り物のおかげだと心から感謝するのでした。

　筋膜についての知識や情報はあなたの生活も変えることができます。あなたは魅力的な筋膜の世界に入り、これまで想像することのなかった方法で、健康によい影響を与える能力を見つけることができるのです。

●魅力的な筋膜の世界

　体内の結合組織というのは、身体のあらゆるところにあります。私がこれからお話する特定のタイプの結合組織は科学的に「筋膜」と呼ばれているものです。筋膜はコラーゲンやエラスチン、その他の線維から成り立ち、水溶液状の細胞外マトリックスに取り囲まれています。結合組織の中には、線維芽細胞と呼ばれる細胞があり、すべての組織の液体成分と線維成分の産生を担っています。そして筋膜はみなさんがよく知っている身体の器官——腱、靱帯、椎間板、軟骨、さらに脳や臓器などすべての器官を包みこんでいます。それぞれは個別に見えますが、全身を覆っており、全身に連なっている結合組織器官の調整可能な支持構造の一部なのです。

結合組織は、骨、臓器、筋肉、神経を含む、すべての構造を取り囲み、すべての細胞周囲に流動的な液体環境を作り出しています。実際、体内のすべての細胞は適切に機能するように、水溶液状の「**細胞外マトリックス**」に依存しています。3D（3次元）構造の連続した結合組織は細胞を支え、細胞に周囲の機械的かつ生化学的な変化を伝えます。**結合組織の液体は、細胞から細胞へ、酸素や栄養、そして老廃物を輸送します。また、この結合組織は感覚神経が存在している場所でもあるのです。**

　筋膜は人間科学の新たな分野でもあります。2000年に「筋膜」をキーワードにしてインターネットで検索した結果は、たったの1,500件でした。今日では5,100万件もヒットして、年々急上昇しています。たった15年の間にこんなに数が増えた理由には顕微鏡技術の進歩があり、そして献身的な結合組織の研究がなされてきた成果でもあります。もちろん、まだ解明されていないことも多々あります。<u>もしあなたが筋膜について聞いたことがあったとしても、以前は筋膜がどのように筋肉に作用するのかということだけが注目されていただけだったので（筋筋膜）、結合組織全体の健康についてではないかもしれません。</u>

　医学と学術研究のための人体解剖では、結合組織は見向きもされませんでした。重要なのは臓器、神経、筋肉、骨を包む付属的な組織だけで、結合組織は皮膚と一緒にどうでもよいものとして、脇に除けられてきました。結合組織は受動的なただの緩衝材だという見方は時代遅れなのに、今でも解剖の教科書のスタンダードになっています。

　筋膜研究の発展と応用の多くは医学や学術研究機関の外で起きてきました。結合組織研究のパイオニア達は思いもよらないところ、つまり手技療法の中から生まれました。彼らの多くは、ロルフィングとして知られる手技療法テクニックの開発者、アイダ・ロルフ氏から直接学んだ人達であり、ロルフの願いは彼女の弟子達が、彼女のメソッドの治療効果に科学的な解釈を追究することにより、今以上に研究が進むことでした。
　ロルファーで研究者でもある彼ら（フェルナンド・ベルトルッチ氏、ジョン・コッティンハム氏、スティーブ・エヴァンコ氏、トム・フィンドリー氏、ギル・ヘドリー氏、カ

KEYWORD

【細胞外マトリックス】
細胞の外や細胞と細胞の間にある物質。

【感覚神経】
身体や内臓の動きを送信するために信号を伝える神経の総称。

イ・ホデック氏、エリック・ジェイコブセン氏、トム・マイヤーズ氏、ロバート・シュレイプ氏、アジョ・ゾーン氏など）の尽力により、私達は多くの答え、そしてさらなる疑問を得ることができました。

パイオニアである彼らの研究は、結合組織に対する私の理解を広げ、磨きをかけてくれました。結合組織の本質的な特性や、多面的な機能、そしてなぜ「器官」と呼ばれているのかという新たな理解も与えてくれました。私は彼らの研究成果を共有し、メルトに重点を置いた最初の研究も行いましたが、それは結合組織や神経系の調整作用、科学的な研究を通じたセルフケア法を見つける旅の始まりにいるにすぎなかったのです。

私は、この複雑な新しい科学を、誰もが理解し、それぞれの身体に生かせるように、分かりやすい言葉を使い、簡略化するのに何年も費やしてきました。みなさんが自分自身の身体をケアするために、結合組織の分子成分や科学的特性をすべて理解する必要はありませんが、健康と長寿に直結する結合組織のエレメンツは知っていただきたいと思っています。あなたの健康と、結合組織のサポート機能によい影響を与えられるように、体内のエレメンツに直接働きかける方法をお伝えしましょう。

潤い

結合組織は柔らかいのに、なぜ筋肉や臓器を支えられているのでしょう？　<u>スポンジを考えてみてください。スポンジは乾いているときは固いですが、湿っているときは曲げやすく、柔軟で弾力があります。湿っているスポンジはねじる、絞る、つぶすことができ、しかも元の形に戻ります。身体の結合組織も同様に、潤いが与えられたときは、軽々と形を変えることができ、柔軟性があります。しかし脱水状態になると、固くなり、柔軟性を失います。</u>

結合組織の約4分の3は水分で構成されています。残りは修復細胞、フィラメント（ミオシンとアクチンを含む構造体）、そしてコラーゲンやエラスチンといった線維で、その隙間には水溶液状の細胞外マトリックスがあります。結合組織の反応力や適応力、関節へ

のクッション作用や、筋肉同士を滑らかに動かすといった多くの機能を働かせるのには十分な水分が欠かせません。しかし、結合組織を働かせるために十分な潤いを維持することが大切であるといっても、単純にもっと水を飲めばいいというわけではありません。水をたっぷり飲むことは重要なことですが、それだけでは不十分です。

「水を飲んでも体内を通り抜けるだけ」という言葉を聞いたことがありますか？ これは乾ききったスポンジが適切に水を吸収して使うことができないのと同じように、水をたくさん飲んでも細胞レベルで脱水状態になるという意味です。**体内のすべての細胞は、結合組織の細胞外マトリックスの水分不足により脱水状態になるリスクがあるのです。**必要以上にたっぷり水を飲みすぎると、腎臓は過剰な未使用の液体を処理するために、過剰なストレスにさらされます。頻繁にトイレに行かなければならなくなると、健康的な量の水を飲むことを抑止させることになりかねず、全身が脱水状態になるのを早めてしまうことにもなります。

細胞が慢性的に脱水状態になっていると、どれだけ多くの水を飲んでも、組織に水分を取り戻すことにはなりません。脱水状態になった細胞は、周囲の液体が停滞し、濁るようになり、この液体は医学的に見ても毒性だと見なされます。細胞は新鮮な液体を必要としているにも関わらず、水分を吸収するよりも、乾いた状態に留まろうとする性質があります。しかし、<u>メルトを使って結合組織を刺激すると、飲んだ水を結合組織の細胞が吸収して、結合組織内の水分産生を行うことができるようになります</u>。結合組織器官の中で新たな液体が動くと、身体のすべての細胞に新鮮な液体をとり込むように刺激できるようになり、細胞の寿命を延ばします。驚くべきことに、特定のテクニックを使うことで、自分自身で脱水状態の結合組織を、健康で潤った状態に変えられるのです。つまり、メルトのテクニックによって結合組織が正常になるような働きを助けることができるのです。

脱水状態

結合組織の脱水状態は、繰り返されるストレスや日常生活の過労によって起こります。**習慣的な動作や姿勢、つまり毎日繰り返し行っている身体の動きが、脱水状態を引き起こ**

KEYWORD

し、関節への負担を作り出します。ストレスの要因は、イスに座る、マラソンを走る、子供を抱っこしたり重いバッグを持つなど実にさまざまで、就寝時の姿勢や軽い運動でさえストレスとなります。薬剤、環境汚染物質、質の悪い食生活、そして睡眠習慣はさらに結合組織の脱水状態を悪化させます。つまり、**脱水状態は常に引き起こされているものであり、座ってばかりいても、活動的でも、若くても年配でも引き起こされる可能性があります。** 適切な運動、栄養、瞑想、休息を行っても、結合組織を長期間十分に潤った状態に保つことは難しいのです。

脱水状態が深刻な問題となるのは、結合組織のある1カ所にできた脱水状態が、他の場所にも広がるときです。 脱水状態の場所が増えてしまうと、結合組織全体で水分吸収の低下が起こり、組織上の問題となり、最終的には全身に及びます。

十分な水分がないと、結合組織は順応性や支える力、強さを失ってしまい、それが関節や筋肉、神経、臓器、そして体内すべての細胞に影響を与えることになってしまうのです。

脱水症状が1カ所から全身へ進行する様子は、結合組織を川のように見立てると理解しやすいでしょう。**組合織内の水分は一定の速度と方向性で体内を循環しています。そして、膝や腰、関節で脱水状態になっている部分は、体内を流れる川の途中にできてしまった堆積物です。** 水は堆積物の周りを迂回するようになるため、ゆっくり時間をかけて、脱水状態になった部分は、砂洲が小さな島に変わっていくようにだんだんと大きくなります。私はこの現象を、すでにすっかり液体が除かれた献体で見ました。**脱水状態となった場所は、結合組織の中で連続性と支える力を崩壊させます。** たとえば、メールを頻繁に打つのに親指を酷使していて脱水状態が起きると、その脱水状態は徐々に手首まで広がり、さらに前腕に上がり、首まで届いていきます。しかしメルトを実践すれば、日常で繰り返される動きの悪影響を排除することができるのです。

脱水状態の連鎖反応

結合組織という川の流れの途中にできてしまった脱水状態は、関節以外の多くの場所にも影響を及ぼします。**すべての臓器、神経、そして細胞も、水溶液状の組織に取り囲ま**

れ、支えられていることを思い出してください。**慢性的な脱水状態が続けば、あなたの身体は臓器と器官の機能を維持するために、より懸命に働かなくてはならなくなります。**

　光学顕微鏡レベルで見ると、結合組織の脱水状態は細胞の防御反応を引き起こしています。**細胞は、周辺の液体が停滞したり不足したりすると、内部の水分を保持しようとして、自分自身を外側から密閉してしまいます。**残念ながら、この状態は必須栄養素、ミネラル、水分などが細胞の中に流入しないようにブロックすることを意味します。細胞の構成に必要な栄養素がなければ、ホルモンや酵素の産生、細胞間のコミュニケーション、代謝作用などがすべて妨げられてしまいます。これは骨や筋肉の喪失につながり、中性脂肪の貯蔵を増やし、早期の細胞死などの老化作用を加速させます。

　つまり、結合組織の脱水状態を知らせる信号として、痛みが発生しているのです。結合組織が脱水状態となり、臓器や細胞に十分な潤いがなくなると痛みの信号を送り、痛みは筋肉や関節、神経にストレスを与えます。頭痛、甘いものが食べたいという欲求、寝不足、怒りやすい性質、消化障害、目の焦点が合わないこと、エネルギー不足といった毎日の不快な症状は、結合組織が自分自身の注意を引くために送っている信号かもしれません。

　睡眠、集中力、消化力と結合組織の関係は、症状の現れ方や強度が人それぞれ異なるため、まだ明らかになっているとは言えません。しかし、結合組織の水分環境、細胞の潤いの状態が改善したときに、痛みとは関係のないように思っていた不快な症状がなくなっていることに気づくかもしれません。結合組織の環境が潤うと、身体は自己治癒力を高めることができるようになるでしょう。それこそが、身体にとって最適な状態なのです。

●私達はロボットではありません

　私達はこれまで、人体についてロボットのような力学的な見解を受け入れてきました。筋肉と骨こそが身体の構造を支える組織であると誤認し、筋力と構造の安定性を混同していました。人体の構造は、結合組織によって精巧な3D（3次元）構造を安定させ、保っているのです。結合組織は柔軟な適応性があり、臓器を守り、筋肉や骨、神経などのすべ

KEYWORD

ての組織を支える骨組みのような役目をしています。結合組織のおかげで、あなたの身体は傷つくことなく効率的に動くことができるのです。

　結合組織は**テンセグリティー構造**だと言うことができます。テンセグリティーという言葉は、"テンション（張力）"と"インテグリティー（完全性・全体性）"を合わせたもので、建築家のバックミンスター・フラー氏によって、物体に力学的なストレスが加えられたときに、その形状が持つゆがみへの抵抗力が生まれるという構造上相反する関係性を説明する言葉として作られました。テンセグリティー構造は全方向に対して、自分自身の構造の全要素を通じて安定して力を吸収し、重力に支配されずに機能するので、形を維持するためのエネルギーは最小限ですみます。

　結合組織の滑らかな3次元（3D）な網目構造が、張力と圧縮のバランスを保つ役目をしています。この相反する関係性によって、関節や重要な臓器への損傷や摩擦を最小限に抑えながら、私達を直立させ、重力に対してバランスを取っているのです。頭からつま先までの張力の関係性は、安静時でも活動中でも、私達の骨や関節の位置に影響しています。もし結合組織が脱水状態になると、身体のテンセグリティーは低下します。猫背、X脚、または外反母趾があるなら、張力の整合がとれていない兆候があるといえます。身体の明らかなずれや不均衡は、それぞれが単独で起こることはありません。身体の関節や部位がどこか1カ所ずれると、もう1カ所の部位が配列から反対方向に移動するため、人はまっすぐ立っていることができます。頭の位置を前方に出すと、肋骨は後方へ動き、お尻は前方へ移動し……と、前後に次々と動いていくパターンは足まで続きます。もしこの移動が起きないと、頭部に重力が強く働いて倒れてしまいます。

　結合組織が速やかに順応して、身体の動きに対して一時的に調整できる能力は素晴らしいものです。それによって身体の直立姿勢を維持させることができるのですから。しかし、長時間にわたって同じ動作の繰り返しが続いたり、偏った姿勢が習慣になっていると、一時的だったはずの調整がいつのまにか慢性的なずれになってしまいます。
　筋肉が動いても、身体を安定させ続ける能力が維持できるのは、筋肉をしっかり支える

【テンセグリティー構造】
テンション（tension）とインティグリティー（integrity）を合わせた造語。物体に力学的なストレスが加えられた時にゆがみへの抵抗力が生まれて支え合う関係性。重力に支配されずに形を維持できる。

結合組織があるからこそ可能なのです。

　結合組織の曲げ伸ばしできる性質は、組織の重要な要素の1つです。
　私は結合組織が持つ、なめらかにしなり、伸縮しやすく、弾力性のある支持力を言い表すときには「伸張性」という言葉を使っていて、筋肉の「柔軟性」と混同しないようにしています。 結合組織は伸縮する性質を持ちますが、それは伸張に抵抗するためにあり、それが張力と圧縮のバランスを取ることを可能にしています。この性質がないと、筋肉は裂け、関節は過度に圧迫されてしまいます。**筋肉は、筋肉を取り囲んでいる結合組織に伸張性がなければ、適切に伸縮することができません。**
　そしてこの結合組織の伸張性には潤いが必要です。 潤いがないと、結合組織は関節を支える能力を失い、全身に連鎖反応を起こし、筋肉は運動過多になり、ときに動きにくくなるために骨がずれ、場所によって関節が圧迫されたり、弛緩されます。神経伝達が低下し、血流は滞り、さらに関節に炎症が起こってきます。

　結合組織は人間がどのような姿勢をしているときでも、最小限の努力で可能な限り長時間支えようとします。そのお陰で私達は少しの努力や痛みだけで、何時間もコンピューターの前に、前かがみになって座り続けることができるのです。しかし、結合組織が慢性的に脱水状態になってしまうと、身体の張力の整合性が低下し、筋肉の緊張が緩み、不快感が現れるのを感じるようになります。

　ストレッチや強化ができなくても、張力の整合性を何とかよくすることが必要です。**張力と圧縮のバランスを取り戻す唯一の方法は、テンセグリティー構造、つまり結合組織が関与する正しいシステムを取り戻すことです。メルトによって結合組織の潤いを取り戻せば、あなたの身体は再調整できます。** 結合組織の流動状態を元に戻すことで、すべての関節は今よりずっとよい状態となり、筋肉はリラックスして、身体を効率よく、しかも心地よく動かすことができるようになります。

KEYWORD

【伸張性】
extensibility の訳。

【柔軟性】
flexibility の訳。

●身体の司令塔

なぜ歩きながらおしゃべりすることが簡単にできているのかな、と考えたことがありますか？ 普段、右足を出して左足を出して……という動きは意識して考えずに、会話しながら歩いているでしょう。いったい身体はどのように動いているのでしょうか。

一般的には、これまで身体の動きは脳が神経刺激を通じて特定の筋肉に、特定の部位を動かすように指令を出したときに作られると考えられてきました。

しかし、実際はそんなに単純なことではありません。動きは、「脳が筋肉に動くように指令を出して起こる」という単純なものではないのです。

実は、**結合組織についての最新の研究によって、脳や中枢神経系からのインプットが全くない状態、またはほとんどない状態で、体内で大量の伝達が起きていることが解明されました。細胞から細胞、臓器から臓器、そして関節から関節へ、「動きの伝達」は結合組織の流動システムを通じて電気的な振動レベルで生じているのです。**

神経系よりも、結合組織を通じて多くの情報が送信されていることが分かっています。しかも**結合組織の伝達スピードはもっと複雑で、高い頻度でやりとりされ、さらに速いのです。**情報は、組織の**自己受容体（プロプリオセプター）**や**機械的受容器**と呼ばれる感覚受容器に取り込まれて送信されます。**結合組織にある感覚受容器こそが、私がボディセンス（身体感覚）と呼んでいるものです。**ボディセンスが不十分なとき、五感に頼り切らなければならなくなり何かをするたびに極度に疲れたり、ぎこちなく感じるようになってしまいます。**自己受容体は身体の姿勢の変化や、圧縮、張力を検出します。機械的受容器の主な役割は身体に危害となりかねない圧力を感知します。**この圧力は、あなたの動きにより生じるもので、たとえばハグをしたり、足の上に何かを落とすといった身体の外からの力により、関節や臓器の位置を変えたりするものです。つまり、**慢性的なずれがあると、自己受容体と機械的受容器が感覚神経を通じて、脳に「被害の可能性がある」と警報を出し、その結果痛みを感じます。感覚受容器は筋肉系だけに存在すると考えられてきましたが、最新科学では、結合組織にも無数に感覚受容器があると解明されました。**この発見は私達の体内の情報伝達と、痛みの発生源に対する見解を根本的に変えました。

【自己受容体】
proprioceptors の訳。

【機械的受容器】
mechanoreceptor の訳。

【ボディセンス】
身体のポジションと周囲の環境の関係を関知する能力。結合組織内の感覚受容器を使って姿勢の変化や張力、圧縮、圧力を感知して、結合組織を通していち早く情報を取り込んで体内で伝達を行っている。ボディセンスが正しく働いていると無意識に関節や臓器の位置を変えたり、「痛み」の警告が出せる。

もう1つ、驚くような発見があります。それは、結合組織は、脳が五感を通じて受けるより、もっと多くの情報を身体の外から受け取っていることです。研究者のロバート・シュレイプ氏は結合組織を「体内で最大の感覚器官」と呼んでいるほどです。**結合組織の受容器は姿勢（位置）の変化や、動き、重量、そして体内の圧力を感知するとともに、身体の外からの情報（刺激）も感じ取ります。**私達の身体は常にこの情報を無意識にやり取りさせながら、関節の位置や姿勢、安定性を調節しています。

　たとえば、あなたが歩いていて、急に歩道がコンクリート舗装から草むらになってしまったり、縁石の外に出てしまったとき、何が起こるでしょうか。もし、単に目で見た視覚情報から脳に対し、姿勢を保つために筋肉へ信号を送るように伝えるだけでは、あなたは身体のバランスを失い、倒れてしまうでしょう。実際には、足元の状態が変化した情報は、結合組織の感覚受容器が、脳からの指令より前に感知しているのです。結合組織はすでにその情報に順応して、身体のすべての関節と重力の関係性の修正を始めるので、転ぶことなく、臓器や関節を傷めることもないのです。脳が関与するのは、すでに結合組織による大量の情報伝達リレーが生じたあとなのです。

　脳は直接筋肉へ指示を出していますが、結合組織内に存在する感覚受容器が受け取る筋骨格系についての情報がなければ適切な指示ができません。脳が筋肉に対して、動くように信号を送る前に、結合組織は摩擦と関節の圧縮を最低限にするために**テンセグリティー構造**を生み出すことで準備します。関節を調整して安定させるために、結合組織は関節の間に、**"事前張力ストレス"** と呼ばれるものを作ります。全身ストレス事前を与える活動は、脳に運動神経がどれだけの刺激を送るのかを知らせ、そうすることで筋肉はタイミングよく適切に収縮できるのです。この支持張力によって、野球のボールを投げたり、ペンを拾うなど、あらゆる動きをしても、身体のバランスは保たれているのです。

　ジャンプする動作を考えてみてください。跳ねるときも空中に浮いているときも着地するときも、結合組織はあなたの体重に配慮しながら全身を安定させるシステムとして働きます。結合組織のセンサーが、すべての関節をモニターして支えることで、足首をくじいたり、アキレス腱を痛めることなく両足を着地させます。この防御と支持の反応は、結合

KEYWORD

【テンセグリティー構造】
テンション（tension）とインティグリティー（integrity）を合わせた造語。物体に力学的なストレスが加えられた時にゆがみへの抵抗力が生まれて支え合う関係性。重力に支配されずに形を維持できる。

【事前張力ストレス】
Pre-antiupatory tensional stress の訳。

組織が十分に潤っている限り、滞りなく起こります。

　身体がよりよく働くのは、結合組織が潤い、感覚神経にとって安定した環境のときです。十分な潤いがないと、体内の情報が速く正確に伝わらず、感覚神経の伝達と受容も中断されます。たとえば身体の姿勢について正確な情報がなければ、筋肉の収縮が遅延したり、抑制されて弱くなったりして、代償運動が生じて無制約の筋肉が優位になろうと乗り出します。つまり、メインの筋肉の代わりに、非メインの筋肉が動いてしまうのです。たとえば、膝関節の伸展は大腿四頭筋がメインですが、伝達が悪いと非メイン筋である縫工筋と大腿筋膜張筋が動いてしまい、股関節が外旋気味で膝が伸展してしまいます。このとき、**代償運動をしてしまうのは筋肉の強度の問題ではありません。それよりむしろ、正確な神経伝達が正しい筋群に適時に届かないことで起こります。**動きが固くなると、不自然な動きとなり、のろのろして効率が悪くなり、そのような不自然な動きは習慣的なパターンになってしまい、不快感や痛みが起こります。

　そうした変化を老化のせいにしてしまうことがよくあります。**しかし実際には、慢性的な結合組織の脱水状態の発生を長い間見すごし、蓄積してきた結果ともいえます。**なぜなら結合組織の脱水状態の原因は老化ではなく、多くの悪影響の積み重ねが根本の原因なのです。しかし、今からでも症状を消すために行動を起こすことができます。結合組織に潤いを取り戻すことができれば、体内の伝達、安定性、可動性がすぐに改善するのです。

●炎症の問題

　炎症という言葉からは、腫れやあざ、目のできもの、発疹などを思い浮かべますが、この炎症とは何なのか、なぜ発生するのか、ご存じでしょうか？

　急性の炎症は極めて複雑で非常に手間のかかる側面と、強力な修復力で治癒するためという側面があります。急性炎症とは、足首を捻挫したり、頭をぶつけたり、どこかを切ったり火傷したり、または蜂に刺されたときに経験しているでしょう。また、アルコールを飲み過ぎたり、食べ過ぎて適切な消化ができないときにも経験しているはずです。身体にケガができると、免疫系が損傷組織を保護して治癒するために、多量の修復細胞、化学物

質、血液、浸出液などを送り出します。発赤、腫脹、硬結、そして熱感といった炎症は、この緊急免疫反応の副産物なのです。この生物学的な"管理と保護"反応は、素晴らしいシステムです。

　しかし炎症はそれだけではありません。炎症には急性炎症とは異なるタイプがあり、その炎症は、自覚することなく、あなたの関節を傷めているかもしれません。それは慢性的な炎症で、生活習慣や年齢に関係なく発症するものです。急性炎症とは違い、腫脹や硬結、熱感は微細なため、発生していることにも気づきにくいのです。この微細さにより、慢性炎症は低レベル、または低いグレードの炎症といわれています。**慢性的な結合組織の脱水状態と関節のずれ、さらに炎症は密接に関連しています**。結合組織に脱水状態の領域があるとき、張力構造は損なわれ、関節は身体を安定させるために慢性的にずれるようになります。ずれた関節は、すき間と衝撃を吸収する能力を失います。このせいで関節は、あなたが動いているか否かを問わず、過剰な圧縮や摩擦、緊張の影響を受けやすくなってしまいます。かさぶたを何度も掻いて悪化させてしまうように、長時間の繰り返しの動作は、関節の内部や周囲の結合組織から、潤い、修復能力をうばいます。これにより、複雑な連鎖反応が起こり、その結果の1つとして慢性炎症を引き起こします。困ったことに、これらすべてが起きても、全く気づかないものなのです。慢性炎症に気づかないことは、「人体の素晴らしい構造における幸運と災いなのよ」といつも話しています。なぜなら、最初は多重のずれや脱水状態の悪影響、そして知らない間に生じた炎症に気づかずにいられるのですから。

　しかし、しだいに慢性炎症と関節面の圧縮は増大し、最終的に顕著な症状が現れてきます。コリや圧痛、腫れ、うずく痛み……。これは精神的な苦痛にもなってきます。1つの関節や身体のどこかの慢性炎症の症状に気づく頃には、他の場所でも慢性的な関節のずれや結合組織の脱水状態、そして炎症が発生しています。痛みを感じた時に、姿勢を変えたり、その場所をもんだり、関節を鳴らしてすっきりさせたり、ストレッチをしたりしても、長期的な解決にはなりません。張力構造が低下すると身体の別の部分も影響を受け、症状は悪化します。神経は圧縮され、ヒリヒリ感や痺れ、痛みを引き起こします。筋肉は疲労して、ひずみ、不均衡になり、それが痛みや硬直、苦痛の原因となります。傷害のリスクは、結合組織の脱水状態の広がりや伝達能力の低下により、増加するのです。

KEYWORD

スタンフォード大学医学部で行われたいくつかの研究により、圧縮や傷のない慢性炎症は関節損傷が根本原因であることが明らかにされています。関節内やその周囲で慢性化した組織の炎症は、熱を持ち、硬直し、停滞した化学物質や浸出液でむくみます。その停滞した浸出液が蓄積すると、関節、骨、神経、腱、軟骨、靱帯などを傷つけます。慢性炎症についてぜひ知ってほしいのは、疾病対策センター（CDC）によると、50％もの人が変形性関節疾患を生涯の間に罹患することです。またCDCは、変形性関節症がアメリカ合衆国における慢性障害の主要原因だと報告しています。現在の医療は根本原因に対処していませんから、人工関節手術は避けられなくなっています。さらに、慢性炎症は関節を傷めるだけでなく、免疫系や、その他の健康面にも打撃を与え、老化のプロセスを著しく加速させます。

　メルトは慢性炎症を止める手助けができますし、その影響を修復することもできます！　メルトを使って結合組織に潤いを取り戻すことができれば、結合組織の脱水状態と炎症にも対応できます。「どこに関節のずれや圧縮があるのか見つけださなければ」と構える必要はありません。結合組織を器官として治療すれば、全身の張力構造が自然に回復して、より調整されるのです。結合組織が潤っていると、毎日、張力と圧縮が効率的にコントロールされるようになります。

　私はメルトを使って関節炎の症状を劇的に改善し、活動的な生活に戻った多くの人々を見てきました。もしも慢性的な炎症がなかったとしても、メルトは炎症の発生を未然に防いでくれます。年齢を問わず、炎症のない関節を保ち、自然治癒力が最適な状態のままでいられるようになるのです。

●グッド・ニュース

　結合組織の脱水状態は改善できます。慢性的な細胞の脱水状態や炎症でさえ、修正することができます。**結合組織は優れた再生可能な器官なのです。**結合組織は潤いを取り戻すことが可能であり、全身の伝達力や若返る力、回復力、適応力を改善して、さらに関節と姿勢を再調整します。最新科学では、**結合組織に対して特定の圧迫と引き延ばし方をする**

ことで、全身の潤いを取り戻すことが可能だと示されました。結合組織を潤すには直接的な介入、言い換えるならメルトのような徒手的な刺激が必要であるということです。組織を目覚めさせ、刺激して、新鮮な液体を産生し、吸収するには、適切な力加減が必要です。**スポンジを新鮮な水分を含ませるときに絞りを加えるのと同じように、結合組織の周囲に適切な圧を与えて液体を吸い込むことができれば、関節の硬直を緩和することができるのです。**

　健康的で潤いのある身体をつくり、それを維持するための秘訣は日々の「メンテナンス」です。結合組織は、メルトによる定期的なケア、もしくは他のボディワークが必要であり、水分摂取も重要です。水分の摂取は起床直後から始めて、1日中少量ずつ行うようにします。メルトのセルフケアを始めたら、終日少しずつ水分摂取するということも重視しておくと、結合組織が新鮮な水分を吸収して、他の細胞に水分を届けることを助けます。結合組織を潤すようにすれば治癒能力と良好な健康状態を得ることができますし、結合組織が潤ったときには、身体機能はさらに最適なレベルになります。少ない労力で身体を動かすことができるようになり、軽々とした動きで長い階段を登ったり、イスに座ったり立ったり、床にかがんだり立ち上がったりの行動を、どれも簡単に自然にできるようになります。呼吸も楽になり、熟睡することもできます。心も身体もエネルギーに満ち溢れ、頭もすっきりさえてくるでしょう。消化も排泄も良好になります。肌は輝き、しなやかで張りもでてきます。自分を若々しく、健康だと感じることができるはずです。

　メルトは結合組織に潤いを取り戻し、全身に力強い効果を与えてくれます。たった数週間のメルトプランを実践すれば、身体的にも精神的にも、今よりずっとよい状態になります。メルトのプログラムはすぐに実践でき、あなたの身体と人生を変える力を与えてくれるでしょう。

KEYWORD

The Missing Link
失われたリンク

　私の治療院で行っていた個人セッションの内容はメルトメソッドの開発によって一変し、クライアント達は結合組織の潤いを取り戻すことによって、驚くべき効果を得ていました。彼らはこの結果に興奮して、もっと学びたいと申し出てきました。2004年、私が教えていたインドア・サイクリングと筋肉強化クラスのクライアントを集めて、メルトを指導するようになりました。

　私が意欲的に学んできたことのすべてをクライアントと共有するようになり、テクニックを教えるよりも、科学的な解説に多くの時間を割くようにしました。牛の細長い筋膜を持参して見せながら説明をしたことさえありました。この「**セルフケアで痛みをうまくケアする方法**」は噂となってあっという間に広まり、私のクライアント以外の人も、このクラスに参加するようになりました。私は夢中でした。私は筋肉増強のための激しいワークアウトで評判の女性トレーナーから、痛みのない生活と長生きの指導の先駆者となったのです。

　約1年後、私のクラスで1人の女性が質問をしました。
　「スー、私はいつも寝つきが悪くて真夜中に目が覚めていたの。だけど、このクラスに参加するようになってから、寝つきがとてもよくなって、睡眠時間も長くなったわ。メルトは睡眠にもよい効果があるの？」

　私が答える前に、もう1人の女性が言いました。「私もよく眠れるようになったわ。夜中にトイレに行きたくなって起きることが多かったのに、近頃は朝までぐっすり眠ってい

るのだけど、なぜそうなったのかしら。たぶんこのメルトのおかげね！」

そして3番目の女性が言いました。
「私は喘息持ちだけど、これまでのように吸入器を使わずにすんでいるの。絶対にこのクラスのおかげよ」

私は彼女達の発言について、いろいろなことを考えました。治療院では神経系からアプローチする手技のテクニックによって、慢性化したさまざまな問題を解決していました。しかし、それらの技術は私がこのメルトのクラスで教えていたことと非常に異なるものでした。翌日、別のクラスで、私は痛みと身体能力の改善以外に、何か他の効果を得た人はいないかと尋ねました。するとクライアントは次々と話し始め、それぞれが驚くべき効果を得ていたのです。

「胸やけすることが減りました」
「午後に昼寝したいと思わなくなりました」
「私の場合は副鼻腔炎による頭痛が消えました」
「いつもの生理痛がほとんどなくなりました」
「夫から、前よりも雰囲気がよくなってリラックスしているように見えると言われました」

さらに、ある女性は「メルトが私の人生を変えているの」とまで言ったのです。
私は驚きました。人々がメルトによって効果を感じたことは膨大なリストとなったのです。一体、何が起こっていたのでしょう？

私が教えていた技術は、結合組織に潤いを取り戻すことに集中していました。クライアント達が言っていた数々の変化には共通点があり、それは神経系によって調整される身体の性能の改善でした。私はそのようなさまざまな変化をマンツーマンのボディワークで生み出していましたが、それはメルトのクラスで教えていたこととは違いました。
私は無意識のうちに、神経系にアプローチする自身の手技に似た技術を編み出していた

KEYWORD

のでしょうか？

　当時の私は消化器系と骨格系が分かれているように、結合組織と神経系も分かれているのだと思っていました。その2つがつながっているという研究はまだなかったからです。結合組織へのテクニックは、どのように神経系の調節を助けているのでしょうか？　私が最初に考えた理論は、「結合組織に潤いを取り戻すことで、繰り返される姿勢と同じように感情的な態度も改善させる」というものでした。恐れ、怒り、悲しみなどの緊張感に満ちた感情は、見た目でも分かる特定の姿勢やパターン、そして動作を生み出します。その動作が習慣化すると、日々繰り返される動作のパターンと同じように、結合組織の脱水状態が引き起こされ、メルトによってそれが改善したのではないかと考えたのです。

　私のクラスの生徒達は、さらに明るく、エネルギッシュでオープンになっていきました。肩の力が抜け、表情もリラックスするようになっていました。足取りも弾んでいるように見えましたし、気分も身のこなしも、よくなっているのが分かりました。しかし、怒りや悲しみなどの動作をなくすことが、結合組織の潤いを取り戻して、睡眠や消化作用、喘息などを改善するとは説明できませんでした。それでも、生徒達の神経系の機能がより働くように調節されるようになっていることも明らかでした。

●あなたの調整器が舞台を指揮する

　10人の神経学者に、神経系がどのようにストレスに対処したり、良好な健康状態を管理したりするのかをたずねとしたら、おそらく10の異なった説明を受けることになるでしょう。最新の科学によると、**神経系のストレスの蓄積に影響を与えて、良好な健康状態をもたらす作用は、脳による制御の枠外で行われていることが示されています**。夜によく眠れたのか、排便時に心拍がどのくらい速くなったか、代謝作用がどれほど緩慢なのかといったことを把握することはできますが、そのような機能を自分の意志でコントロールすることは不可能です。これは悪いことではありません。神経系のおかげで500もある肝臓の機能を選んで働かせたり、どのくらいの頻度で瞬きをするか調整したり、食べ物が胃から腸へ移動する準備ができただろうかと考えなくてすみます。これらのことは自分の意志

で対処できる以上のことですからね。不随意な身体の機能は、自分自身の意志で動かす代わりに、自律神経によって調整され、その自律神経は化学的な作用やホルモンの働きで複雑に調和されています。

　自律神経系には3種類の下位組織があります。交感神経、副交感神経、そして最近になって認められた腸管神経です。私は、この3つをそれぞれ**ストレス調整器**、**回復調整器**、**消化管調整器**と呼んでいます。1つの調整器がバランスを失うと、他の2つにも影響を及ぼし、なんらかの症状を起こします。<u>自分でこの機能に直接働きかけて症状をなくすことはできません。しかし、自律神経系の調節機能に影響を与えることは自分でもできます。そうすれば身体機能の効率がもっとよくなり、慢性症状が減少します。</u>

　メルトはこれを成し遂げるための道具なのです。ここでまずは、神経系の特徴を知り、なぜメルトでバランスを取り戻すことが可能なのか、ぜひ理解してください。私の科学的知識と、経験に基づく身体の調節器の働きをシンプルにまとめたので、なぜメルトの技術によって、改善しにくい慢性痛を除去できるのか、きっと分かっていただけるでしょう。

　ストレス調整器と回復調整器はお互いシーソーのように働きます。一緒になって身体のほぼすべての生命維持機能を微調整することで、身体の内部環境を維持するサポートをしています。この持ちつ持たれつの協調関係は、あなたがコントロールをしなくても、いつも起こっています。昔からストレス調整器は、激しいストレスがあると過度に働くため、戦い、逃避、静止反応だといわれてきました。運転中、急に対向車をよけなければならなくなったとき、ストレス調整器は敏速にアドレナリンを上昇させて、心拍数、発汗、呼吸、瞳孔拡張といった肉体機能をアップさせます。安全な状態に戻ったときには、すぐに回復調整器が身体を元のバランスに戻し、同じ機能を調節して正常化させます。

　<u>私は、激しいストレスや心的外傷性ストレスだけでなく、もっと広い範囲の状況や事情がストレス調整器を始動させるのではないかと、気づくようになりました。</u>ストレス調整器は、車を運転する、運動する、階段を登る、テレビを見る、お風呂に入る、会話をする、ガーデニングをする、道を横切る、勉強をするといった、あらゆる情報に反応します。それぞれの活動は身体の内部組織に対して微調整を必要とします。このシーソーのよ

KEYWORD

【ストレス調整器】
交感神経のこと。

【回復調整器】
副交感神経のこと。

【消化管調整器】
腸管神経のこと。

【調整器】
自律神経のこと。

うな変動は、あなたの意識的な制御コントロールなしで生じます。

"ストレス"は軽くしたり回避したりすべきものだと思われていますが、過度のストレスでなければ、必ずしも悪いものではありません。もともとストレスは「反応を必要とする情報や動き」のことです。回復調整器はストレス調整器の調節に反応して、身体を元のバランスに戻し、必要なときには組織の修復を始めます。ストレス調整器と回復調整器は継続的に反応し続け、1日24時間、無数の微調整をしているのです。

ストレス調整器は主にあなたが起きている間に優勢になり、回復調整器は主に眠っている時間に優勢となります。身体の治療と修復はほとんど睡眠中に行われていますが、回復調整器は起きている間にも規模を縮小して、修復と治療を指揮する働きもしています。

フレッシュで活気があり、若々しい外見やエネルギーを生むのに、もっとも重要なツールの1つは十分な睡眠です。回復調整器はレム睡眠中に、臓器の治療や化学物質とホルモンバランス、そして細胞の修復をせっせと指揮しています。

腸管神経というのは、さきほど挙げた3つ目の自律神経系の調整器です。あまり知られていませんが、私は消化管調整器と呼んでいます。この調整器は消化管と消化力の働きをすべて管理しています。何を食べても処理できることは、人間の注目すべき能力といえます。消化力は機械的で化学的であり、吸収の過程は分泌液に大きく依存しています。分泌液によって食べ物は消化され、栄養素は吸収されて血流で運ばれ、老廃物を回収して排出します。この非常に複雑なシステムには、車の変速装置よりも多くの部品が必要です。<u>このように消化管調整器は脳からの介入をほとんど受けることなく働き、その代わりに、結合組織器官が臓器間の通信ネットワークを提供しています。</u>脳のように、消化管は自身の神経伝達物質を持っているのです。実際、神経伝達物質は脳よりも消化管の中に多くあります。また消化管は、セロトニン、アドレナリン、テストステロンといった化学物質やホルモンを産生し、これらはストレス調整器、回復調整器、消化管調整器の3つの調整器のすべてで使われます。

調整の効率化

　もしあなたの自律神経系の調整が効果的に行われていたら、すべての**調整器**は最小の労力で働くことができます。**調整器は潮の干満のように、それぞれが優勢になるときがあり、必要に応じて身体の機能を調整します。回復調整器**は、眠りにつき、眠り続け、そして深く眠った後にタイミングよく起きる能力をサポートします。身体は睡眠中に自己修復しています。**消化管調整器**は消化を管理しており、結果として排泄もスムーズにできます。**ストレス調整器**は侵入してくるストレスそれぞれに適切に対処し、回復調整器は身体を落ち着いた状態に戻します。

　この効率のよい状態は、シーソーがいつも最小のエネルギーで元のバランスに戻るようなものです。あなたのエネルギーは1日中よい状態を保ち、難しい状況にもたやすく対処できます。さらに、調整器は絶えず身体のバランスを取り戻すための調整もしています。たとえば加工食品を食べたとき、アルコールを飲み過ぎたとき、難しい局面に陥ったとき、1日中座っていたとき、十分な睡眠を得られないときなどに働きます。もしこれらの課題が1～2日の間だけに生じたことなら、調整器は効果的に、兆候や症状を自覚させないまま、身体を元のバランスに戻してくれます。このように効率的に調整器が働き、いつもベストな状態でいられたらよいですよね。

調整の非効率化

　問題なのは、さまざまなストレスが徐々に**調整器**の能力を阻害し、効果的に元に戻すことができなくなってしまうことです。また、それぞれの調整器が優位に働くような時間ではないときに、調整器に無理をさせたりもします。もし、あなたが運動するときや就寝するときに満腹だったり、疲れ果てていたら、どの調整器もよい働きができません。

　その日のストレスを緩和するために夜はどのように過ごしていますか。カフェインを摂取する、砂糖がいっぱいの食べ物や脂っこい食事をする、お酒を飲む、延々とテレビやインターネットを見たりしていないでしょうか。就寝時間間際にこのような行動をすると、本来ならよい睡眠に向けて**ストレス調整器**を落ち着かせる必要があるのに、働かせ続けてしまうことになります。睡眠中は**回復調整器**が優位の時間なのに、光や騒音、ペット、子

KEYWORD

【調整器】	【回復調整器】	【消化管調整器】	【ストレス調整器】
自律神経のこと。	副交感神経のこと。	腸管神経のこと。	交感神経のこと。

供、その他の睡眠をじゃますものがあると、身体の修復を指揮することができなくなってしまいます。それぞれの調整器は密に連絡を取り合っているので、**1つの調整器が絶えず無理して働いていると、すべての調整器の関係がバランスを崩してしまいます。**よい睡眠を取れなければ、回復調整器が複雑な消化管組織の修復をすることはできません。修復できなければ、消化管を来る日も来る日も疲れさせることになり、さらには回復のための熟睡を妨げてしまうことにもなります。ストレスが強い仕事や家庭環境、昼も夜も忙しい生活を続けることは、ストレス調整器の活動を亢進させて、消化と睡眠の質に影響を及ぼすのです。**回復のための睡眠は最重要なことです。**もし治癒するための十分な時間と分泌液が足りず、回復調整器によって身体を完全に修復することができなければ、蓄積された未処理のストレスとともに、次の日をスタートすることになります。そのような日々が続けば、徐々に調整システム全体が役に立たなくなります。

　調整システムが働かない状態は、常にストレス調整器だけが活発になり、あなたの身体にさらなる不均衡が現れます。この状態は多くの労力とエネルギーを必要とし、自律神経系の適応力や反応力を低下させます。何もしないときでさえも、臓器、筋肉、脳、結合組織、調整器は懸命に働いているのです。それはまるで、車のギアをニュートラルに入れているのに、アクセルを踏んでいるようなものです。このような状態は、だんだんと身体のすべての組織を疲れさせ、身体の資源を使い尽くしてしまいます。恐ろしいことに、これらはあなたが気づかないうちに始まっています。

　身体の調整器は、いつもどの機能にエネルギーを供給するのか、優先順位を決めなくてはなりません。それは心拍数、呼吸、発毛の代わりに筋肉を修復するなどという生体機能を監視するための選択なのです。これがあなたを老けさせ、疲れさせるのです。

　優先度づけによって、生命の機能を監視し、修理するために調整器が十分なエネルギーと水分を確保して身体が保護モードにもなります。これは、**あなたというコンピューターが画面上にセーフティーモードで操作してくださいとメッセージを出しているようなものです。**コンピューターは電源を切りませんが、ゆっくりと動き、プログラムのすべてにアクセスできません。**しかしコンピューターとは違って、初めは警告や症状などが一切ないために、あなたは自分の身体が保護モードになっていることに気づきません。**しかし兆候

はあります。午後になるとあくびが出ること、おならや胸焼け、うまく働かない思考、むくみ、ドライスキンやドライヘア、不安感、運動時の筋肉疲労などはすべて、調整器の効率が悪くなっているサインです。これらは微細なシグナルですが、もし初期段階でそうした症状に気づき、結合組織の潤いを取り戻すことができたら、短期間に調整器の状態を好転させることができます。

　私達は、あくびが出たり疲れやすかったりしたとしても、その症状はいつものことで、一時的には困ったことだけれど、しばらくすればどうにかよくなると楽観視しています。しかしその間も、調整器は保護モードとなっていて、消化器官は食べ物の処理と排泄も効果的に行えませんし、細胞の修正も遅くなっています。これらの活動の減速は、体内に余分な老廃物を蓄積させることにもなります。この老廃物はどこかに貯蔵しなければなりませんが、その"どこか"はなんと結合組織なのです。老廃物は結合組織の中で堆積物のように蓄えられるため、結合組織を不活化させて、結合組織を脱水状態にしてしまうのです。

しつこく頑固なストレス
　<u>この老廃物が停滞した状態と結合組織の脱水状態を、私は「**ストレスのつまり**」と呼んでいます</u>。ストレスのつまりは蓄積され、液体の流れと結合組織を取り囲む環境を低下させます。不十分な分泌物が消化管の中で不の連鎖を作り出してしまいます。反対に、結合組織の潤いを取り戻すことができれば、消化管は効率的に働き、身体へ燃料を注ぎ込む能力を回復させて、好きなことを前向きに取り組めるようなエネルギーを得ることができるのです。

　結合組織が潤いを取り戻すと、身体の修復力も元に戻すことができます。結合組織に十分な水分を保つことは、睡眠の質と日々の身体の修復のために極めて重要です。身体の修復力と治癒力は、健康的な水分と栄養素を摂り込み、老廃物を排出する細胞の能力にすべて依存しています。細胞を取り囲む環境が停滞するとき、細胞壁は自分自身を封鎖して吸収作用を抑えます。これは細胞の再生を不可能にすることとなり、細胞は再生する代わりに死ぬのです。

KEYWORD

【ストレスのつまり】
老廃物がたまり、脱水状態となっている結合組織のこと。自律神経のバランスがくずれたり、同じ姿勢や動作が続くことで生じる。肩甲帯・骨盤・横隔膜に生じやすい。

細胞の速やかな再生は、若々しい外見と感情を保つには欠かせないものです。十分な栄養と液体の吸収がなくては、細胞は再生できず、しわや加齢によるしみ、肌のたるみといった老化のサインが現れてきます。ダメージは外見に留まりません。細胞の再生ペースが遅くなると、骨量や筋力の損失を早め、内臓機能を弱め、免疫反応を妨げ、代謝を遅くさせます。私は年齢や健康状態を問わず、結合組織の潤いを取り戻すことによって、そのような状況を改善した人々を見てきました。

　そして私は、**調整器と結合組織は、調整器同士の関係と同じくらい密接に結びついていることを発見しました**。調整器がバランスを失ったとき、結合組織は脱水状態になってしまうのですが、その逆のこともあります。**ストレスのつまりと効率の悪い調整は、どちらが先であっても、常に共存するからです**。そのような状態になってしまうきっかけは健康状態や生活習慣、活発あるいは不活発な状態といったことに関係なく、誰にでも起こることです。なぜなら、私達は調整器のバランスや結合組織の潤いを取り戻せることを長く知りませんでした。でも今、簡単で効果的に、その両方を取り戻す方法を紹介することができるようになりました。

　ストレスのつまりが蓄積する原因は日々の生活にあります。その原因は繰り返される動作、習慣的な姿勢や消化管の疲労、心の状態、悩み、感情の状態、心と消化管の疲労、心や身体のコミュニケーション不足など、だれもが日常生活の中で経験するものです。

　それらの原因に対処していかないと、身体の非効率性はだんだんと増大し、ストレスのつまりは蓄積していきます。時々出たり消えたりしていた症状は、慢性的な不快症状となります。**体重増加や性欲低下、慢性的な便秘、頭痛、倦怠感、腰痛、皮膚炎、不安感、不眠症といった症状に気づくようになるわけですが、そのような症状が現れるには、重大な根本原因があるのです**。しかし、とりあえずは目の前にある苦痛を取り除くことが最優先の望みとなりますから、根本的な原因などは考えないものです。頭痛や不眠症といった個々の症状は薬剤によって除去できるでしょう。しかし、なかなか想像しにくいかもしれませんが、一時的な薬品による化学的変化により、ますます調整器のバランスがくずれて、最終的に問題を悪化させてしまうことも多いのです。メルトによってストレスのつまりを減らし、調整器を元のバランスに戻す方法を取得することができます。

【調整器】
自律神経のこと。

身体を安定させるシステム

　私は結合組織と神経系のつながりを**オートパイロット**と呼んでいます。意識的な操作（コントロール）なしで、身体の全組織を調節し、安定させています。オートパイロットは受容的で、結合組織と、身体の伝達を調整しています。**オートパイロットが監視する機能の1つは、活動中と安静中の身体のバランスと安定性です。**あなたが何も考えなくても、オートパイロットは毎日24時間、あなたのために働いています。

　少しややこしいので、たとえ話で説明しましょう。オートパイロットは身体の安定性を調整するために、GPSのように働きます。GPSは衛星から送られる電波信号を使って位置を測定します。GPSは正確な位置情報を提供するために、多くの衛星といつも遮断しないようにつながり、通信能力を維持しなければなりません。

　身体のオートパイロットもGPSのように、骨盤の中心にある身体の重心を常に探し続けます。身体の関節は衛星で、**ボディセンス**は電波信号です。連続的な信号は、足、頭、指、そしてすべての関節と骨盤の間を理想的に中継して伝えているので、あなたの身体は地面との関係を察知することもできます。このようなことから、**オートパイロットは身体のバランスを維持させ、臓器、神経、骨、関節を支持して保護することを続けます。**この中継は身体が動いているときも、座っているときも、眠っているときも、いつでも続いています。**もし結合組織の脱水状態や炎症のせいで、電波に雑音があったり、通信が弱かったりすると、オートパイロットは身体を真っ直ぐに保つために、どこかで埋め合わせをしなくてはならないので、非効率な保護モードとなり、この保護モードは自覚することなく生じてしまいます。**

●解決策

　身体から**ストレスのつまり**を取り除くのになぜメルトが効果的なのでしょうか？　私の理論では、メルトは目覚めている間に、**回復調整器**が優位になるように影響を与えることで調整器を元のバランスに戻します。そうすることで睡眠中に回復調整器が効果的に働くようになるため、身体を修復して治癒する仕事を効果的にすすめることを可能にするので

KEYWORD

【オートパイロット】
結合組織と神経系のつながりのこと。無意識に身体の全組織を安定させてバランスを保つために重心をさがしている。

【ボディセンス】
身体のポジションと周囲の環境の関係を認知する能力。結合組織内の感覚受容器を使って姿勢の変化や張力、圧縮、圧力を感知して、結合組織を通していち早く情報を取り込んで体内で伝達を行っている。ボディセンスが正しく働いていると無意識に関節や臓器の位置を変えたり、「痛み」の警告が出せる。

【ストレスのつまり】
老廃物がたまり、脱水状態となっている結合組織のこと。自律神経のバランスがくずれたり、同じ姿勢や動作が続くことで生じる。肩甲帯・骨盤・横隔膜に生じやすい。

す。**ストレス調整器**を元のバランスに戻すことで、回復調整器は、**消化管調整器**を自然に元のバランスに戻し、全体の統一感が向上します。

　私のクライアント達は、症状が消滅するのを経験済みですが、その理由は、彼らが最終的に症状を隠すのではなくて、症状の根本原因に取り組むようになったからでした。

　結合組織の潤いを取り戻せば、神経系全体のストレス量を減らす助けにもなるため、神経系自体を調整する能力が改善されるのです。これこそ、身体が持つ優れた機能です。身体が必要とするサポートを得ることができれば、神経系は自分自身を治癒することができます。メルトは**調整器**のバランスを元に戻し、身体の組織のすべてが依存する結合組織の潤いを取り戻します。あなたの身体もメルトによって、潤いを取り戻すことができるでしょう。

【回復調整器】
副交感神経のこと。

【ストレス調整器】
交感神経のこと。

【消化管調整器】
腸管神経のこと。

【調整器】
自律神経のこと。

Part 2

Becoming a Hands-Off Body Worker

自身を治療する「ハンズオフ」セラピストになろう

　日常生活の中にはストレスがあふれていて、私達を悩ませます。自分のストレスがどのように現れてくるのかはよく分かっていると思いますが、ストレスの存在を理解することは、ストレスの軽減や除去、対策、マネージメントに挑戦する大きなきっかけになります。でもこれが簡単には上手くいかないこともまた、分かっていますよね。

　しかし、これから本書を通して痛みや疲労を取り除くための秘訣を、違った角度から学んでいくことができます。回復の核心は、**ストレスのつまり**を取り除く能力を理解することです。

　ストレスのつまりがどのように、なぜ生じたのかは重要ではありません。**繰り返しの動作、姿勢、不安感、浅い眠り、質の悪い食生活、いつも座りがちな生活習慣、そして老化、トラウマ、妊娠、外科手術といった生活状況はすべて、神経筋膜システム**に影響を与えます。ストレスのつまりが起こると、神経筋膜システムは有効な状態（この効果的に働ける状態を **EZゾーン**と呼びます）から追いやられてしまい、外見的には分からなくても全身の効率が悪くなります。しだいに、睡眠中に行われている日々の心身の修復と治癒力が減少していきますが、目立った症状が出てくるまで、自分の身体が非効率の状態になっていることは全く分からないかもしれません。

　痛みや目に見える症状、全身の機能に非効率な状態が現れるのを阻止するため、神経筋膜システムにストレスをつまらせる4つの状態を見つけました。
①結合組織の脱水：身体の各部位や関節内の微小な脱水箇所や脱水部分が増える状態。
②圧縮：首や腰の関節のスペースが狭くなっている状態。

KEYWORD

【ストレスのつまり】
老廃物がたまり、脱水状態となっている結合組織のこと。自律神経のバランスがくずれたり、同じ姿勢や動作が続くことで生じる。肩甲帯・骨盤・横隔膜に生じやすい。

【神経筋膜システム】
結合組織と自律神経の仕組み、働き。

【EZゾーン】
Efficiency Zone（効率的ゾーン）の略。神経筋膜システムが効率的に動ける本来の状態に整っていること。

③**ニューロコア（神経系の中枢）の不均衡**：ニューロコアは全身を安定させ、重心と調和して地に足をつけて今ここを感じる「**グラウンディング**」を作ります。ニューロコアの不均衡は、生命維持器官を守るためのメカニズムに狂いが生じた状態。

④**誤ったボディセンス（身体感覚）**：ボディセンスとは、無意識のうちに起こる、効率的な動作やバランスに必要な、全身にあるコミュニケーションシステムのことです。このシステム内で不正確な信号が伝達されている状態。

　以上の4つの原因により、神経筋膜システムがEZゾーンにとどまることが不可能になるのですが、ふだんの生活ではなかなか気づきません。その結果、あなたの身体は知らず知らずのうちに非効率になり、日常的に身体を修復、調節、治癒させる力が妨げられてしまいます。この根本的な修復力の無力化は、やがて目に見える症状として表出してきます。

　引き起こされる症状には以下のようなものがあります。

- 硬直と疼痛の亢進
- 睡眠障害
- 体重過多
- ストレス障害
- 頭痛
- 消化不良
- セルライト（脂肪沈着）
- 悪い姿勢
- 協調運動障害
- そわそわする
- むずむず脚症候群
- 関節の緩み
- 不安感
- 集中力低下
- 炎症
- 便秘
- 活力不足
- 関節痛、または腫脹
- 局部的な腫れ
- しわ
- ケガをしやすい
- ぽっこりしたお腹
- 長時間座ることが困難
- こむら返り
- 筋肉のコリや張り
- 頭がぼんやりする
- 気分の落ち込み（うつ状態）
- 気分の変動

【ニューロコア】
リフレクシブコアとルーテッドコアの2つのメカニズムを合わせた神経系と結合組織のこと。地に足がしっかりと根づく（グラウンディング状態）ために必要。

【グラウンディング】
地に足がしっかり根づいた状態。

【ボディセンス】
身体のポジションと周囲の環境の関係を関知する能力。結合組織内の感覚受容器を使って姿勢の変化や張力、圧縮、圧力を感知して、結合組織を通していち早く情報を取り込んで体内で伝達を行っている。ボディセンスが正しく働いていると無意識に関節や臓器の位置を変えたり、「痛み」の警告が出せる。

もしこれらの症状で思い当たるものがあれば、新たな視点で自分の身体を見直してください。**あなたの症状は、ストレスのつまりがすでに積み重なっているという信号であり、神経筋膜システムがEZゾーンの外側にあり、身体の働きは非効率になっているのです。**便秘、腰痛、頭痛などの症状は、それぞれ無関係に起こっているように見えますが、すべて根底では度重なるストレスでつながっているのです。ストレスのつまりにしっかり対処すれば、これらの症状は改善し、消え去っていきます。

　症状と痛みを消すために、あなたは正しく「EZゾーン」の状態になっている必要があります。単に運動する、ダイエットする、サプリメントを摂取する、瞑想する、外科的な処置を受ける、薬を服用するだけでは、痛みや症状から解放されません。最初のうちはストレスから脱して、EZゾーンに戻ることができるだろうと思っていても、ストレスが重なってくると不可能だと考えるようになります。痛みをごまかしたり、症状をなくしたりするための一時的な救済にばかり焦点を合わせていると、さらに身体を疲れさせて、ストレスのつまりを増やし、蓄積させてしまいます。

　これまで経験してきた痛みやそのほかの症状から、少し焦点をそらしてみてください。メルトを通して、身体が「EZゾーン」に戻ろうと望んでいることを理解すれば、あなたの身体にすぐに変化がもたらされるでしょう。**身体の自然治癒力を向上させ、身体を毎日修復して治癒する機能は、これまで解決できなかった慢性痛を改善し、その他の症状再発も防いでくれます。**メルトの素晴らしい効果の1つは、メルトに取り組めば、たちまち身体の変化を実感できることです。

●メルトの4つのR

　メルトには、ストレスに対する「Rで始まる4つの効果・プロトコル」——Reconnect（**リコネクト**：再接続する）、Rebalance（**リバランス**：バランスを取り戻す）、Rehydrate（**リハイドレート**：潤いを取り戻す）、Release（**リリース**：解放する）があります。この**4つのR**はメルトによるセルフケアの原則です。それぞれのカテゴリーで、最適な結果を出すために異なるテクニックを使います。4つのRは、身体を最速で変化させ、効果を長続きさせるためのレシピであり、メルトを行うときは、いつも必ずこの4つのRを意識して行います。

KEYWORD

【4つのR】
リコネクト（再接続）、リバランス（バランスを取り戻す）、リハイドレート（潤いを取り戻す）、リリース（解放）。

① Reconnect（リコネクト：再接続する）

リコネクトテクニックは**ボディセンス**と、身体を毎日修復して治癒する機能を向上させるための重要な要素であり、心身の相関を高めます。ストレスが生み出す非効率性を認識するために、日常過ごしている間違った身体感覚の使い方を知り、改善状況を把握します。リコネクトテクニックは、<u>全身のバランスを改善するために、**神経筋膜システム**が再び、身体の重心とつながるように手助けします。</u>

② Rebalance：リバランス（バランスを取り戻す）

リバランステクニックは、<u>神経系の中枢を安定させる仕組みに直接働きかけ、**オートパイロット**を使って身体のバランス、**グラウンディング**、そして臓器を支える機能を改善します。</u>リバランスのテクニックは、繊細ですが、大きな変化を促します。

③ Rehydrate：リハイドレート（潤いを取り戻す）

リハイドレートテクニックは結合組織の水分状態を回復させます。このテクニックは、すべての関節、筋肉、臓器、骨、細胞の環境だけでなく、全身の張力の統合性も改善します。また、関節の炎症を減少させ、すべての細胞の水分と栄養の吸収をよくします。

④ Release：リリース（解放する）

リリーステクニックは首や腰、そして脊柱の関節や、手足にかかる圧力を解消します。関節のすき間を取り戻して維持することは、いつまでも若々しくて行動的な身体を作り、関節などの痛みがない状態にしてくれます。

それぞれのRは、**ストレスのつまり**に影響する4つの症状に対処します。それは結合組織の脱水状態、拘縮、神経系の中枢の不均衡、誤ったボディセンスです。メルトを行うには、結合組織や神経学の専門家である必要はありませんし、手技療法についてくわしく知る必要もありません。必要なのはこのメルトの4つのRだけです。

結合組織は継ぎ目がなく、互いに連続し合っている器官であり、すべての筋肉、骨、関

【ボディセンス】
身体のポジションと周囲の環境の関係を関知する能力。結合組織内の感覚受容器を使って姿勢の変化や張力、圧縮、圧力を感知して、結合組織を通していち早く情報を取り込んで体内で伝達を行っている。ボディセンスが正しく働いていると無意識に関節や臓器の位置を変えたり、「痛み」の警告が出せる。

【神経筋膜システム】
結合組織と自律神経の仕組み、働き。

【オートパイロット】
結合組織と神経系のつながりのこと。無意識に身体の全組織を安定させてバランスを保つために重心をさがしている。

<u>節、臓器を包み込み、さらに全身を覆っています。ですから、あなたが使うテクニックの種類や、ケアをする部位に関係なく、全身に変化を生み出すことができます。</u>メルトは、セルフケアや医療的ケアでは届かない身体の組織に直接影響を与えます。メルトが誕生する前は、それらの効果が得られる方法として、鍼治療、ロルフィング、マッサージ、オステオパシー、クラニオセイクラルなど、さまざまな分野の専門家による治療法がありました。しかしどれも自分だけでは行えず、費用がかかります。<u>メルトを覚えれば、自分が自分の身体の結合組織の潤いと神経系のバランスを取り戻す責任者になることができます。ここが、メルトがこれまでの治療とは全く異なる点ともいえます。</u>

私はこれまでプライベートセッションで用いてきた多様な手技療法をメルトのセルフケアテクニックに統合させました。メルトのほとんどの言葉、概念、そして哲学は、手技療法の伝統や手技を通して行うボディワークから生まれたもので、レオン・チャイトー氏とジュディス・ディレーニー氏のニューロマスキュラーセラピー、ジョン・アプレジャー氏のクラニオセイクラルセラピー、アイダ・ロルフ氏のロルフィング、ブルーノ・チクリー氏のリンパドレナージ療法、ジャン・ピエール・バラル氏のオステオパシー（内臓マニピュレーション）などを含んでいます。これから、これらの手技療法を用いなくても、自分で自分の専属セラピストになれる方法を教えましょう。あなたは自分の身体の主導権を握るのです。考えてみてください。メルトは1日たった10分だけで身体に変化を生み出し、気持ちがよくなります。とてもシンプルなことです。身体に蓄積したストレスのつまりを解消すれば、気分もよくなり、明日にストレスがふりかかったとしても軽く対処できるのです。あなたが身体に新しく作り出した変化は、健康的で痛みのない身体にするために、自分ができることの限界を根本的に変えます。もはや、不快症状や痛みが出てしまったとしても、バランスや効率の悪さの改善に対して費用をかけてケアする必要がないのです。

私は読者のみなさんが、本来持っている身体のバランスと調整器を整えて、パワフルで即効性のある変化を体感してくれるとワクワクしています！　ふだんの生活の日課にメルトを取り入れてみると、人生を変えるような、驚くような効果を得ることに気づくことでしょう。

KEYWORD

【ストレスのつまり】
老廃物がたまり、脱水状態となっている結合組織のこと。自律神経のバランスがくずれたり、同じ姿勢や動作が続くことで生じる。肩甲帯・骨盤・横隔膜に生じやすい。

【調整器】
自律神経のこと。

最初の数日、あるいは数週間のうちに実感すると予想される変化をあげてみました。

- 日常の活動において、身体が快適になるでしょう。
- 動作は楽になり、安定性と柔軟性の高まりを感じるでしょう。
- 地に足がつく感じがして、気持ちがすっきりするでしょう。
- 寝つきがよくなり、ぐっすり眠れるようになるでしょう。
- 気持ちよく目覚め、1日を通して、エネルギーが満ちるようになるでしょう。
- うずきや痛みが減少して、心身が健康でより幸せを感じるようになるでしょう。

メルトを続ければ、神経系のバランスを再び整えることができ、結合組織の水分状態も回復させます。これであなたの**オートパイロット**は**EZゾーン**に戻ることができ、日々の修復と治癒が可能になります。だいたい2〜3週間でここまで回復します。数日で回復する人もいれば、人によっては数カ月かかることもあります。これは身体に**ストレスのつまり**がどれだけ蓄積されているかによります。まず自然治癒メカニズムのネットワークを復活させるために、少なくとも1カ月間は続けてください。Part4で、あなたのセルフケアプランについてご説明します。

メルトはあなたの現在の健康状態の程度にかかわらず、身体がより好転するように促します。メルトは毎日実践できますが、身体を治癒させたいからといって、焦って行わないでください。あわてて行うと、身体に更なるストレスのつまりを与えてしまい、治癒能力の足を引っ張ることになってしまいます。メルトの頻度が毎日、1日おき、あるいは週3回だとしても、身体の日々の修復や治癒能力は高まります。ひとたび身体の治癒能力を目覚めさせると、ストレスのつまりと痛みは減ってきます。あなたの日々の自然治癒能力は、症状に対処できるようになります。症状がどのくらい早く治まるかは、人それぞれが持つ一連の症状や病歴によって異なります。症状の強さや頻度の減少は、修復と治癒の機能がどれだけよく働くか、そしてどのくらいの頻度でメルトを行う必要があるのかによって変ってくるでしょう。

【オートパイロット】
結合組織と神経系のつながりのこと。無意識に身体の全組織を安定させてバランスを保つために重心をさがしている。

【EZゾーン】
Efficiency Zone（効率的ゾーン）の略。神経筋膜システムが効率的に動ける本来の状態に整っていること。

メルトは症状や疾病に対する治療法ではなく、あなたの身体の自己治癒能力をサポートする方法です。最終的なゴールは、痛みやその他の問題に的確に反応して、メルトを積極的に使って健康的で活動的な痛みのない人生を送ることにシフトさせることです。

●メルティングメソッド

　メルトをする（ぜひ「メルティング」と呼びましょう！）方法はシンプルで、あなたは自分を「簡単な方法で自分を治療するセラピスト」だと知っていれば大丈夫です。メルトの1番の基本要素は動作にあります。動作を**4つのR**のうちの1つのテクニックに当てはめ、ソフトローラーを使って身体の部位や全体に働きかけます。**メルトのシークエンス（訳注：連続して行う一連の動きのセット）は、具体的な結果を生み出す4つのRの動作を2つ、またはそれ以上で構成しています。どのメルトのシークエンスでも、その前後で、自己評価をすることによってリコネクト（再接続）します。リコネクトすることは、身体自体にリバランス（バランスを取り戻す）、リハイドレート（潤いを取り戻す）、リリース（解放）のテクニックで、メルトで起こした急激な変化を身体に認識させ、メルティングを続けるように後押しします。シークエンス前後のリコネクト（再接続）は、メルトで長期的な変化をもたらすために不可欠です。**

　メルトは完全なセルフケアとなるように、リコネクト（再接続）、リバランス（バランスを取り戻す）、リハイドレート（潤いを取り戻す）、リリース（解放）の4つのRをすべて含む、一連のシークエンスをさらに組み合わせます。これは、毎回メルトを行うときに**4つのストレスの影響**に対処することにより、あなたの**オートパイロット**を**EZゾーン**に戻すことができることを意味します。**メルトによる手と足のケアは包括的なセルフケアとなります。小さなボールを使う手足へのアプローチは、4つのRすべてに効果があります。**手足のケアは単独でもできますし、メルトのプログラムの一部として実践できます。

　本Partではこのあと、それぞれのRのテクニックと目的、および手足のケアの方法を順番に説明します。まずは、リコネクト（接続する）、リバランス（バランスを元に戻す）、リハイドレート（潤いを取り戻す）、リリース（解放）について、いくつかの動作を

KEYWORD

【4つのR】
リコネクト（再接続）、リバランス（バランスを取り戻す）、リハイドレート（潤いを取り戻す）、リリース（解放）。

【4つのストレスの影響】
結合組織の脱水、圧縮、ニューロコアの不均衡、誤ったボディセンス。この4つにより、神経筋膜システムがEZゾーンにとどまれなくなる。

【オートパイロット】
結合組織と神経系のつながりのこと。無意識に身体の全組織を安定させてバランスを保つために重心をさがしている。

試してみてください。その後にPartで、メルトのシークエンスを1つずつ学びながらメルティングの練習を始めれば、あなたが自分自身の専属セラピストとなり、4つのRでオートパイロットをEZゾーンへ導き、身体に持続的な変化をもたらすことができるようになるのです。

【EZゾーン】
Efficiency Zone（効率的ゾーン）の略。神経筋膜システムが効率的に動ける本来の状態に整っていること。

RECONNECT

リコネクト：再接続する

　ここでは、あなたが自分自身の身体と**リコネクト**（再接続）することが、いかに重要なことなのかをお伝えしていきます。

　自分の身体なのに、何となく自分の意識と身体が離れているように感じることはありませんか。痛みを感じると、その嫌な感覚を何とか無視しようとしたり、痛みを抑えるために薬を服用したりします。慢性的な痛みも同様に和らげようとはしますが、たいていの場合、慢性痛を根本から治療するべきものとはならず、その方法も欠けていました。

　ストレスのつまりが、どこにあるのか確認する方法を学ぶことは、自分の専属セラピストになるための重要な要素の1つです。リコネクトの動きを使う**アセス（評価）**は、慢性痛を取り除くための最初のステップで、身体の機能を改善させていきます。改善したと感じることは、持続的な変化を生み出す秘訣です。また、リコネクトの動きは、全身のバランスを強化するために、**オートパイロット**が再び身体の重心に接続するように助けます。

　まずは**レストアセス（寝ころんだ姿勢の評価）**から始めましょう。これは、メルティングのとき毎回行う自己評価法で、通常は目を閉じて行います。もちろん、初回は説明を読むために目を開けて行って構いません。

　この評価をするときには、私が**ボディセンス**と呼んでいる体内意識を使います。<u>ボディセンスとは、あなたの身体のポジションが周囲の環境とどのような関係なのか、感知する能力のことです。</u>それは、これまであなたが見落としてきた感覚で、視覚・聴覚・触覚・味覚・嗅覚の五感と同じように重要です。あなたがこの評価をするときは、身体を触ったり、見つめたり、もぞもぞ動いたり、姿勢を調整したりせず、ボディセンスを使って何を感じ取るのかをチェックします。

KEYWORD

【ストレスのつまり】
老廃物がたまり、脱水状態となっている結合組織のこと。自律神経のバランスがくずれたり、同じ姿勢や動作が続くことで生じる。肩甲帯・骨盤・横隔膜に生じやすい。

【オートパイロット】
結合組織と神経系のつながりのこと。無意識に身体の全組織を安定させてバランスを保つために重心をさがしている。

【ボディセンス】
身体のポジションと周囲の環境の関係を関知する能力。結合組織内の感覚受容器を使って姿勢の変化や張力、圧縮、圧力を感知して、結合組織を通していち早く情報を取り込んで体内で伝達を行っている。ボディセンスが正しく働いていると無意識に関節や臓器の位置を変えたり、「痛み」の警告が出せる。

Rest Assess
レストアセス：寝ころんだ姿勢の評価

- ☑ 床に仰向けで寝て、両手と両足を伸ばして、手のひらを上に向け、リラックスします。自然に呼吸をして、身体を休ませます。

- ☑ 身体のどの部分が床に触れていて、どの部分が触れていないのかを感じ取ります。**身体は、床に重みがかかっている頭のような場所と首のように床に重みがかかっていない場所が交互に足先まで続いていて、まるで波のように形作られています。その感覚を感じてください。**両目を閉じて、**ボディセンス**だけを使うと、さらに感覚は高まります。

- ☑ 身体の床につく部分とつかない部分を感じ取ったら、次に身体の右側と左側の感覚を感じてください。頭から足先まで、身体を左右に半分ずつ分けるイメージをします。
  身体の片側が床により重くかかっていると感じたり、片方の足が、もう片方の足より長く感じたりしていないか確認します。**ここでは、自分から動いて身体の姿勢を調整しないでください。今はただ観察する時間です。**ボディセンスを使っていると、メルトで行うすべてのアセスメントに必要となるこの感覚が高まることに気づくでしょう。もしあなたが感じるものが何なのか分からなければ、それを心に留めておいてください。分からなくても、めずらしくないことです。理由は後述します。

- ☑ <u>**今度は目を閉じて、あなたの身体の状態を感じ取ってください。**</u>身体には波のように、重さのかかる部分とかからない部分が連なっていることを感じます。さらに、身体の片側が反対側より重い感じや、長い感じがするかどうか、確かめてください。<u>もし、**身体の左右で違う感覚があったりしたら、**あなたの**オートパイロット**が非効率になっていることに気づいた、ということになります。</u>

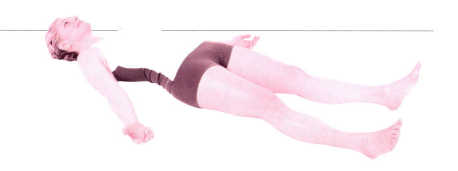

オートパイロットの機能の1つに、「活動中にも休息中にも、身体のバランスを調整する」ことがあります。レストアセスをしたとき、もし身体の片側が重く感じたり、片方の足が長く感じたりしたならば、オートパイロットと身体の重心の明確な関係を失っているということです。その結果、オートパイロットはあなたが休んでいるときでさえ、あなたにバランスの取れた姿位を把握させ続けるために、働かなければならなくなっています。しかし本来なら、身体が休息している間、オートパイロットは働くべきではないのです。だからこそ休息と呼ぶのです。

　<u>ほとんどの人が、初めてこのレストアセスを行うと、重心が身体の真ん中にないことを感じるでしょう。もし、うまく感じることができないとしたら、感じることを感知する**ボディセンス**自体が使いづらくなっていることを意味します。もしバランスの偏りをうまく感じることができないなら、あなたが動いていないときにもオートパイロットは懸命に働いているということです。</u>ぜひそれを想像してみてください。

　それではこれから、ボディセンスとオートパイロットがどのように働いているのか、より理解するために、あと2つ、自己評価を試しましょう。このあとの説明を読み、評価を行ってみてください。

KEYWORD

【オートパイロット】
結合組織と神経系のつながりのこと。無意識に身体の全組織を安定させてバランスを保つために重心をさがしている。

【ボディセンス】
身体のポジションと周囲の環境の関係を関知する能力。結合組織内の感覚受容器を使って姿勢の変化や張力、圧縮、圧力を感知して、結合組織を通していち早く情報を取り込んで体内で伝達を行っている。ボディセンスが正しく働いていると無意識に関節や臓器の位置を変えたり、「痛み」の警告が出せる。

Body Scan Assess
ボディスキャンアセス：身体に意識を向ける評価

- ☑ 両足をそろえて立ち、目を閉じます。
- ☑ **ボディセンス**を使い、両足を観察してください。太ももに力は入っていませんか？ お尻の2つの山はぎゅっと締まっていませんか？
次にそれぞれの筋肉を緩められるかどうかを確かめます。姿勢はまっすぐのまま行います。

ここでもしお尻と太ももの筋肉が緊張して力が入っていると感じるなら、**オートパイロット**は非効率になっていて、身体は日常の単純な動作をしているときも、懸命に働いているということです。<u>本来ならそれらの筋肉は、静止して起立しているときに使うものではなく、動くときに使うものです。</u>ですからそれらの筋肉が静止しているときでも、身体を安定させるために収縮し続けているとしたら、動くときにはさらにどれだけがんばって働いているか、想像することができるでしょう。

下記に、もう1つの起立姿勢での評価である、**オートパイロット**の評価の仕方をご紹介します。

Autopilot Assess
オートパイロットアセス：オートパイロットの評価

- ☑ 両足をそろえてまっすぐに立ち、<u>目を閉じて、すべての足の指を床から持ち上げます。足の指を上げたままで、3回大きく深呼吸してください。</u>
- ☑ <u>息を吸い、吐き出すときに、すべての足の指を床に戻します。</u>感じることに意識を集中します。

足の指を床に戻した時に、体重が前方に移動するように感じませんでしたか？ もしそうなら、**オートパイロット**が身体の重心を正確に把握できていないということです。その埋め合わせとして、オートパイロットは、頭、肋骨、骨盤と両足間の位置情報を受け取るために、骨盤を前方に移動させているのです。

ボディセンスがうまく働いていないとき、**オートパイロット**はバランスを保つために、視覚と触覚に、より強く依存しなければなりません。たとえばふだんの生活で、イスから立ち上がるときに、肘掛けをつかんで身体を支えたり、一歩踏み出すたびに足元を見たり、階段を下りるときに手すりにつかまっていませんか？　これはオートパイロットが非効率になっているサインで、あなたをぐったり疲れさせます。最終的には関節がずれたり、筋肉の収縮が遅れるようになり、働かない組織や機能を補う必要が出てきて、ケガをしやすくなります。

　もう一度、オートパイロットの評価をしてみましょう。今度は下記の動作を両目を開けながら行ってみてください。

- ☑ 両足をそろえてまっすぐに立ち、目を開けたままで、すべての足の指を床から持ち上げます。足の指を上げたままで、3回大きく深呼吸してください。
- ☑ 息を吸い込み、そして吐き出すときに、すべての足の指を床に戻します。感じることに意識を集中します。

　今度は体重が前方にそれほど、もしくは全く移動しないことに気づくでしょう。これは、オートパイロットが視覚の助けを借りたからです。オートパイロットが身体の重心を見つけることができないとき、視覚に頼らなければならず、あなたの動作は遅れ、不安定になり、こわばって困難になります（みなさんもご存知のように、加齢により視覚は悪化しますから、動作は不安定になってきます）。

　また、ストレスはオートパイロットの受信を妨害し、身体の重心と関節のつながりを喪失させます。結合組織と神経系にたまった**ストレスのつまり**は、重心と身体の他の部分とのコミュニケーションを妨げるのです。根本的に身体を安定させ、姿勢を維持する能力は失いませんが、効率的に身体を働かせる能力を失います。これはあなたのエネルギーを枯渇させます。しだいに首や腰に負担がかかり、関節がずれてしまう可能性もあります。関

KEYWORD

【ボディセンス】
身体のポジションと周囲の環境の関係を認知する能力。結合組織内の感覚受容器を使って姿勢の変化や張力、圧縮、圧力を感知して、結合組織を通していち早く情報を取り込んで体内で伝達を行っている。ボディセンスが正しく働いていると無意識に関節や臓器の位置を変えたり、「痛み」の警告が出せる。

【オートパイロット】
結合組織と神経系のつながりのこと。無意識に身体の全組織を安定させてバランスを保つために重心をさがしている。

【ストレスのつまり】
老廃物がたまり、脱水状態となっている結合組織のこと。自律神経のバランスがくずれたり、同じ姿勢や動作が続くことで生じる。肩甲帯・骨盤・横隔膜に生じやすい。

節痛や極度の疲労、不安や神経症といった症状が生じることにもなります。身体の違和感をずっと抱えることになったり、ケガを招いたりすることもあります。

　オートパイロットがうまく働かない埋め合わせとして、頻繁に他の機能で補ったり、ストレスが強い状態で安定性を調整したりしていると、身体の他のすべてのシステムにも影響を及ぼし始めます。**最初は首や肩のコリや、股関節や膝の関節痛となって自覚するようになり、昼間の倦怠感、代謝の悪さ、イライラ、いくら食べても満足できない空腹感、集中力の欠如といった、一見すると姿勢の不均衡とは関連のなさそうな問題も始まります。**さらに困ったことにうまく寝つけなかったり、夜中に何度も目が覚めてしまうことにもなり、よい睡眠がとれなければ、昼間に倦怠感が起こるという悪循環にもつながります。効率的なオートパイロットは睡眠中にあなたの身体を回復、修復、そして再起動させてくれます。よい睡眠がなければより多くの問題を引き起こすことになります。身体を回復させる良質な睡眠がとれなければ、より多くのストレスのつまりと共に1日をスタートすることになります。

　オートパイロットをサポートして身体の重心への正確な伝達が再びできるようになれば、通信衛星の回線が復活し、効率的な動きや、身体組織のすべての機能が改善します。

　何らかの方法を行わなければ、オートパイロットの効率はよくなりません。**オートパイロットは無意識に動くシステムのため、何もせずによくなるのは難しいのです。私が本書で伝えるのは「オートパイロットへのアクセス方法」で、身体の重心にリコネクト（再接続）して、オートパイロットの効率化を図るチャンスを得る方法です。**また、神経系にストレスを加えることなく、スムーズな接続を維持して、ボディセンスを高める方法も伝えます。評価のテクニックを使ってリコネクトすることは、メルトメソッドにとって重要なことであり、オートパイロットへの入り口となりますが、その理由を理解していただくために、ここで、メルトメソッドが確立する前、このメルトの評価法「アセステクニック」がどのようにして作られたのかをお話ししておきます。

　ある日、私はリンという名前のとても探究心のあるクライアントに、手技による施術を

行っていました。彼女には首の慢性痛と深刻な顎関節痛がありました。私は治療前にいつものようにアセスメント（評価）を行い、彼女の脊椎がとても圧迫されていることを伝えました。すると彼女に<u>「どうしてそんなことが分かるの？　私にもどうにか見せてもらえないかしら？」</u>と言われました。

私は新しいことにチャレンジするよい機会だと思いました。これまで、彼女が自分の身体のバランスのゆがみを感じたり、理解する手段はありませんでした。もしその方法があったなら、彼女は顎関節痛や首の慢性痛の根本原因を認識できていたはずです。

私には考えがありました。まずはリンに、床に仰向けに寝て、楽な姿勢ととってもらいました。私が認識したように彼女にも自分の姿勢にゆがみがあることを感じてもらえるかどうか、確かめたかったのです。背骨の大きなアーチを感じたり、どちらか片方の肩が床に埋もれたように感じたり、身体が傾いていることに気づいたりするのでしょうか。私は両手を使い、私が評価したことを彼女が感じ取れるようにサポートしました。するとリンは自分の身体のゆがみを感じることができ、さらに彼女は首と顎に影響を及ぼしているゆがみの部位を認識することができました。
彼女は初めて、顎の痛みの根本原因が顎にないことを理解したのです。

私はリンに施術台に戻ってもらい、いつもの治療を行いました。終了後、私は彼女に再び床に横になってもらい、彼女がどう感じるか確かめました。
彼女はハッと息をのんで言いました。「すごい！　さっきと違うわ。」彼女は肩甲骨の位置がよくなり、身体の左右のバランスが改善され、以前よりも呼吸が楽になったことを感じたのです。そして彼女は言いました。

「スー、この効果を持続させるために私自身でできることはあるのかしら？」

私の探求がはじまった瞬間でした。
私が行うボディワークで得られるような結果を、手技を介在せずにクライアント自らが

KEYWORD

生み出せるような実践方法がないかどうか突き止めようと思いました。この新しいアイデアに、自分が持つすべての時間とエネルギーを注ぎ込むようになりました。まず自分自身で試してみて、何がどのように働くのかを知る必要がありました。私はクライアントが自分の手と目で、神経系の調整をしたり、結合組織に潤いを取り戻したり、関節の硬直を減らしたりすることができたかどうか、評価する方法があることは分かっていましたが、当時、私が知る限り、正確に繰り返し行える自己評価法はなく、またほとんどの評価法は筋骨格系に重点が置かれていました。多くの評価法は鏡や写真を使用していて、それは結果をゆがめたり、再評価も正しく行われないものも多くありました。治療によって変化が起こったかどうかを測定するために、繰り返して評価する方法があるのかどうかも分かりませんでした。

　私はさまざまなフィットネスの判定法、身体の評価法、手技療法の診断法などを試みたあと、リンの施術で生み出した評価方法に立ち返りました。どの方法よりも床に横たわるだけで、簡単に、そして正確に、自分の**アライメント**を評価することができると分かったのです。床の上で感じたことは、正確な比較が可能となる不動の基準値を与えてくれました。それは閃きの瞬間でした。**私は身体構造上のゼロの基準点を使用して、身体と床の関係性を理解したのです。これは人体の関節の理想的な評価基準になり、身体構造におけるすべてのモデルの基礎になりました。**

　身体構造的に人間のアライメントが完璧なことはあり得ません。理想的なアライメントは単に理想像に過ぎません。しかしながら、姿勢の悪さが慢性的になればなるほど、さらに多くの痛みや慢性的な問題を経験することになります。**自分のアライメントをリラックスした状態で評価することで、関節のアライメントを担う器官である結合組織と神経系を変化させたかどうか知ることができました。**

　床に横になることは、私の評価基準になりました。床に横たわってアライメントを評価し、そのあとに多様な道具と方法で自分の身体を整え、それからもう一度床に横たわってアライメントに変化があるかどうかを確認しました。すると、実際に効果がありました！

【アライメント】
骨の並び、姿勢。

クライアントに施術した痛みの軽減や、健康と機能の改善と同じ変化を自分自身でも感じることができたのです。アライメントが改善しただけでなく、全身が気持ちよいと感じることにも気づきました。朝から晩までクライアントを施術した後でさえ、エネルギーに満ちていました。熟睡し、運動をしても、すぐに回復することができました。若返った感じがして、毎日のように周囲から、とても元気そうでチャーミングだと称賛されるようになりました。

　これは衝撃でした。まったく新しい方法で自分自身を助けられる可能性の高い方法を開発したことが信じられませんでした。身体にどのように変化が起きたのか分からないなか、自分の身体の治癒能力に圧倒されていました。私は人々にどう説明すればよいのでしょう？　また、人々は何と言うでしょうか？　私自身にまだ疑問や不信があったので、このままにしておくのはよくないと思い、効果を確かめるために、自分で考え出した基本的なテクニックのいくつかを、リンやそのほか数人のクライアントに実践してもらいました。彼らの身体の改善を彼ら自身が感知できるかどうかを確かめたかったので、前後に自己評価を行ってもらいました。

　これまで解剖学の勉強に何年も費やし、身体の知識を活用し、何百人ものクライアントへの施術から多くを学んできたので、私自身はセルフケアの前後で床に横になったときに感じたことを評価することには苦労しませんでした。しかし、クライアントにもこれを明確に示さなければなりません。
　クライアントが解剖学的ランドマークによって、自分の姿勢を評価できるように、解剖学を教えてみましたが、これはうまくいきませんでした。自分自身の骨盤の位置や胸椎の配列を評価したり、首のカーブを確認したりするように頼みましたが、これも無理がありました！　クライアント達は退屈していましたし、評価に予約時間の半分以上を費やしてしまうことにもなりました。私は自分に問いかけました。**クライアントにとって解剖学的ランドマークがとっつきにくいのであれば、理想的なアライメントをどのように説明したらいいのだろうか、もっとシンプルで一貫性のある評価法にしたいと考えました。**

KEYWORD

今度は、全身にアプローチすることに決めました。**私は床に仰向けになって寝ると、身体が波のように、重い部位と軽い部位を交互に感じることに気づきました。**人体構造を解剖学的に説明する代わりに、私は床に重くかかるべき部位を**「マス」**、床から浮くべき部位を**「スペース」**として説明するようにしました。**「マスとスペース」**のモデルを使うことで、理想的なアライメントを簡単に説明することが可能になり、クライアントは彼らが感じることを、私の説明に関連付けながら比較できるようになったのです。

シンプルな自己評価法に磨きをかけるのに数年を費やし、**現在はその評価を「レストアセス（寝ころんだ姿勢の評価）」と呼んでいます。**メルトの専門用語が生まれた瞬間でした。またこのとき、このレストアセスに新たな事実の発見がありました。私はクライアントが感じるアライメントのずれと、私が見つけた一般的な不均衡のデータをまとめ始めていて、さらに理想的なアライメントと対照的な比較項目として、それらの不均衡をレストアセスの一部として説明するようになっていました。そして**身体の右側と左側の対称性を感じることで、オートパイロットが身体の本来の重心を感じることができたかどうかを判断できると気づいたのです。**これは簡単なことに聞こえるかもしれませんが、驚くべき発見でした。手や目を使わずに、マスやスペース、そしてオートパイロットを判断することが自己評価の中心になりました。同時に内部的で客観的視点も必要でしたから、自己評価するために内部意識、**ボディセンス**だけを使うことも教えるようになりました。

メルトをグループで教え始め、レストアセスが説得力のある真の評価法であることを認識するようになりました。クラスの最後に、部屋中の床に横たわる多くの参加者を見渡していると、著しいアライメントの変化があり、身体が楽になっていることも分かりました。

私は自分が見ている光景を疑ったほどです。彼らがはっきりと身体の改善について感想を述べたことは、想像を超えていました。そのときに私がどのくらい喜びと高揚感に包まれたのか、うまく言い表せないほどです。そして、私は今でも毎回クラスの最後に同じ興奮を覚えます。身体に一切触れることなく、人々が自分の身体を改善することに成功し、

【マス】
寝ころんだときに本来床について圧を感じていることが理想の身体の部位。頭・胸郭・骨盤など。

【スペース】
寝ころんだときに本来床からはなれていることが理想の身体の部位。首・腰など。

【オートパイロット】
結合組織と神経系のつながりのこと。無意識に身体の全組織を安定させてバランスを保つために重心をさがしている。

私がそれをサポートできるということは、とてもうれしいことです。

次は読者のみなさんが一連のこの**レストアセス**を使って、身体のストレス度合を診断する番です。

ストレスのつまりが好んで蓄積する部位は３カ所あります。それは、**肩甲帯、横隔膜、骨盤**です。視覚を使わずにボディセンスを働かせ、全身にストレスのつまりがあるとどのように感じるものなのかを知ってください。

それぞれの部位を評価するときは、床に仰向けになって寝て、両手と両足を自然に伸ばします。目は開けたまま、あるいは閉じたままにして、数回呼吸をしてから、あなたの身体を感じ取っていきましょう。

上半身のストレスのつまりをチェックする

肩甲帯にストレスのつまりがあると、頭や腕、肋骨の位置が変わってしまいます。

> 仰向けになったまま、身体を動かさずに、頭、腕、胴体を感じるようにします。目を閉じてボディセンスを使い、頭部が中心からずれていたり、後ろに傾く感覚がないか、片方の腕が反対側の腕より重く感じないか、床にかかる上背部全体の重さを背部の中心（女性ならブラジャーのホックあたり）でなく、肩甲骨に感じていないか、これらをボディセンスでチェックします。
>
> もし、そのような不均衡を１つでも感じるとしたら、あなたは上背部にストレスのつまりがあり、特に肩甲帯にストレスのつまりがあることを認識したことになります。

つぎに身体を動かして評価を行ってみましょう。

> 首をやさしく左右に回します。もし首を左右のどちらか一方が回しづらいと感じたり、どこかに張りや痛みを感じたり、回すときに肩が動いたり上がったりしたら、あなたは肩のエリアにストレスのつまりを認識したことになります。

KEYWORD

【ストレスのつまり】
老廃物がたまり、脱水状態となっている結合組織のこと。自律神経のバランスがくずれたり、同じ姿勢や動作が続くことで生じる。肩甲帯・骨盤・横隔膜に生じやすい。

横隔膜のストレスのつまりをチェックする

横隔膜にあるストレスのつまりは、腰の曲線のサイズや形を変えてしまいます。

> 仰向けになったまま、腰にあるスペース（一般的にくびれといわれるところです）に注目してください。理想的には、腰の曲線はおへその裏と骨盤の間に独特の小さなスペースとして感じるはずです。なるべくなら腰に触れないようにして、もし必要なら指を軽くおへそに添えて、腰の曲線が、おへその上で終わるかどうか確認します。
>
> もしスペースがおへその位置よりずっと高く感じるとしたら、横隔膜にストレスのつまりがあるサインです。

何度か軽く呼吸をしてから、深く息を吸います。

呼吸が制限されているように感じたり、抵抗感があるように思えたら、これも横隔膜にストレスのつまりがあるサインになります。

骨盤のストレスのつまりをチェックする

骨盤につまったストレスは、骨盤と両足の位置を変えてしまいます。

> 仰向けに寝転んで下半身に注意を向けてください。骨盤のストレスにはいくつかのサインがあります。お尻の山ではなく尾骨が床にぴったりついているように感じていないか、片方のお尻がもう片方のお尻よりも重く感じたりしていないかどうかを確認します。両方の太ももの重さが床にかかっている状態かどうかを確認します。また膝の裏が床についていないか、ふくらはぎの圧が軽くて弱い感じがしていないか、両膝が外側に開いて、両足が大きく広いてV字以外の方向に向いていないかどうかをチェックします。

これらのすべての症状が骨盤にストレスのつまりがあるサインなのです。

オートパイロットをチェックする

あなたの身体を左右に半分ずつ分けるようにしてチェックします。

> 身体の片側半分により重みがかかっているか、また片方の足だけ長く感じたりしていないかどうかを確認します。もしも身体の左右のバランスが悪く感じたら、オートパイロットの効率の悪さを認識したことになります。

●マスとスペース

　これらの評価の内容を理解するとき、身体に「**マス**」と「**スペース**」の連動があるとして考えます。この２つが関わりあって、理想的な**アライメント**が作り出せるためです。身体の基本的なマスは、頭、胸郭、骨盤です。そして身体の基本的なスペースは、首と腰（おへそ周辺）の曲線です（肋骨の間にはスペースがありますが、私は胸郭の領域を１つのマスと定義しています）。

　たとえば太ももや二の腕などの骨はマスとし、膝や手首といった関節はスペースだと考えます。繰り返される動作と加齢によって、**身体のマスとマスの間にあるスペースが失われていき、それが構造のずれと硬直（拘縮）を生じさせます。その結果、関節が損傷するようになり、痛みや炎症を引き起こします。**

　しばらく同じ姿勢でいることが原因で、２つのマスが近づき過ぎると、身体構造上の他のスペースが大きくなっていき、２つのマスの間のスペースは圧迫されるようになります。これは日常的に起こっていることです。たとえば、上半身を真横に曲げると、片側の肋骨は骨盤に近づき、もう片側は離れます。このように**オートパイロット**は臓器を保護しながら、その姿勢でも立ち続けていられるように、バランスを調整しています。１つ１つのマスをそれぞれのスペースとつり合わせながら、可能な限り効果的にバランスをとり、安定させるのです。

　繰り返される動作と長時間の悪い姿勢は、慢性的なスペースの圧迫と、マスの構造のずれを引き起こします。重いバッグを片方の肩に担いで運ぶとき、片方の足に圧力をかけたり、痛みを軽減するために肩を上げて身体を斜めに傾けたりする姿勢で身体を支えようとするため、スペースは圧迫され、マスは身体がまっすぐに立っていられるように移動します。このような姿勢を繰り返していると、最初は一時的だった埋め合わせも、徐々に固定化され、オートパイロットが常にその状態で全身のバランスとアライメントを調整するこ

KEYWORD

【マス】
寝ころんだときに本来床について圧を感じていることが理想の身体の部位。頭・胸郭・骨盤など。

【スペース】
寝ころんだときに本来床からはなれていることが理想の身体の部位。首・腰など。

【アライメント】
骨の並び、姿勢。

とになります。埋め合わせは一時的な修正としてはよいとしても、あくまで一時的な埋め合わせでしかありません。首や腰の曲線は、時間をかけて繰り返される動作に順応してしまうことになり、最終的には、脊椎の椎間板や、その他の関節の圧迫によって痛みが起きます。

コンピューターの前に座っているとき、身体がどのように適応しているのかを考えてみましょう。骨盤は下方に押し込まれ、肋骨あたりの背部が丸くなって猫背になり、両肩は前方に丸くなり、頭は前につき出していないでしょうか。1日に2時間も3時間も、人によっては8時間以上も、オートパイロットはこの姿勢を支え続けなければならないのです。そして立ち上がったとき、もうコンピューターの前に座ってはいないのに、骨盤は下方に押し込まれたままで、背中も両肩も丸まって猫背になっています。仕事から帰って家のドアを通るとき、頭が身体より先に部屋に入っていませんか？

毎回メルトを行うとき、あなたは**レストアセス**をして、マスとスペースがどのように静止しているのか感じ取るようにします。マスとスペースは、適切な身体の姿勢と配置を認識するためのすべてのテクニックの基準点として使われるのです。

●理想的なアライメントとオートパイロット

人間科学では理想的なアライメントを「すべての関節が、それぞれの中心に配列されている」と定義しています。 もし関節が最良の状態で調整されていたら、関節のすき間にかかる圧力も、間節の安定を高める補正も最小限で、可動域をフルに動かすことができます。**オートパイロット**は、常に可能な限り効率的なアライメントを把握していて、最良の状態を作り出そうとしています。しかし、長い間に繰り返される動作と悪い姿勢により、オートパイロットが理想的ではないアライメントを正常だと把握するようになってしまいます。

レストアセスは身体の状態を自分で理解する機会を与えてくれ、**マス**と**スペース**を使って、あなたの今の姿勢を理想的なアライメントと関連づけながら診断します。**レストアセ**

【オートパイロット】
結合組織と神経系のつながりのこと。無意識に身体の全組織を安定させてバランスを保つために重心をさがしている。

スは、身体の中でバランスを失ったり、理想的に調整されてないところに、**リコネクト（再接続）**させます。もともと身体は、バランスを取り戻して効率的になりたいものなのです。この望みは、私達全員が生まれながらに持っているものです。身体感覚を使って、構造のずれや不均衡を認識しようとするとき、オートパイロットは小休止して、情報にアクセスするためのメッセージを受け取り、接続して、周囲の状況を把握します。オートパイロットは、あなたのGPSとの接続をリセットして、全身のすべてのシステムをくまなく調査するのです。この後に紹介する**リバランス（バランスを取り戻す）**、**リハイドレート（潤いを取り戻す）**、**リリース（解放）**のテクニックは、あなたのアライメントと調整作用が元のよい状態に戻るように手助けしていきます。

また、レストアセスは微細な痛みの前兆を見つけて、対処する機会も与えてくれます。痛みやその他の症状が現れる前に、身体のバランスをよい状態に戻すことができるのです。オートパイロットのアライメントを調整する作用に働きかけて、元に戻す力は、それまでの治療の現場にはなかった新しい発見でした。

●日常的な身体のゆがみ

理想的な**アライメント**は基準になりますが、生きている人間が常に理想的なアライメントを維持することはできません。日常生活で繰り返される身体の動きは結合組織を脱水状態にさせてしまい、ストレスを生み出し、身体のバランスを乱してしまうのです。

私はこれまで数千人の人達と会い、全員とまでは言いませんが、かなり多くの人達のバランスが乱れていることが分かりました。しかし身体のゆがみは、みなさんがボディセンスに気づくのを助けるツールとして、私に与えられた価値ある基準点となっていますし、それによって、みなさんは、自分自身の**ストレスのつまり**を認識することができるようにもなります。

先述の通り、**日常的なゆがみは、主に肩甲帯、横隔膜、骨盤の3カ所に生じます（肩甲帯は腕および手を支える骨格で、肩甲骨・鎖骨からなり、上肢帯とも呼ばれます）。この3つの部位はストレスのつまりがもっとも蔓延しやすく、ストレスが生息したがる場所と**

KEYWORD

【アライメント】
骨の並び、姿勢。

【ストレスのつまり】
老廃物がたまり、脱水状態となっている結合組織のこと。自律神経のバランスがくずれたり、同じ姿勢や動作が続くことで生じる。肩甲帯・骨盤・横隔膜に生じやすい。

私は説明しています。

　次の表で、これらの部位にストレスのつまりがないときと、あるいはストレスのつまりが生息しているとき、それぞれにどのような感覚があるのかを説明します。

　私は仕事を続ける中で、次のような４つの身体のゆがみがあることに気づきました。痛みを抱えているクライアントは、次のうちの少なくとも２つのゆがみがあり、私が身体をいっさい触らなくても、彼らはそのバランスの乱れを感じ取ることができます。身体に慢性的な不調はないという人達でも、この４つのどれかのゆがみがありました。

- 背中全体の重みが肩甲帯、または背中の上部３分の１にかかっているのを感じる。
- 腰のカーブよりも、中背部に極端なアーチを感じる。
- お尻の山よりも尾骨に重さがかかっているように感じる。
- 太ももの裏側が床から離れているのを感じる。

　この状態をそのまま放置すると、それぞれの身体のゆがみは、慢性痛やその他の問題の原因となる脊椎の圧縮や関節のずれを発生させます。そうした身体のゆがみを認識することで、解消していくことが可能となり、ゆがみの蓄積から徐々に痛みが発生するのを防ぎます。
　ここでもう一度、**レストアセス**を行いますが、ここでは、これら４つの一般的なゆがみがあるかどうかを１つずつ確認して、特定の状態をどのくらい感じているかをチェックします。

ストレスのつまりが肩甲帯にあるとき

〔理想的なアライメント〕
・頭が中央、鼻柱のうしろに位置する。
・両腕の重みが床に均等にかかる。
・胴体で一番重たい場所が胸郭の中央（ブラジャーのライン上）にある。
・頭を左右に楽に回すことができる。

〔ストレスがつまっている〕
・頭が後傾している、もしくは中央からずれている感じがする。
・片方の腕が、もう片方の腕より重たい。
・胴体の重さが肩甲帯、または背中の上部3分の1の場所にかかっている感じがする。
・頭を左右に回すと、可動域の狭さや痛みを感じる。

ストレスのつまりが横隔膜にあるとき

〔理想的なアライメント〕
・おへそと骨盤の間に、小さなスペースをはっきり感じる。

〔ストレスがつまっている〕
・背中の中央、またはおへそよりも上部にアーチを感じる。もしくはおへその下部と骨盤に全くカーブを感じない。

ストレスのつまりが骨盤にあるとき

〔理想的なアライメント〕
・お尻の2つの山に、重さが均等にかかっているように感じる。
・両足の太ももの裏側に、床に対する重さが均等にかかっている感じがする。
・両足の膝の裏側が、床から均等に離れている感じがする。
・両足のふくらはぎが、床に均等についている感じがする。
・両足の足首が床から均等に離れている感じがする。
・両足のつま先がキレイなV字を描くような角度でかかとが床についている。

〔ストレスがつまっている〕
・お尻の山よりも尾骨に重さがかかっているように感じたり、2つのお尻の山に重さが均等にかかっていない感じがする。
・両足の太ももの裏側が、床から離れている感じがする。
・両足の膝が、床についているように感じる。
・両足のふくらはぎは床についているが均等ではない感じがする。
・両足の足首が床につく感じがする。
・両足のつま先がそれぞれ外側に大きく開いていたり、開かずに上を向いている。

KEYWORD

Rest Assess
レストアセス：寝ころんだ姿勢の評価

- ☑ 床に仰向けになり、両手と両足をまっすぐ伸ばして、手のひらを上にします。ゆっくり呼吸して、身体の力を抜きます。

- ☑ 肩甲帯のストレスのつまりを評価します。あなたの背中の重みは、胸郭の中央（女性ならブラジャーのホックあたり）よりも、肩甲帯に一番重く感じていませんか？

- ☑ 横隔膜のストレスのつまりを評価します。腰のカーブがおへそと骨盤の間ではなく、中背部にあるように感じていませんか？

- ☑ 骨盤のストレスのつまりを評価します。あなたの骨盤の重さは、お尻の山より尾骨にかかっているような感じがしていませんか？　太ももの裏の重さを両足に均一に感じなかったり、床から浮いているように感じていませんか？

もしあなたが、この4つのうちの1つでも気づいたとしたら、ストレスのつまりがあるときに、身体がどのように感じるのかを分かりはじめたということです。

●最初と終わりに

　痛みのない、バランスの取れた健康への道は**リコネクト（再接続）**することで始まり、メルトの他の3つのRも働くようになります。**オートパイロット**の持続的な変化を生み出すため、そして**ストレスのつまり**の影響によって発生した結合組織の脱水状態、圧縮、神経系中枢の不均衡、誤ったボディセンスをケアするために、身体を評価して、さらに再評価する必要があります。これがメルトのプログラムです。他の3つのRの前後にもリコネクトを行います。メルトを行って、あなたが望むような結果を得るために、メルトのプログラムの中でも、特定のシークエンスの組み合わせに従うことを忘れないでください。メルトのプログラムには、いつもメルトの**4つのR**が含まれます。次からの項目で、特定のメルトの動きに対応するテクニックの数々をご紹介します。

　メルトではどのプログラムを行うときも、それぞれのシークエンスの前後でリコネクト（再接続）をして評価をします。初めは、正しく行われているかどうかを知るためです。身体が変化していることや進展状況を把握することができます。あなたが経験する変化は、結合組織や神経系が反応したり、ストレスから解放されたり、**調整器**がバランスを取り戻したりしているといった良好な兆候です。しかも評価は単に前後を比較するだけのことではありません。**再評価して、あなたが作り出した変化に意識的に接続するとき、オートパイロットはより効率的でバランスの取れた状態にリセットされ、重心とのつながりはもっと正確になり、統合されます。**神経系はストレスを解消し、心身のコミュニケーションや結合は高められます。それはあなたが直接的に介入したかのように、オートパイロットを再調整するのです。もう1つ得られる大きな効果は、あなたの**回復調整器**が、目覚めている間にも優位になる機会を得て、短期的にも長期的にも健康に驚くべき恩恵をもたらすことです。

　鏡もメジャーも必要なく、ボディセンスとシンプルなメルトメソッド以外は何もいりません。ボディセンスを使い、身体の現状や、ストレスのつまりの**4つのストレスの影響**と共通する兆候があるかどうか評価するだけです。オートパイロットは良好なボディセンス

KEYWORD

【オートパイロット】
結合組織と神経系のつながりのこと。無意識に身体の全組織を安定させてバランスを保つために重心をさがしている。

【ストレスのつまり】
老廃物がたまり、脱水状態となっている結合組織のこと。自律神経のバランスがくずれたり、同じ姿勢や動作が続くことで生じる。肩甲帯・骨盤・横隔膜に生じやすい。

【4つのR】
リコネクト（再接続）、リバランス（バランスを取り戻す）、リハイドレート（潤いを取り戻す）、リリース（解放）。

がなければ、良好なバランスと安定性を維持することができません。あなたのボディセンスを評価するツールとして注意深く使うことで、迷わずに、身体の機能を改善することができます。これは痛みを取り除き、痛みがない身体を健康な状態で維持するために重要な要素です。それぞれの評価では、他にはない解剖学的な概略を知り、目を向けるべきところを確認し、調整器に接続して、心と身体の結びつきを高めます。

身体のすべてのシステムはオートパイロットによって、接続され、サポートされ、モニターされ、調節されていることを覚えておいてください。オートパイロットに接続することは、目覚めている間に身体を治癒するメカニズムを活性化することなのです。メルトのセルフケアの決まりごとの1つとして、毎回必ずリコネクト（再接続）してください。もし、リコネクトしないと、自律神経系と結合組織の相互関係を回復する機会を失い、**4つのストレスの影響**の根本原因にアプローチできなくなってしまいます。

また、評価することは、痛みの前兆や症状が現れるシグナルをつかむツールでもあります。受け身になる必要はなく、身体に起こることに対応するだけでいいのです。つまり通常は痛みという信号が出たことによって、身体の何らかの異変に対処できるのですが、この方法だと痛みがなければ対処ができません。しかし、これからは痛みが出る前に積極的に自分のために身体をケアして、プラスの変化を起こすことができます。これは、自分自身の専属セラピストになるために重要な部分です。自己評価法を習い、4つのRでどのように身体に持続的な変化を作るのかを知ってください。

私はボディセンスを使う自己評価が、すべてのニューロマスキュラーの手順に含まれるべきだと思っています。今のところ、私の知る限り、メルトはオートパイロットを自己評価する唯一のテクニックです。

なぜ前後にリコネクトするのか

それぞれのシークエンスの前後に**リコネクト**する重要性を発見したのは、リンを初めて評価してから数年後のことでした。私がメルトのテクニックを教えた人がやって来て言っ

【調整器】
自律神経のこと。

【回復調整器】
副交感神経のこと。

【4つのストレスの影響】
結合組織の脱水、圧縮、ニューロコアの不均衡、誤ったボディセンス。この4つにより、神経筋膜システムがEZゾーンにとどまれなくなる。

たのです。「メルトをしばらく行ったけれど効果がなく、持続するとも思えない」。

私は彼にたずねました。「効果がないとはどういうことでしょうか？　アセスメント（評価）したときに、何も変化を感じないのですか？」

彼は「いや、利点は分かっているつもりだけど、わざわざ評価はしていないよ」と答えました。

自分の口から出てきた言葉は、自分でも驚くべきものでした。「では、あなたは評価をせずに、効果の有無をどのように知り、変化を見極めるのですか？　変化を知ったり、感じたりするのはあなたではありません。あなたの自律神経系が変化を認識するのです。あなたはそれをサポートするため無意識に接続していたはずです。評価しないのなら、身体が不均衡になっていることをどうやって**オートパイロット**は認識するのでしょうか。」

そのとき、これまで、このようなことを明確にしてこなかったことに気がつきました。この気づきはとても意味があることでした。**もしそれぞれのシークエンスの前後にリコネクトしないならば、オートパイロットはバランスが乱れて、調整ができていないことを認識せず、メルトの効果の半分以上を失い、再調整するチャンスも得られません。**それは、**評価こそメルトのセルフケアの強力な部分だったことに気づいた瞬間でもありました。**メルトのそれぞれのシークエンスの前、間、後に行う評価は、身体に持続的な変化を産むために最も必要なのです。再アセス（再評価）はオートパイロットに GPS 信号を再び獲得する機会を与えます。そのため、メルトの**4つのR**の一番目にリコネクトがあるのです。

心は自己意識を通して、身体の素晴らしさの数々を学ぶことができると言われています。私が見つけたことは、**少し休む時間をとることにより、身体の現状を自己認識できるということであり、あなたは心と自由に連絡しあえる身体を持つことができます。**

KEYWORD

【オートパイロット】
結合組織と神経系のつながりのこと。無意識に身体の全組織を安定させてバランスを保つために重心をさがしている。

【4つのR】
リコネクト（再接続）、リバランス（バランスを取り戻す）、リハイドレート（潤いを取り戻す）、リリース（解放）。

●あなたの重心にリコネクトする

　リコネクト（再接続）は、単なる評価法ではありません。リコネクトのテクニックは、**オートパイロット**が身体の重心を再獲得して、そのつながりを高めるように助けることもします。

　この接続の重要性をさらに理解するために、**「やさしい揺らぎ（ジェントルロッキング）」**と呼ぶリコネクトの動作を試してみてください。大切なことは、オートパイロットが身体をバランスよく保つために絶えず働いていると忘れないことです。紹介する次の動作は、安定感のないローラーの表面で、身体をバランスを取ることを試みることによって、オートパイロットが重心にリコネクトするのを助けます。

　メルトのテクニックには、メルトのソフトローラーが必要です。ソフトローラーや手と足のトリートメントのためのキット、付属DVDはwww.meltmethod.comで購入できます。

　もしまだソフトローラーを持っていなければ、ビーチタオルやバスタオルを丸めたり、硬いフォームローラーにタオルや毛布、ヨガマットを巻いて試してみることもできます。

　まずはローラーの上に乗ってみることから始めましょう。

【ローラーの乗り方】

1

床にローラーを置き、その横に座ります。両手を身体の後ろに回して、骨盤をローラーの上に乗せます。

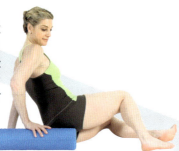

2

両手で身体を支え、ローラーの長さに合わせるようにしながら、ゆっくり仰向けの状態で、ローラーに乗ります。

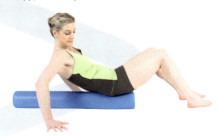

3

頭頂部をさわり、頭がしっかりローラーに乗っていることを確認します。骨盤もしっかりローラーに乗せ、両足は軽く膝を曲げて、腰の幅ぐらいに開いて、床につけます。

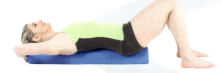

4

両腕は床につけ、一呼吸します。

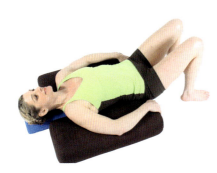

point

もしサポーターが必要であれば、枕やボルスター（補助枕）をローラーの横に置いてください。

Gentle Rocking

【やさしい揺らぎ】

頭、背中、骨盤をローラーに乗せたまま、約30秒間、左右にゆっくりと身体を揺らし続けます。

身体を傾けたら、ゆっくりと元の位置に戻し、反対側に傾けます。頭、脊柱、骨盤の中心が一列になるようにして、ローラーに体重を預けます。床に落ちそうになるまでやさしく身体を傾け、腕で支えます。左右への動きは小さく行うのがポイントです。

身体をローラーの中央に戻します。

両手を床につけて、片方の足をまっすぐに伸ばし、足を伸ばした側から順にローラーからおります。骨盤、肋骨、頭の順にゆっくり床に滑らせるようにおろしましょう。この「やさしい揺らぎ」は、**オートパイロット**が不安定な場所の上でバランスを維持するように作動し、重心への連結を改善します。また、**オートパイロット**は**ボディセンス**を使い、左右にやさしく揺れているときの体重と関節の位置を把握します。

　「**やさしい揺らぎ（ジェントルロッキング）**」の動きは、身体のストレスを取り除くと簡単にできるようになります。この動作とメルトの他の動きやシークエンスを行うことで、全身の情報伝達を改善します。とりわけ**オートパイロット**をサポートすることになり、毎日の活動中に身体を安定させてバランスを保ち続ける能力の改善になるのです。

　リコネクト（再接続）のテクニックは 繊細ですが、力強いものです。

　私は神経系の一番奥深くにある側面と、自律神経と結合組織の関連性への入り口を発見したのです。あなたは、**調節器**のバランスをとることで、アライメントを改善し、痛みを減らし、臓器の調整・規律性をサポートして、身体の治癒能力を高めることができます。自律神経の調整は、意識的には行えないと考えられてきましたが、実はあなたの手の届くところに解決法がありました。このような種類のケアは、これまでセラピストや治療家などの第三者を介さないと不可能でした。メルトというセルフケア療法では、自分自身でこれを行うことができるのです。

Rebalance
リバランス：バランスを取り戻す

　腹筋を強化すれば、腹部がへこみ、コアの安定性が向上して、腰痛の解消に役立つとアピールする本が数え切れないほど出版されています。しかし、このような「コアエクササイズ」は、あまり役に立たないかもしれません。皮肉にもお腹をへこませ、脊椎を安定させようと行う腹部のエクササイズは、逆にコアの安定を抑制し、太鼓腹にする可能性を高めてしまうこともあるのです。

　コアと脊椎の安定性、そして全身のバランスは**オートパイロット**によって調節されています。身体をまっすぐに保ち、安定させ続けるために、あなたが意識しないところで、どれだけのことが起きているのかという事実に驚くでしょう。反射神経は、姿勢や足元の接地面の変化に対する無意識の反応です。イスに座ってこの本を読んでいるときでさえ、全身の反射神経が調和されているので、あなたの手はページをめくることができるのです。

●ニューロコアの安定性

　私は**オートパイロット**が、無意識で反射的に安定性を生み出すために使う生理的なシステムを特定しました。このシステムには結合組織や神経、筋肉を含め、2つのメカニズムがあります。この2つの**リフレクシブコア（Reflexive core）**のメカニズムと**ルーテッドコア（Rooted Core）**のメカニズムは一緒に働き、脊椎と重要な臓器を守りながら、あなたの身体を安定させ、まっすぐに保ちます。それらの働きは次の通りです。

KEYWORD

【オートパイロット】
結合組織と神経系のつながりのこと。無意識に身体の全組織を安定させてバランスを保つために重心をさがしている。

【リフレクシブコア】
臓器をとり囲む層の結合組織。内側はスタビライジングマッスルとつながっている。臓器と脊椎を支えることが目的。

【ルーテッドコア】
頭からつま先まではりめぐらされている深部の結合組織の伝導路（神経）。リフレクシブコアと同じ結合組織を共有しており、立っているときの脊椎を支えることが目的。

リフレクシブコアは、**胴体の臓器の周りを囲む円筒として識別できる二層の結合組織です。**卵形の組織で、強く、しなやかです。3D（3次元）の継ぎ目のない結合組織が臓器を支えており、内側は深層の安定支持筋（スタビライジングマッスル）とつながっています。**リフレクシブコアの目的は、重要な臓器と脊椎を支持し、保護することです。**

　対してルーテッドコアは、深部の結合組織の伝導路として識別され、頭からつま先まで走行しています。この伝導路は、骨や筋肉、臓器の間を囲んだり、交差するように区画し、結合させています。コアの伝導路は、コアの円筒容器を作るリフレクシブコアと、同じ結合組織を共有しています。ルーテッドコアは、身体を地面に立たせ、上へ持ち上げるために重力に抗して身体を維持し、あなたの**マス**が**スペース**とバランスを保つようにするのです。ルーテッドコア**の目的は、身体が重力のある地面に接地しているとき、脊椎を支持し保護することです。**

　この2つのメカニズムは、深部で献身的に働く安定支持筋が本来の役目を果たせるように連携します。これらの筋肉はあなたの意識的な指示によってではなく、結合組織の振動性の伝達情報に絶えず反応しています。リフレクシブコアとルーテッドコアの構成要素である結合組織、神経、筋肉組織は、両者のメカニズム内やその間で伝達されている膨大な量の**ボディセンス**の情報に応えて機能しているのです。**このメカニズムは、常に1つのシステムとして協力しながら働いています。私はこのシステムを*ニューロコア*と呼んでいます。**オートパイロットがニューロコアを調節して適切に働いているときに、あなたの「マス」と「スペース」の関係は最善な状態になり、動作による身体の偏りの埋め合わせや痛み、ケガをすることなく

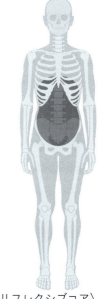

〈リフレクシブコア〉

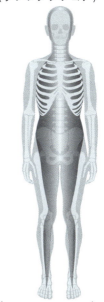

〈ルーテッドコア〉

【マス】
寝ころんだときに本来床について圧を感じていることが理想の身体の部位。頭・胸郭・骨盤など。

【スペース】
寝ころんだときに本来床からはなれていることが理想の身体の部位。首・腰など。

【ボディセンス】
身体のポジションと周囲の環境の関係を関知する能力。結合組織内の感覚受容器を使って姿勢の変化や張力、圧縮、圧力を感知して、結合組織を通していち早く情報を取り込んで体内で伝達を行っている。ボディセンスが正しく働いていると無意識に関節や臓器の位置を変えたり、「痛み」の警告が出せる。

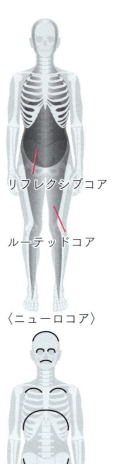

〈ニューロコア〉

リフレクシブコア
ルーテッドコア

〈ドームとアーチ〉

楽々と動くことができます。**もし、ニューロコアが筋肉だけで構成されていたらもっと簡単な説明ですみますが、ニューロコアの構成要素である結合組織と神経系は複雑です。** しかし、それでも痛みのない健康的な生活を実現させるためには、そのシステムを理解しておくことは大切です。

まず**オートパイロット**に目を向けて、ニューロコアがどのように直立の安定性を作り出すのかを理解しましょう。オートパイロットは、サテライトや受容体、各関節から受け取る情報を通して、絶えずあなたの体位を追跡・監視しています。**オートパイロットは、リフレクシブコアとルーテッドコア内やその間で中継された振動性の情報を通して、身体の重心を追跡・監視します。** 同時にオートパイロットはあなたの主要なマス（頭、肋骨、骨盤）を両足と重心に関連して追跡・監視もしています。マスの１つ１つは、曲線状の結合組織を１つ以上持っているのです。

私はそれらの構造を身体の「ドームとアーチ」と呼んでいます。**リフレクシブコアとルーテッドコアは、ドームとアーチを通して、足から頭まで途切れず、振動性の伝達情報を行います。** また、ドームとアーチは、動作中の身体に浮力を与え、衝撃を吸収する重要な役割を果たしています。ドームとアーチの伝達、衝撃の吸収、浮力は、すべて健康な結合組織の液体（水分）状態に依存します。

横隔膜と安定性

横隔膜の運動は、直立の姿勢と力強い動作のため、そして振動性の伝達のために不可欠です。横隔膜が完璧に動く能力は、**オートパイロット**と**ニューロコア**が効率的に働くための土台です。

KEYWORD

【オートパイロット】
結合組織と神経系のつながりのこと。無意識に身体の全組織を安定させてバランスを保つために重心をさがしている。

【ニューロコア】
リフレクシブコアとルーテッドコアの２つのメカニズムを合わせた神経系と結合組織のこと。地に足がしっかりと根づく（グラウンディング状態）ために必要。

【リフレクシブコア】
臓器をとり囲む層の結合組織。内側はスタビライジングマッスルとつながっている。臓器と脊椎を支えることが目的。

呼吸器官の横隔膜は、胸郭内で最も重要なドームです。横隔膜を体内の伝達の中心として考えてみてください。呼吸は1日約2万8000回。呼吸のたびに繰り返される横隔膜の動きは、身体の他の部位との振動性の伝達情報を作り出し、非常に多くの反応を起こしています。横隔膜とその動きは、**リフレクシブコア**と**ルーテッドコア**の間のつながりを生み出し、オートパイロットが身体の重心との連結を持続するように助けます。正確な信号を維持するために、横隔膜は3Dのスペースで動きができなければなりません。

　息を吸うとき、横隔膜は下方に収縮して、肺に空気を取り入れます。すると、リフレクシブコアは広がり、ゆっくりと臓器が動いて、なめらかな呼吸のための場所を作ります。息を吐くときは、横隔膜はリラックスして持ち上がり、ドームの位置へ戻ります。同時に、リフレクシブコアはゆっくりと収縮して、脊椎、腹部、臓器を支えています。この動きはルーテッドコアからもう一方のニューロコアの半分を刺激して、身体の他のドームとアーチに振動性の伝達情報を送ることにより、頭からつま先までの**グラウンディング**の信号を得ています。横隔膜に存在する**ストレスのつまり**は、この自然に起こる反射の過程を抑えてしまうのです。**3Dの動きで行う呼吸は、あなたが横隔膜にアクセスして、ニューロコアのバランスを取り戻すために、その動きに影響を与えるのです。**

筋肉と安定性

　筋肉組織の安定性を生み出す役割を理解するためには、**筋肉の収縮には2種類あることを知る必要があります。1つのタイプは、動作をする際に生じる意識的な収縮です。もう1つのタイプは、意志とは関係なく筋肉を収縮して、座っていても走っていても休んでいても、関節や脊椎を安定させて臓器を保護します。**私は2種類のタイプの筋肉の働きを「**ムーバー**」と「**スタビライザー（安定化装置）**」と呼んでいます。

　ニューロコアのメカニズムで見られる筋肉は、身体にとって最も欠かせないスタビライザーで、あなたの意識的な制御の外で機能しています。ニューロコアは脳ではなく、**オートパイロット**によって信号が送られます。ニューロコアとオートパイロットにストレスのつまりがなく、この2つが効率的に機能しているときに、安定性がよくなります。しか

【ルーテッドコア】
頭からつま先まではりめぐらされている深部の結合組織の伝導路（神経）。リフレクシブコアと同じ結合組織を共有しており、立っているときの脊椎を支えることが目的。

【グラウンディング】
地に足がしっかり根づいた状態。

【ストレスのつまり】
老廃物がたまり、脱水状態となっている結合組織のこと。自律神経のバランスがくずれたり、同じ姿勢や動作が続くことで生じる。肩甲帯・骨盤・横隔膜に生じやすい。

し、安定性のメカニズムが非効率なとき、身体を動かすための筋肉も、安定化を補助するように働かされます。これが動作をより難しく、負荷を大きくするのです。

　もし、ムーバーの筋肉が安定させるために働いているなら、それらの筋肉による動作を必要としたとき、当然の結果として、運動精度の低下や、代償運動、ケガを招きます。

区分と安定性

　関節の**スペース**を維持するためには、スペースを損なわずに、**マス**を動かすことができなければなりません。分離した動作をする能力、分離運動について説明していきましょう。**オートパイロット**と**ニューロコア**が身体を効率的に安定させているときに、**分離運動は自然に発生します**。たとえば戸棚からコップを取ろうとするとき、ふつうなら腕の動きで行います。もし、ストレスのつまりがこの動きを妨げたら、手がコップに届くように肩や肋骨を持ち上げて行わなければなりません。あなたはそれに気づきませんが、首と肩の関節は圧縮されて機能が低下し、徐々にそれらの部位に不快感を覚えることになります。

　分離運動はニューロコアを安定させる筋肉を通して行われ、オートパイロットによって指示されます。分離運動は適切なアライメントの維持に不可欠です。もしオートパイロットとニューロコアが慢性的に非効率な状態に陥っていると、最終的には多大な労力と関節痛なしで動くことができなくなります。必要な安定性や、分離運動の働きが損なわれていると、なにげない日常の動きもむずかしくなります。メルトはあなたが再び分離運動をできるように助け、動くときに関節が圧縮するリスクを減らします。

●ニューロコアの不均衡

　横隔膜、**リフレクシブコア**、ルーテッドコア、結合組織などにある**ストレスのつまり**は、**ニューロコア**の振動性の伝達や流動（液体）状態を妨げます。それらの妨害はニューロコアの不均衡を引き起こし、その影響を受けて**オートパイロット**の身体の重心を見つける能力を損ないます。リフレクシブコアとルーテッドコアはそのような妨害により、徐々にバランスを崩していくのです。

KEYWORD

【マス】
寝ころんだときに本来床について圧を感じていることが理想の身体の部位。頭・胸郭・骨盤など。

【スペース】
寝ころんだときに本来床からはなれていることが理想の身体の部位。首・腰など。

【ニューロコア】
リフレクシブコアとルーテッドコアの2つのメカニズムを合わせた神経系と結合組織のこと。地に足がしっかりと根づく（グラウンディング状態）ために必要。

【リフレクシブコア】
臓器をとり囲む層の結合組織。内側はスタビライジングマッスルとつながっている。臓器と脊椎を支えることが目的。

あなたは、腰痛の原因は感情にあるという説を聞いたことがあるかもしれません。この考えはニューロコアの不均衡に関係しています。この場合、不均衡の引き金となるストレスのつまりは、精神的なストレスなのです。ストレスのうち、どのタイプがニューロコアのバランスを乱すようになったのかに関わらず、ストレスのつまりを解消するために、直接リフレクシブコアとルーテッドコアのバランスを取り戻さなければなりません。

　ほとんどの人は、リフレクシブコアが本来の機能を果たしていない状態になっています。すると、ルーテッドコアはその埋め合わせのためにいつもよけいに働かなければならず、オートパイロットは苦痛の信号を送ることになります。ルーテッドコアの要求は増大して、脱水状態となり疲労します。そうなると安定性は非常に複雑なものになっていきます。脳は苦痛の信号を受け取り、**ムーバー**の筋肉に脊椎を安定させて臓器を支持するように指令します。
　身体をムーバーの働きによって安定させているとき、脳と中枢神経系が関連して働きます。これは精神的にも肉体的にも疲弊させますが、なぜこのようなことになるのか、自分自身では分からないものです。

　本来、筋肉のムーバーの働きは単発であり、筋肉の**スタビライザー**として絶えず持続的に活動していることはありません。そのため、埋め合わせのために長時間にわたって働いていると、徐々に疲れてきて、硬直し、炎症や痙攣、痛みの原因となります。筋肉のムーバーが身体の安定を代行しているかどうかは、あなたの姿勢と動作から判断できます。これが筋肉の不均衡や弱さが、**アライメント**のずれの原因として挙げられる理由の1つです。しかしながら、筋肉の不均衡は、姿勢のアライメントのずれの兆候であって、原因ではありません。姿勢のアライメントのずれは、ニューロコアの不均衡とオートパイロットの効率の悪さに起因します。

　オートパイロットは慢性化した身体のずれを、次第に平行でバランスが取れた状態だと受け止め、常にその状態に戻そうとします。筋肉の周りを取り囲んでいる結合組織は、完全にずれたアライメントで、緊張した状態を維持しようと頑張ってしまいます。結合組織

【ルーテッドコア】
頭からつま先まではりめぐらされている深部の結合組織の伝導路（神経）。リフレクシブコアと同じ結合組織を共有しており、立っているときの脊椎を支えることが目的。

【ムーバー】
動作によって生じる筋収縮。

【スタビライザー】
意志と関係なく生じる筋収縮。すわっていても立っていても関節や脊椎を安定させて臓器を保護する。

は脱水状態となり、関節のスペースが狭くなり、衝撃吸収性が低下して、関節などの炎症が増加します。

また、ニューロコアの不均衡が、椎間板の変性、ヘルニア、背中の痙攣といった、背部損傷を招く一番の原因だとも考えています。慢性疼痛や、突発的に繰り返される慢性的な痛みの多くは、ニューロコアの不均衡が招いた結果です。ズキズキする痛みを初めて感じる前から、脱水状態や機能の代償の過程は生じています。これを防ぐには、**リバランス（バランスを取り戻す）** メカニズムへ足を踏み入れる必要があります。

●あなたのニューロコアは不均衡か？

それでは、どのように**ニューロコア**が最適な状態にないことを判断するのでしょうか？もし頻繁に首や腰に張りや痛みを感じていたら、ニューロコアが効率的に働いていないと推測できます。頭が前に突き出る、骨盤の丸まり、でっぱった下腹、胃腸の問題、筋肉のコリ、身体の動かしにくさはすべて、**リフレクシブコア**と**ルーテッドコア**が上手く伝達し合えていないサインなのですが、痛みが出る前に気づくことはありません。

筋肉質でたくましい人でも、ニューロコアの機能が悪い人はいます。
ボディービルやフィットネスに夢中になっている人々の多くは柔軟性がなく、脊椎や股関節に損傷があり、身体は不安定なのですが、それに気づくこともありません。昔の私がそうでした。

多くの人々がアライメントを治すために腹筋を強化しようと励んでいます。しかし引き締まったお腹や、腹筋を鍛えて6つに割る「シックス・パック」を目指して、体幹の**ムーバー**筋をトレーニングするとき、深部で絶えず収縮するニューロコアの安定性を損なうこともあります。さらに、姿勢アライメントのゆがみを矯正するために行う筋肉のエクササイズは、単にアライメントがずれた状態を補って、その状態を長続きさせる能力を強めるだけです。筋肉を強化することはよいことですが、ニューロコアの安定性を改善することはできません。

KEYWORD

【ニューロコア】
リフレクシブコアとルーテッドコアの2つのメカニズムを合わせた神経系と結合組織のこと。地に足がしっかりと根づく（グラウンディング状態）ために必要。

【リフレクシブコア】
臓器をとり囲む層の結合組織。内側はスタビライジングマッスルとつながっている。臓器と脊椎を支えることが目的。

【ルーテッドコア】
頭からつま先まではりめぐらされている深部の結合組織の伝導路（神経）。リフレクシブコアと同じ結合組織を共有しており、立っているときの脊椎を支えることが目的。

ヨガやピラティス、瞑想、武道などで瞑想を実践する人達にも、ニューロコアの不均衡が見られます。**なぜなら呼吸と連動させたとしても、ニューロコアがオートパイロットに対して正確な信号を送るために必要な、横隔膜の最大限の動きを生み出すことにはならないからです。**

　エクササイズと深い呼吸を関連させたテクニックは有益ですが、それらは横隔膜とニューロコアの機能を改善するために考案されたことではありません。リフレクシブコアとルーテッドコアをリバランスさせて、両者間の伝達を回復すれば、安定性を楽に生み出せる状態に戻すことができます。

　私は、ニューロコアを活用して、リフレクシブコアとルーテッドコアのバランスを取り戻し、オートパイロットが身体の重心とのつながりを回復させる方法を発見しました。全身の情報伝達と安定性がすぐに改善され、全身のストレスが解消されます。興味深いことに、ニューロコアのリバランステクニックはとてもシンプルで、効果が高く、誰もが実践できて、すぐに結果が見られます。あなたは、もうこのテクニックを使ってニューロコアの不均衡を認識し、解消することができるので、知らないうちに不均等が生じ、痛みが出てくるということもありません。

● メルトのリバランステクニック

　メルトのリバランステクニックは、ストレス反射を静め、和らげる道具となり、身体をバランスのよい状態に戻します。次に紹介するメルトのリバランスシークエンスは、横隔膜の3Dの可動域を広げ、ニューロコアをリバランスさせます。

　このようなメルトの手順が示すバランスを取り戻すことに取りかかるためには、横隔膜の3Dの可動域を広げ、神経系の中枢システムのバランスを取り戻すことが大切です。

　このシークエンスはバランスを改善し、消化管をサポートし、脊椎の安定性を高めますが、これらはあらゆる種類の痛みを予防して軽減し、臓器の働きが最適な状態を維持するために不可欠な要素です。もし現在、あなたが何か病気があって医師にかかっていたり、メルトのさまざまなシークエンスの実践に何か気がかりなことがあったとしたら、医師に

【ムーバー】
動作によって生じる筋収縮。

【オートパイロット】
結合組織と神経系のつながりのこと。無意識に身体の全組織を安定させてバランスを保つために重心をさがしている。

相談してください。それではここで一度、リバランスシークエンスにチャレンジしてみましょう。

KEYWORD

Rebalance Sequence

リバランス（バランスを取り戻す）シークエンス

このシークエンスは静かな場所で行うと身体の内側に集中でき、最も効果が得られます。

【行うこと】
レストアセス
やさしい揺らぎ
骨盤のタック＆ティルト（骨盤調整）
3Dブレスブレイクダウン（呼吸を細かく分析）
3Dブレス
レスト再アセス

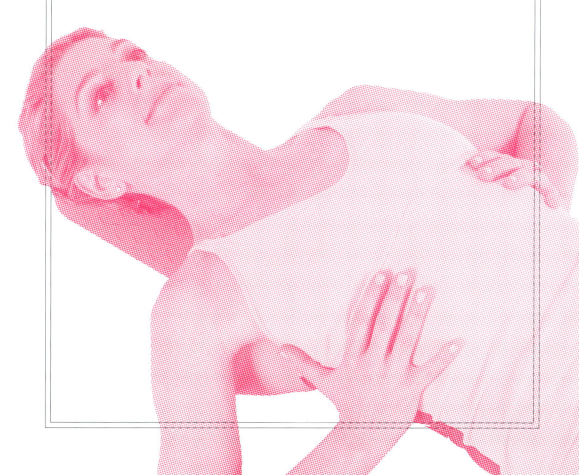

Rest Assess
レストアセス：寝ころんだ姿勢の評価

- ☑ 床に仰向けになり、両手と両足をまっすぐ伸ばして、手のひらを上にしてリラックスします。
  意識しながら軽く呼吸をして、身体の力を抜いて、身体全体を床に任せるようイメージします。両目を閉じて気持ちを落ち着かせてから、自分が何を感じ取っているかを確認します。身体を動かして調整したり、身体を触らないようにして、感じることに集中します。
  ストレスがつまりやすい３カ所（肩甲帯、横隔膜、骨盤）を意識してください。自分の感覚で身体をスキャンして、何を感じるか確認します。

- ☑ 上半身を観察します。理想は肋骨が床につき、両腕の重さを均等に感じます。背中の上部と中央部に肋骨の重みを感じていないかどうか、もしくは、両側または片側の肩甲骨の縁に圧を感じていないかどうかを観察します。

- ☑ 肩甲帯のストレスのつまりを評価します。あなたの上半身の重みを一番感じるのは、胸郭の中央（女性ならブラジャーのホックあたり）ではなく、肩甲帯になっていませんか？　頭が後ろに傾いていたり、中心からずれていませんか？　両腕の重さに左右で違いがありませんか？

- ☑ 首を左右に回します。痛みを感じたり、動きが制限されているように感じていませんか？

- ☑ 横隔膜のストレスのつまりを評価します。腰のカーブがおへその骨盤の間ではなく中背部にあるように感じていませんか？

- ☑ 意識しながら、１回呼吸します。息を吸うとき、制限されているように感じませんか？

- ☑ 骨盤のストレスのつまりを評価します。骨盤の重さがお尻の山より、もっと尾骨にかかっている感じがしていませんか？　左右の太ももの後側（大腿部背面）の重さが均等にかかっていない感じがしたり、または全体が床から浮いたりしているように感じていませんか？　両足が外側に大きく開いていませんか？　またはつま先が真上を向いていませんか？

- ☑ オートパイロットを評価します。身体が左右に半分ずつ分かれているようにイメージします。床に対して身体の片側全体が、反対側より重く感じたり、片方の足が反対側の足より長く感じてはいませんか？

このレストアセスはパワフルなツールで、本書全体で何度も使います。レストアセスの方法を覚え、テクニックのおさらいが必要なときは、このセクションに戻ってください。

Gentle Rocking

【やさしい揺らぎ】

1 ローラーの端の横に座り、両手を身体の後ろに回します。身体を支えながら骨盤の片側を浮かせて、**骨盤をローラーの上にスライドさせて乗せます。**

2 両手で身体を支えながら、**背骨をローラーに合わせて上半身をゆっくりと乗せます。**もしサポートが必要なら、ローラーの両側にタオルや枕、ボルスター（補助枕）を置きます。

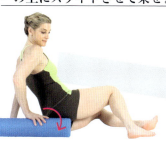

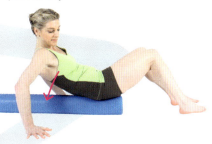

3 **頭頂部に触れて、頭がしっかりローラーに乗っていることを確認します。**骨盤もローラーの上にしっかりと乗せ、両足は腰幅に開き、軽く膝を曲げて、足裏全体を床につけます。

4 **前腕と手のひらをローラーの左右の床につけて、**一呼吸します。

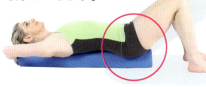

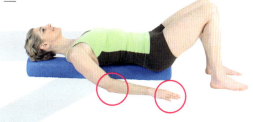

5 頭、胸、骨盤をローラーに乗せたまま、ゆっくり左右のどちらかの床にゆっくり傾けます。ゆっくり元に戻してから、反対側に傾けます。頭、脊柱、骨盤中央を一列にしながら、ローラーに体重を預け、床に落ちるような感じになるまで身体を傾けて、前腕で支えます。**約30秒間、左右にゆっくりと揺らし続けます。**

6 毎回ローラーに乗ったら、最初にこのように身体を左右にやさしく揺らしましょう。

7 感じることを観察します。左右に体重を移動させたとき、片側だけ簡単に傾けられる感じがしませんか？

8 ゆっくりローラーの中央に戻ります。

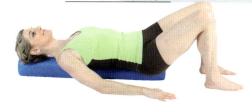

【骨盤のタック&ティルト（骨盤調整）】

骨盤の上に両手を置きます。指先を恥骨、両手のつけ根を寛骨の前面のところ（骨盤の左右の出ている骨あたり）に置きます。

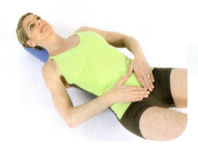

意識しながら一呼吸をして、**ゆっくりと骨盤を丸めます**。骨盤を丸めるときは、両手のつけ根に力を入れ、腰がローラーにぴったりくっつき恥骨は上に持ち上がります。肋骨は安定させたままにして、両足裏の圧を維持します。

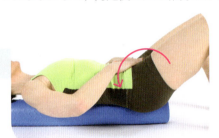

肋骨の場所を維持したまま、ゆっくりと骨盤を前に傾けます。骨盤を傾けるとき、指先に圧を加えます。この時、恥骨が沈み、腰はローラーから離れます。腰が少し持ち上がっても、肋骨は安定させた状態を維持します。

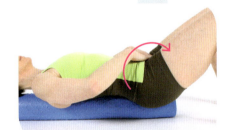

2、3の動きをゆっくりと5～6回繰り返します。肋骨はリラックスさせたまま動かないように維持して、床上の両足には力を入れ過ぎないようにします。**もし、身体が少し左右に揺れるとしても、そのままにしておくことを覚えておいてください。これはオートパイロットが身体の重心に再びつながるために大切な動きとなります**。

point

この動きは、お尻の山をギュッと締めたりせず、さらにお尻が持ち上がらないようにします。骨盤を丸めるために両足に力を込めたり、骨盤を前に傾けるときに肋骨がローラーから持ち上がらないようにしてください。この動作が正しく実践されると、動きはとても小さく、コンパクトです。

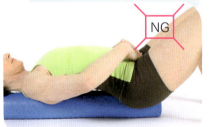

【3D ブレスブレイクダウン】

1

片手を胸の上に、反対側の手を腹部に置きます。

2

横隔膜を前後に膨らませるようにしながら、3～4回大きく息をします。無理に深く呼吸にする必要はありません。その代わり、横隔膜を前後の2方向に膨らませることに集中します。

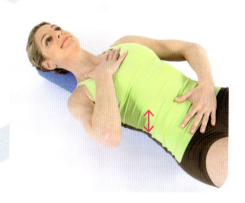

3

両手を左右のわきの下あたりに置きます。**横隔膜を両手の間で膨らませるようなイメージで、3～4回呼吸します。**息を吸い込むとき、両手と肋骨が離れていくのを感じるかどうかを確認します。この動きはわずかです。

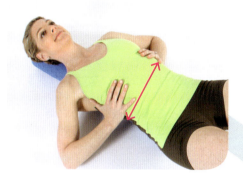

4

片手を喉元の鎖骨の上に、もう片方の手を恥骨の上に置きます。手と手の間のすべてで呼吸するというイメージで、**身体全体に息を同時に吹き込むような感じで、3～4回呼吸します。**

5

鎖骨から恥骨までを意識して呼吸している間に、身体の位置が変わったり、ローラーが揺れないかどうか観察します。身体が揺れるのはよい兆候で、あなたの**オートパイロット**がリセットして、そのGPS信号で身体の重心を捉えていることになります。

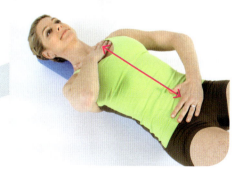

【3D ブレス】

骨盤の上に両手を置き、胴体の上下前後左右の **3D に膨らませるように意識しながら息を吹き込みます**。息を吸い込むとき、腹部がどのように膨らみ、息を吐くときはどのようにへこむか、両手で感じながら観察します。**これを 2～3 回繰り返します。**

2

息を吐くときにと **シー、スー、ハー** と音を出して、腹部の深層で反射動作を感じる能力を高めます。3 つの音をすべて試し、息を強く吐き出すときに胴体内の臓器を取り囲んでいる **リフレクシブコア** が収縮して、脊柱、骨盤底、臓器が多方面から押されるのを感じます。

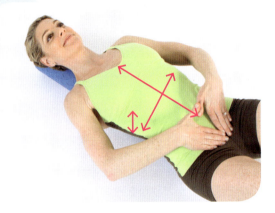

3 つの音のうち、自分が内部の収縮や、押されるという感覚をより感じた音で、**呼吸を 2～3 回繰り返します。**

4

自然な呼気に戻し、わずかな動きを察知する感覚へ意識的につなげていきます。 自然な呼気でも同じ反射動作を **ボディセンス** によって感じ取ることができるか確認します。**これを 2～3 回繰り返します。**

両手を床につけて、片方の足をまっすぐに伸ばし、まずは骨盤、次に肋骨、頭を床に滑らせるようにして、ゆっくりとローラーから身体をおろしていきます。

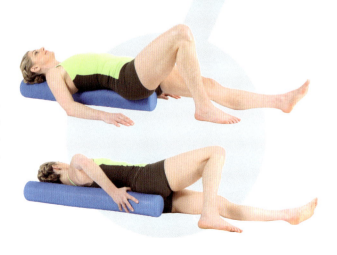

Rest Reassess
レスト再アセス：寝ころんだ姿勢での再評価

- ☑ 最初に行ったレストアセスのときと同じように、床に仰向けになり、両手と両足をまっすぐ伸ばし、手のひらを上にしてリラックスします。一呼吸して、身体の力を抜いて、床に身体をゆったりゆだねます。目を閉じて、少しの間、再評価の時間を取ります。

- ☑ レストアセスを行ったときの身体の状態を思い出します。**ボディセンス**を使い、**ストレスのつまり**の除去を促したかどうか確認します。

- ☑ 首を左右に回します。可動域が広がりましたか？　首を左右に回したとき、痛みやコリが軽減しましたか？

- ☑ もし上半身の重みが、肩甲帯に1番かかっているように感じていた場合、重さを胸郭の中央部に感じるようになりましたか？

- ☑ 腰のカーブの場所が、骨盤に近いように感じますか？

- ☑ もし骨盤の重さがお尻の山より、尾骨にかかっているように感じていた場合、何かの変化を起したかどうか確認します。太ももはどうでしょうか？左右とも重くなり、もっと均等に感じるようになりましたか？

- ☑ そして一番大事なことです。身体を左右に半分ずつ分けて感じたときに、左右が均等になり、バランスが取れているように感じますか？　もしそうなら、オートパイロットの身体の重心との連結を改善したので、オートパイロットを効率的に働かせることができるようになります。

- ☑ 一呼吸します。始める前も呼吸がしやすく感じたり、大きく深くできるように感じたりしましたか？

- ☑ もしあなたが何かしらの変化を感じたとしたら、あなたの身体は**リバランス**しているのです。

Body Changes：身体の変化

リバランス（バランスを取り戻す）シークエンスを終えた後の再アセスでは、これらの具体的な変化に気づくでしょう。

- ・床に仰向けになったとき、上半身がよりリラックスする。
- ・呼吸がもっと大きく、楽にできるように感じる。
- ・身体の左右のバランスが取れている感じがする。

●リバランス力

　身体の不均衡を認識して、揺らぎの動作をしたり、リラックスして静かにしてみたり、呼吸に集中してみるだけで、あなたの身体は新しくなり、よりバランスが取れて、**オートパイロット**のGPS信号が再接続しているでしょう。それほど多くのことを実践していないのにそんなによくなるものだろうかと思うかもしれませんが、あなたの身体に生じた変化は広範囲に及んでいます。

　教室で多くの人にリバランスシークエンスを教えるとき、私はいつもワクワクします。教室にいる人達の身体が、バランスのよい状態に変わり、安定するのを見ることができるからです。良好な健康状態に身体を変化させることができるのはあたりまえのことではありません。これは生徒達と同様に、私にとっても最高の贈り物なのです。私が手技を使わずにオートパイロットへアクセスする方法を見つけたのは、奇跡のような体験でした。

　ある朝起きたとき、私は自分が二日酔いだと分かりました。前夜に友人の40歳の誕生日パーティーでカクテルを飲み過ぎ、大型バスにひかれたような気分でした。すぐに約1リットルの水を飲み、ベッドに戻る代わりに、気分がよくなるかどうか試そうと思い、メルトメソッドを少しやってみることにしました。

　レストアセスをしたとき、全身の重みが身体の片側にかかっているように感じました。あたかも床が傾いているように感じましたが、私の身体が不均衡になっていたのです。自分自身を再調整しようとしましたが、傾いた感じはそのままで、極めてまれな感覚でした。レストアセスで、これほどまで全身の不均衡を感じたことはありませんでした。

　吐き気があり、頭はズキズキと痛む状態でしたから、メルトの**リハイドレート**（潤いを取り戻す）テクニックをするのは名案だとは思えず、それならばその代わりに、ローラーに脊椎を乗せて横たわり、横隔膜を解放する基本的なテクニックのいくつかを試すことにしました。

　胴体の各方向に息を吹き込んだ後、息を3Dに吹き込むことを思いつきました。息を吐いたとき、吐き気を助長するかもしれないと心配しつつも、腹部の奥の自然な収縮を見守りました。私は腹部の深層で起きている、わずかな3Dの動きにひたすら集中したので

KEYWORD

【オートパイロット】
結合組織と神経系のつながりのこと。無意識に身体の全組織を安定させてバランスを保つために重心をさがしている。

す。内部でやさしくくっついているような感覚がありました。**私の意識は筋肉の収縮ではなく、息を吐くたびに起こる、コアの深層に接することに集中しました。**

　自分の手技療法の実践から、この収縮が毎回息を吐き出すときに無意識に生じていて、さまざまな手技療法のテクニックで改善可能なことを知っていました。私の身体の中で静かな波が広がり始めました。頭がすっきりしてきて、呼吸は広くなり、吐き気も弱まり、顎もリラックスしたのです。小さな奇跡でした。

　私はローラーからおりて再アセスをしました。身体の**マス**はさっきよりも落ち着いていました。しかも驚いたことに、片側に傾いていた感覚が完全に消えていました。私の姿勢の**アライメント**は、ただローラーの上に横たわるだけで根本的に変わり、今の私が**ニューロコア**と呼ぶものへ、意識的に接続していたのです。

　信じられないくらいの変化でした。めまぐるしく状態がよくなり、その感覚はその日の夜までずっと続きました。二日酔いだったのにアスピリンを飲むこともなく、おいしい食事をして、水をたくさん飲み、運動さえ十分にできると感じたほどです。

　この片側に傾いた感覚が、単に二日酔いの副作用だったのか、あるいは生徒達が再評価するときに気づくような感覚だったのか、疑問でした。もしも生徒達が同じような不均衡の感覚を経験していたら、即効的な改善が繰り返されるということなのでしょうか？

　翌朝、クラスの初めにいつものレストアセスを行った後、生徒達に身体の片側が床に対してより重く感じたかどうか、または片側の足が反対側より長く感じたかどうかたずねてみました。驚いたことに、部屋にいた生徒の半分以上が手を挙げました。

　私は全員にローラーに横たわってもらい、3D ブレスブレイクダウン（呼吸を細かく分析）を一通り行った後に、3D ブレスも続けてもらいました。生徒達が微細な無意識の収縮を感じとることができるようにシューという音をさせました。再アセスのとき、生徒達にたずねてみました。「みなさんの中に、さっきは左右のバランスが悪いと感じていたけ

【マス】
寝ころんだときに本来床について圧を感じていることが理想の身体の部位。頭・胸郭・骨盤など。

【アライメント】
骨の並び、姿勢。

【ニューロコア】
リフレクシブコアとルーテッドコアの２つのメカニズムを合わせた神経系と結合組織のこと。地に足がしっかりと根づく（グラウンディング状態）ために必要。

れど、今は重心が真ん中にあると感じた人はいますか？」すると全員の手が挙がったのです。私はびっくりして興奮しました。

　生徒達は、自分達がいったい何をしたのかを知りたがりました。しかしまだ、私は完全な説明ができませんでした。でも納得し始めていました。「**神経系そのものが、以前より身体の重心を見つけやすくなったらしい**」——という仮説を立てました。私には変化が分かり、生徒もそれを感じたのです。偶然発見したこのテクニックは、実際に人々の神経系の調整し、変化を生み出す助けになるのでしょうか？　脊椎や臓器を支える無意識の収縮へ意識を接続するときに、全身のアライメントが改善することに気づき、なぜ全身のアライメントがどのように改善したのかを解き明かしたいと思いました。何が神経系のバランスを回復させたのか？　何がこれほど深く、これほど早く、身体の変化を生み出したのでしょうか？

　これらの疑問を解決するために、私は調査や実験に集中することになりますが、この調査や実験の結果をまとめただけでも1冊の分厚い本になるくらいです。そしてその結果が私のニューロコアのモデル（原型）ともいえます。このモデルは、身体が意識的なコントロールなしで、どのように安定性を生み出すのかという新しい視点をもたらしました。つまり、身体が安定して、接続され、調整されていれば、あらゆる種類のストレスを効果的に処理できるので、ストレスは蓄積されないのです。また、あなたがニューロコアをリバランスしているとき、あなたは生来の回復治癒メカニズムも刺激します。二日酔いだったときには、シンプルなテクニックのように思われたことが、実は身体にとっては単純なことではなかったのだと分かります。ここで先程のリバランスシークエンスであなたの身体に起きたことを要約して解説しておきましょう。

〈「レストアセス」でオートパイロットが身体の重心を感じ取る能力を評価します〉

　リコネクト（再接続）の項目で学んだように、安静時に**オートパイロット**の効率性を評価してください。もしも身体の片側が重く感じたり、片方の足が反対側よりも長く感じるならば、オートパイロットの調子は悪く、重心を探すのが大変になっているということで

KEYWORD

【オートパイロット】
結合組織と神経系のつながりのこと。無意識に身体の全組織を安定させてバランスを保つために重心をさがしている。

す。重心のずれを認識することは最初のステップです。

〈ローラーの上に脊柱を沿わせるように仰向けになり「やさしい揺らぎ」を行います〉

　この状態のとき、脳は「今の姿勢がどのような状態なのか」という情報を得ようとします。これはソフトなローラーで脊椎をやさしく刺激しているからです。日常生活では、床に仰向けになっても脊柱がやさしい圧力を受けることはありません。この姿勢はあなたの両手、両足、脊椎、脳の間にある伝達経路の流れをよくします。

　ローラーの上というのは不安定な状態でもあるので、オートパイロットは脊椎の刺激により、身体を安定させるように要求します。しかも「やさしい揺らぎ」は、オートパイロットの重心へのGPS信号の精度を高めます。これは**調整器**とニューロコアのバランスを取り戻すのに大変有効です。

〈「骨盤のタック&ティルト（骨盤調整）」で肋骨と両足を骨盤から分離させます〉

　骨盤の動きを両足と肋骨から分離させると、オートパイロットの重心への接続が改善します。ローラー上での微細な移動や揺らぎは、**オートパイロット**がGPS信号を調整して再び重心を捉えようとしている兆候なのです。

〈3Dブレスブレイクダウン（呼吸を細かく分析）の分析を行います〉

　脊椎をソフトローラーで支えながら、意識と両手を通して横隔膜の動きを認識すると、無意識のうちに横隔膜を全可動域で動かす能力を強化します。これは、**リフレクシブコア**と**ルーテッドコア**間の経路の流れをよくして、オートパイロットが身体の重心を探し出す能力を改善させます。

〈「3Dブレス」を行います〉

　息を6つの面（上下・前後・両側面）に吸い込むとき、横隔膜の可動域が広くなるのを感じます。3Dブレスのより大きな目的は、あなたが息を吐き出す間にニューロコアの無意識の収縮を高めることです。これは結合組織と安定支持筋肉（スタビライジングマッス

【調整器】
自律神経のこと。

【リフレクシブコア】
臓器をとり囲む層の結合組織。内側はスタビライジングマッスルとつながっている。臓器と脊椎を支えることが目的。

【ルーテッドコア】
頭からつま先まではりめぐらされている深部の結合組織の伝導路（神経）。リフレクシブコアと同じ結合組織を共有しており、立っているときの脊椎を支えることが目的。

ル）の両方の反射的な収縮によるものです。

　息を吐き出すときに特定の音を発すると、腹部の圧力（腹圧）と振動が増加します。これは体幹の反射的な収縮の安定と、臓器のまわりがやさしく包まれていることを感じ取る能力を高めます。さらに発声せずに息を吐き出すこと、意識的に**ボディセンス**を使ってその無意識収縮が起こるのを感じ取ると、その能力は意識しなくても生じるように促されます。

〈「再アセス」を行います〉
　身体の変化を確認することは意識とオートパイロットに身体の本来の重心を認識させることになります。

　この6つの動作はすべて共同してオートパイロットをリセットさせます。オートパイロットが重心を見つけたとき、**ストレス調整器**がバランスを取り戻すようになります。そのためほとんどの人がすぐに「素晴らしい変化だ！」と感じるのです。筋肉、臓器、神経、そして結合組織は同じような効果を得ることができます。

　重心を見つけること、そしてストレス調整器がバランスを取り戻すことのために、これ以上よい方法はありません。**身体をしっかり調べて、ボディセンスを使って振動伝達を改善すると、ニューロコアバランスを再調整することができるので、体内のあらゆる伝達がよくなり、身体のバランスが失われている感覚を取り除くことができます。**リバランスシークエンスは痛みのない生活への重要なステップです。

KEYWORD

【ボディセンス】
身体のポジションと周囲の環境の関係を感知する能力。結合組織内の感覚受容器を使って姿勢の変化や張力、圧縮、圧力を感知して、結合組織を通していち早く情報を取り込んで体内で伝達を行っている。ボディセンスが正しく働いていると無意識に関節や臓器の位置を変えたり、「痛み」の警告が出せる。

【ストレス調整器】
交感神経のこと。

Rehydrate
リハイドレート：潤いを取り戻す

　メルトメソッドの開発・研究を始めた最初のころ、私は潤いを取り戻す方法で頭がいっぱいでした。クライアント達が自分でできる治療法を早く教えたかったのです。クライアントは私の手技によるボディーワークの後に、「気分がとてもよくなったわ！」と報告してくれていましたが、私の助けなしで、彼らがその感覚に到達するにはどのように指導すればよいのかを模索していました。

　そして次第に、その答えが結合組織内にあると確信するようになっていました。<u>私の手技療法では、結合組織の液体状態を回復させることで、持続的な変化を一番早く生み出していたのです。</u>そこでまず、これを自分自身で試すことにしました。<u>もし、結合組織のセルフケア法を考え出すことができたら、痛みから自由になり、健康に関するすべての改善のための新たな解決策をクライアントに示すことができます。</u>ですが、自分の両手を使って施術のときのような微細で軽いタッチでセルフケアをしても、同じ結果を生じさせることができないことはすぐに分かりました。なぜなら、自分の脊椎や肩には手がとどかないからです。何らかの支えを使う必要があるとは思いつきましたが、最初のころは、支える道具の1つとして最終的に使うことになるのが、メルトのソフトローラーになるとは夢にも思いませんでした。

　正直、私はフォームローラー（従来の硬い発泡スチロールのローラー）が好きではありませんでした。

　硬いフォームローラーは半世紀以上にわたって、筋肉の緊張やこわばり、筋違い、コリ、痛みを消すために使われてきました。さらに近年になってからは、セルフ筋膜リリースの手法とも言われるようになっていました。これは、身体のさまざまな部位をフォームローラーの上に乗せて、行ったり来たりさせて転がす方法です。その動きはシャツのアイロンがけや、絨毯の掃除機がけに似ていて、血流の改善によって筋肉の張りを取り除くことを目的としています。

基本的にはフォームローラーが痛みのある部分に当たったら、直接そのポイントでフォームローラーを転がしたり、圧をかけ続けます。そして、次のポイントを探し出し、また往復の動作を続けるのです。

　私が初めてフォームローラーを紹介されたのは20代の頃でした。私は膝を痛めて、理学療法を受けに通っていました。私は理学療法を受ける前に、治療院のフリースペースでストレッチをしていると、隣に硬いローラーに太ももを乗せて往復させているアスリートの男性がいました。彼は顔をゆがめ、のどの奥からうめくような声を出してばかりいたので、何をしているのかたずねました。

　彼は「膝のために腸脛靭帯（太ももにある大きな腱）のしこりを取り除こうとしているんだよ」と答えました。

　私もそこにあった白くて硬いローラーをつかみ、彼がするようにやってみました。それは本当に痛みを伴うものでした。「こんなに痛いものなんですか！？」

　彼の答えは「それで効果があるか分かるんだよ。痛みが大きければ大きいほど、それだけ効いているってことさ！」というものでした。

　彼を見習って硬いローラーに太ももを乗せて往復させ続けると、翌日、私の太ももは物凄く痛み、膝の痛みは全く感じないほどでした。太ももの痛みは、膝の痛みから気を逸らされていただけで、膝は少しもよくなったように感じませんでした。私は何かを見落としていたのでしょうか？

　しばらく硬いローラーを使い続けましたが、硬いローラーの上で身体を転がすと、まるであざをこすっているような感じで、さらに痛みを感じるようになっていました。筋肉の問題やパフォーマンス、膝の痛みに、プラスの変化は全く見られませんでした。結論は、痛みを取り除こうとしていたのに痛みはなくならない、ということでした。硬いフォーム

KEYWORD

ローラーを使っていたアスリート達と話してみると、やはり痛いものであると分かりましたし、彼らは痛みを「愛している」ことも分かりました。なぜ痛みを生じさせていることが、効果が出ているという証となるのでしょうか？　その理論を説明できる人を探しましたが誰もいなかったので、私はフォームローラーの使用を止めました。

　数年後、科学研究者との交流や私自身の仕事を通して結合組織について深く学んだとき、硬いフォームローラーを試したときに感じたことが何だったのか、直感的に理解しました。<u>自分自身を苦しめる痛みは、痛みの解消にはなりません。痛みは根本の原因に関わらず、結合組織の脱水状態の症状だということを思い出してください。</u>結合組織と神経系は、適切に準備されていない状態で、自分自身で与えた激しい圧に対してよい反応を示すことはありません。代わりに結合組織は、内在する神経や血管、さらには重い圧力によって痛んだ筋肉を保護する反応を示すのです。非常に強い圧力があると、感覚神経の痛みの信号が脳へ発信されますが、それは急性損傷のような潜在的なトラウマや損傷を警告するためなのです。これは神経系にとって余計なストレスとなります。

　スピーディーで非常に強いタイプの圧力は、実際に神経系や血管だけでなく、結合組織や筋肉組織も刺激します。それは痛みの信号であり、神経自体が損傷されないように守ろうとする反応なのです。<u>強い圧縮と深い圧力は、状況によっては有益なのですが、私としては、それらのテクニックは身体のメカニズムを熟知している経験豊富な専門家に施してもらうのが理想と考えます。</u>もし、あなたが非常に強いタイプの圧迫テクニックを施したいならば、まずは熟練したプロから方法を学び、結合組織が潤っていることを確認してください。重要なことは、<u>症状を改善するために生じる痛みは最終的な目標ではありませんし、その痛みは刺激の有益性や適切な応用性を示しているのではないのです。</u>

　筋肉が硬くなった直後に強い圧を加えることも、痛みを除去したり、パフォーマンスを改善することにならず、問題を増やすことが多くあります。<u>すべての筋肉（もしくは筋筋膜）の上部に存在する結合組織の表層は、筋肉が神経系の情報を確実に受け取るために潤っていなければなりません。</u>結合組織の脱水状態は、ぎこちない動きや筋肉疲労、痛みを

引き起こしします。組織が脱水状態になったとき、ストレッチやマッサージ、その他の軽度、または中程度の圧の療法は心地よく、プラスの変化を持続させる手助けとなります。強い圧によってあなたは自身を傷める必要はないのです。

　筋肉の緊張を和らげる方法で人気があるのはオイルマッサージです。心と身体をリラックスさせて、血液循環を改善させる素晴らしい方法です。私もマッサージの大ファンで、専門家にマッサージをしてもらうのが大好きです。費用はかかりますが……。**オイルマッサージの意図はメルトと異なり、筋肉と血液循環に重点を置いています。もしあなたもマッサージが好きなら、メルトはマッサージの効果を長持ちするように助けることもできます。**

●正しい道具を見つける

　自分の結合組織の操作を試みるため、私が行っている手技療法を模倣できる、**支える道具**を使う必要があると気づきました。私は自分の手技の効果に似たものを生み出すことができる道具を見つけるために、フィットネスの道具や理学療法の用具から子供のおもちゃ、キッチングッズまで試してみました。探しているうちに適切な道具はフォームローラーとなったのですが、必要なのは硬いフォームローラーではありませんでした。そのときに入手できた硬い製品より、もっと柔らかいローラーを開発する必要がありました。身体で最も敏感な部位を圧迫するのに理想的なのは柔らかいソフトローラーでした。またソフトローラーは、脊柱を支え、やさしく刺激するのにも活用されました。ソフトボディローラーが理想的な道具だと判断して、すべてのテクニックと体位をローラーの円周や形状、密度との関係を考慮しながら発展させ、開発に至ったのです。

　メルトを始めた頃、まわりの人達は私がセルフ筋膜リリースのためにフォームローラーを使っていると思い込んでいたため、苛立ちを覚えました。この頃はいつも、メルトが他の技術やメソッドとどのように違うのか、このソフトローラーは硬いローラーとは全く違うものだ、と説明ばかりしているように感じていました。私はローラーの全く新しい使い方を考案していたのです。

KEYWORD

●有益な圧縮

　私はまず施術で行っていたように、関節内や関節の周囲の結合組織の流動状態を操作することに取り組みました。それは関節のスペースや可動性を増加させ、関節の**アライメント**を適切にすることだけが目的でした。それまで私は直接的なコンプレッション（圧迫）テクニックである手技療法を行って、特定の関節周囲の組織を直接操作していました。許容レベルの圧を維持していることを確認しながら、小さな範囲内の組織を圧迫するつもりでゆっくりと動かしていきました。ロルフィングや深部組織、神経筋の技術も参考にしながら、痛みの箇所には圧を与えないように行っていました。

　痛みのない圧と操作は、自分自身で行うと正確にできます。自分で痛みのある箇所を感じ取ることができますからね。**ボディセンス**や痛みの許容基準が分からない場合でも、身体が必要とすることに合わせていけばよいだけです。痛みは**ストレス調整器**や**オートパイロット**の防御反応を高め、次々に炎症やより強い痛みを引き起こします。私はボディワーカーとして、意図的に痛みを与えたことは一度もありません。私は発展させたすべての技術と共に直感的に知っていて、治療のためにわざわざ痛みを生み出すという考え方は問題外にしていました。

　レストアセスや、圧の実験、**レスト再アセス**、さらに試みを続けていくうちにいくつかの発見がありました、ある一つの関節内の液体を動かして新しく交換するテクニックを行うと、その効果はさらに広範囲におよんでいました。レスト再アセスをしている最中に、「奇妙だけどよい気持ち」を初めて感じ取ったときのことを思い出します。私の背中はもっと広く、力強く、軽く、そしてさらにしっかり床についているように感じました。これは血流が改善した感覚の域を超えていました。<u>私が感じた液体の動きは、直接的に結合組織の基質（マトリックス）に作用した結果なのです。</u>

　当初、私の関節はよい状態で動かしやすく感じていたのですが、もし単独の部位に対して圧迫のテクニックだけを施していたとしたら、そのよい感覚は長く続かず、1～2時間

【アライメント】
骨の並び、姿勢。

【ボディセンス】
身体のポジションと周囲の環境の関係を関知する能力。結合組織内の感覚受容器を使って姿勢の変化や張力、圧縮、圧力を感知して、結合組織を通していち早く情報を取り込んで体内で伝達を行っている。ボディセンスが正しく働いていると無意識に関節や臓器の位置を変えたり、「痛み」の警告が出せる。

【ストレス調整器】
交感神経のこと。

後、押圧した部位は少し腫れ、関節はこわばった感じになったことでしょう。これは私が達成したいこととは逆の効果でした。

　何が欠けているのか分かってきました。手技療法の中で、新鮮な液体を交換するように関節を刺激していると、局所組織の液体の動きがより広範囲の結合組織の動きをも復元させることを確認することができます。単に関節の中へ液体を引き込むのだけでは不十分で、液体は関節を通り抜けもっと先へ行く必要がありました。変化の持続は、**関節の部位から結合組織全体の流動性を生み出す新しい液体から生じたのです**。しかし困ったことに、私の両手を介さずに、この過程を再現する方法が分かりませんでした。

　そのため、いくつかの解析調査を試みました。メルトのクラスではクライアントに施している私の手技方法は行わないようにしていましたが、私が行っている特異的な軽いタッチの振動は自分自身には行うことはできません。協力してくれるクライアント数人に対して、私の両腕や両手をあたかもフォームローラーのように使ってみました。流動性の復元を試すために、異なる技術と圧力で実験したのです。表層の結合組織についてはギル・ヘドリー氏の解剖の授業で学んだことから、結合組織層の特異性については別の科学研究で学んだことから、それぞれ導き出した方法です。

　直感的に、結合組織の深い線維層と、全身の関節の新鮮な液体の交換を統合・平等にするために、皮膚の真下にある表層部の助けが必要なことも分かってきました。ギルはこの組織の層をもっと理解できるように手助けしてくれ、全身の接続と統合を促すためのこの試みを続けるように励ましてくれました。ある日、クライアントのビルへの施術の際、圧迫を行った後に、軽い圧を掃くようにかけ続けてみることにしました。**手のひらと前腕を使い、膝関節の周囲に軽くサッサッと掃くような動きを施しました。関節の周囲から表層まで流動が復元することを意図しながら、液体を一方向にだけ圧するようにしたのです。**

　これがとてもうまくいきました！　再アセス（再評価）をしたときに、結合組織全体の流動が改善したことを感じることができました。ビルは関節の可動域が広がり、動きやす

KEYWORD

くなり、柔軟性が向上したことに気づき、さらに持続したのです。ローラーを使った、軽く一方向に掃くように動かす圧迫の手順も、関節内外だけでなく、結合組織全体にわたり持続的な変化をもたらします。

自分自身にもローラーを使って同じテクニックを試し、同様の結果を得ました。そしていつものように、他の協力的なクライアント達にも試しました。結果は良好でした。実験によって、最大の成果を得る方法を得るためのさらに効果的な手段を見つけたのです。この掃くような動きは現在、メルトではローラーを一方向に動かすテクニックで、**リンス**と呼んでいます。

●小さな秘密

私はこれまで学んできた手技療法の技術を改造しようと試みていたのではなく、自分自身で開発したことをメルトに反映しようとしていました。

個人的な施術では、皮膚の下の結合組織層や表層について、自分の両手で評価していました。**私はこの結合組織層の下で移動する、流体のような振動を手に感じることができます。**このことについて、あらゆる手技療法のセミナーや高等教育では聞いたことがありませんでした。幼い頃から感じ続けている何かなのです。ボディワーカーになってから、もっと経験を積み、自分の感覚にいっそう気づくようになりました。私は、表層にある振動性の液体はどこにあろうと、凝集性や指向性のある動きはせず、それらは最も注目されるべき身体ポイントであると気づきました。脱水状態のとき、この外層は2サイズ小さくなってしまったジーンズのようです。歩いたり、しゃがんだり、座るのに心地悪く、窮屈です。きついジーンズによって組織も筋肉もすべてが押し潰されているのです。そしてそれは痛みとなります。

クライアントの最初の症状や外見から分かる問題が重篤であっても、もしも私が表層に特定の決まった軽いタッチで対処すれば、関節や筋肉、臓器、深い結合組織内で、脱水や停滞している部位に対処する能力が改善すること、そしてその状態は長く持続することも

分かっていました。

●多層的なアプローチ

　さて、結合組織に対するセルフケアでよい結果が続いたので、私は自分が作り出してきた技術にプラスして、別の手技療法の技術から何か得られることはないか探しました。結合組織についての多くの科学研究が進み、なぜマッサージが効果的なのかも調べられていました。私は直感的に感じたことを理解していましたが、私が試みていることを研究で明確に説明されたのは1度だけでした。それは、**結合組織のさまざまな受容体と、圧力の違いによる反応性の発見です。**それによって私は**異なる種類のコンプレッション（圧迫）が、なぜさまざまな潤いの状況に水和作用を起こさせるのか理解できるようになりました。私は自分の手で結合組織を圧迫するとき、まず脱水状態の組織にアプローチします。このとき、結合組織が圧迫に順応するための時間を与えることが重要です。もし、私のアプローチが深過ぎたり早過ぎたりした場合、組織は私のタッチに反発して、液体交換が不可能になります。**これは硬いローラーを使うときに起こります。そのため私はソフトなローラーを使い、圧がゆっくり入るようにしました。私がよりよい結果を得たのは、組織を探るように、ローラーの上でやさしく動いて圧を与え始めたときです。結合組織層をゆっくりと順応させ、圧力を受け入れやすくしました。今、私はこの技術を**「グライド（滑らかな動き）」**と呼ぶことにしました。

　あらゆる組織の手技治療を施している間、私はいつも最も効果的な液体交換を生み出すために、どの部位にでも2種類以上の圧を与えていました。このことを考慮しながら、身体の異なる部位に圧を与えるときにも、果てしなく思えるほどさまざまな深さと持続時間の圧力を試しました。そして最も即効性があり、持続する変化を得るために身体のそれぞれの**マス**に対しての、異なる圧の与え方を開発していました。現在、これらの圧の技術は**「シアー」**と呼んでいます。**大きく分けて、直接と間接の2種類のシアーがあります。**

　2つのシアーは、シアーする身体の部位により使い分けられます。シアーするのに効果的で安全な部位を決めるために、私の身体のすべての部位で圧の実験をし、**身体のスペー**

KEYWORD

【マス】
寝ころんだときに本来床について圧を感じていることが理想の身体の部位。頭・胸郭・骨盤など。

【スペース】
寝ころんだときに本来床からはなれていることが理想の身体の部位。首・腰など。

スに圧力を与えないようにするのが最善であることを学びました。高度な技能を持つ専門家だけが、スペース（腹部、首、喉、腰といった部位）を操作するべきであり、そのときだけはそれらの部位にさらされている神経や臓器が傷ついたり、害となったりすることを避けられます。私にはセルフマッサージで腎臓に打撲傷を負った苦い経験や、殿溝（お尻の溝）にある神経を過剰に刺激して、腹部に長期にわたり痛みを生じさせたこともあります。メルトのスペースを効果的に治療する技術を習得すれば、スペースの上下にあるマスにも働きかけることができるようになります。

●結合組織の習性

さらに説得力のある研究論文が発表されました。科学者達は、組織を機械的に引き伸ばし、緊張させた結合組織がどのような反応をするのかを見るために、臨床試験を行っていました。この研究が従来の研究と著しく異なっていた点は、筋肉組織ではなく結合組織において、張力がどのように結合組織の潤い、順応性、そして反応性に影響を与えるのかに着目しているということでした。

この研究によって、**張力が加えられて結合組織がピンと引っ張られたとき、組織の水分量が減少することが分かりました。組織が引っ張られる時間の長さと速度は、その緊張が解かれたときに、液体がその部位へ戻る量と速さを決定することも確かめられました。**つまり、結合組織が長い時間引っ張られ、圧迫されていると、細胞が結合組織に液体を戻したり、コラーゲン線維が理想的な長さに戻ることができなくなるという結論を出したのです。十分な液体がないと、私が**ストレスのつまり**と呼んでいる状態になり、潜在的な問題が徐々に増えていきます。逆に結合組織の脱水状態が引き起こされても、短時間で脱水状態を解消させることで潤いを取り戻せます。この手技療法の仮説は以前からありましたが、ついに科学的な解釈がなされたのです。

●圧だけでは足りないとき

この新しい研究が刺激となり、クライアントへの手技で行ったような結合組織に張力を加える方法を探すようになりました。セルフケアで最大の潤い効果を生み出すために、で

【ストレスのつまり】
老廃物がたまり、脱水状態となっている結合組織のこと。自律神経のバランスがくずれたり、同じ姿勢や動作が続くことで生じる。肩甲帯・骨盤・横隔膜に生じやすい。

きるだけ多くの受容体と層を刺激できるようにしたかったのです。私はクライアントが横たわって静止した状態で手技を行うとき、筋肉に関与することなく結合組織を引っぱることができます。どうしたらセルフケアで結合組織の張力をやわらげることができるでしょうか？　それは微妙で難しいことでした。異なる体位や、捻転、支え、動作を試した末、ついに結合組織を引っぱる方法を見つけました。その秘訣は、身体のマスをローラーを活用して2方向に引っぱることだったのです。

　正しい姿勢を取り、結合組織を可動域に順応させるためにゆっくり動く必要があります。そうしないと、引っぱる力を作るために使った筋肉が主役となって、筋肉が伸ばされています。圧迫するときのように小休止して、液体が結合組織から離れるように数回しっかり呼吸することが重要ということも分かりました。すると張力を解放したときに、潤いを取り戻すようになるのです。結合組織を2方向に引っぱることは、細胞の液体を入れかえる作業を始動させ、すぐに結合組織の伸展性を向上させます。

　現在、私達が**「レングス」**テクニックと呼ぶ方法は、身体の各部位に対応して行うことができます。Part3のメルトのプランで、あなたは身体の各部位それぞれの結合組織を伸ばす方法を学びます。

●新種の治療法

　多くの人が結合組織をセルフケアし、私がセッションで生み出すような成果を出せると紹介できるようになったことには、いまだに驚いています。

　当時の最大の課題は、人々の注意を「痛みと苦しみをともなって筋肉を伸ばす治療」から、「身体の結合組織をセルフケアする方法」に転換することで、それはこれまで誰も聞いたことがないテクニックでした。

　メルトのそれぞれのテクニックを生み出して磨きをかける過程で、結合組織についても深く学びました。結合組織や神経、筋肉は、メルトのテクニックを使うことですべて改善

KEYWORD

されました。潤いの問題に対処するとき、私はいつも身体が自己を癒す潜在的な能力に畏敬の念を抱きます。そして現在も、私の手技療法の研究成果の正当性と、メルトメソッドの科学を立証するために研究を続けています。

●結合組織の潤いを取り戻す

結合組織の潤いを取り戻すことは、潜在的な治癒力を高め、痛みのない生活やよりよい健康へ導きます。第一段階はすでに誰でも知っている方法で、**十分な水を飲むこと**です。しかし、水を摂取しても結合組織が水分を吸収しなければ、脱水状態となり関節痛や組織の炎症が残ったままになります。それが結合組織の問題なのです。ですから**身体の細胞のすべてが、摂取した水分を吸収できるように効果的に刺激する必要があります。メルトはそれを行うことができるのです。**

メルトの特殊なテクニックと道具は、結合組織の水分の状態を改善します。結合組織が適度に潤っていれば、筋肉はよく動き、関節は必要な支持とスペースを維持し、全身はより理想的な直立状態の**アライメント**を見つけます。そしてそれは日常の衝撃やストレスの吸収を助けます。さらに身体のすべての細胞は、摂取した水や栄養の吸収をもっと受け入れやすくなるのです。

脱水状態や**ストレスのつまり**は、身体の痛みや関節痛、毒性、悪い姿勢、しわ、セルライト、筋肉のアンバランス、細胞の脱水状態を引き起こし、心と身体にストレスを負わせます。**ストレスを患う結合組織の部位を刺激すると、潤いを取り戻す反応を引き起こします。**1つの部位の潤いを回復させると、結合組織器官の全体を改善することができるので、私は「包括的な潤い回復効果」と呼んでいます。

圧迫や伸張は繰り返される活動の間に、結合組織を脱水させますが、おもしろいことに、組織に潤いを取り戻すことにも活用できるのです。メルトは圧迫刺激と伸張刺激という2つの異なるアプローチで、ストレスのつまりや結合組織の脱水状態に対処します。

【アライメント】
骨の並び、姿勢。

【ストレスのつまり】
老廃物がたまり、脱水状態となっている結合組織のこと。自律神経のバランスがくずれたり、同じ姿勢や動作が続くことで生じる。肩甲帯・骨盤・横隔膜に生じやすい。

結合組織は限定的な固有の層を有する3Dの構造をしています。それぞれの層には、軽度や中度、遅い速いといった機械的な圧だけではなく、精密な張力に反応するための受容体があります。**その受容体が積極的に刺激されたとき、液体を産生する結合組織内の細胞が潤いを取り戻す効果や液体の入れかえ作業を引き起こします。潤いを取り戻す効果により、ストレスと炎症は減少し、すべての細胞環境と神経が改善されます。**手技療法を行うセラピスト達は、機械的な押圧や、組織を引っぱること、そして潤いを取り戻す効果を得るために自らの両手を使います。<u>自分自身の専属セラピストとしてセルフケアで結合組織に潤いを取り戻すためには、メルトのリハイドレート（潤いを取り戻す）テクニック、メルトのソフトボディーローラー、そしてあなたのボディセンスを使うことになります。</u>

　メルトのリハイドレートテクニックには、2方向のレングス（伸張）と4種類のコンプレッション（圧迫）（グライド、直接と間接のシアー、リンス）があり、<u>結合組織内のあらゆる層と受容体を刺激します。</u>これらのテクニックは手技療法と同じく、潤いを取り戻す効果を生み出します。

　メルトの2方向のレングステクニックでは、メルトのソフトボディーローラーが脊椎、肋骨、骨盤を安定させて、持ち上げ、やさしく支えて、適切な姿勢を作ります。メルトのコンプレッションテクニックでは、ソフトローラーが結合組織と神経系への過剰な刺激やストレスを与えることなく、身体の部位にやさしい圧力を与えます。

　ボディセンスや内部意識は、潤いを取り戻す効果を得るためのテクニックやローラーと同じように重要です。特に注意を必要とする身体の特定部位を認識しやすくするために、ボディセンスを活用するのです。またそれぞれのテクニックに特有の圧を作るために必要とする重さや圧力もボディセンスによって分かります。

　<u>**強過ぎる圧迫は、どのテクニックで実践するにしても、潤いを取り戻す効果を半減させてしまいます。**</u>圧力が強過ぎるのかどうか、どうすれば分かるのでしょうか？　あなたのボディセンスは、非常に強い不快感や痛みがあるというメッセージを送っているはずです。痛みが強過ぎる圧力を示すというのは、結合組織の異なる層や受容体に積極的に刺激

KEYWORD

【ボディセンス】
身体のポジションと周囲の環境の関係を関知する能力。結合組織内の感覚受容器を使って姿勢の変化や張力、圧縮、圧力を感知して、結合組織を通していち早く情報を取り込んで体内で伝達を行っている。ボディセンスが正しく働いていると無意識に関節や臓器の位置を変えたり、「痛み」の警告が出せる。

が与えられているということです。また、メルトが回復調整器を高めるのに対し、痛みはストレス調整器を過度に刺激します。私は、自分の手技でクライアントの誰にも痛みのある圧力を与えないようにしています。メルトの方法はどれもあなたに苦痛を与えることはありません。その圧力はいつも耐えられるレベルにするべきであり、もしあなたが痛みを感じるときは、身体の声に耳を傾け、ローラーの上に置いている体重を調整することが重要です。

●メルトのコンプレッションテクニック

メルトのコンプレッションテクニックのやり方を一番簡単に知る方法は、実践です。次のページで、ふくらはぎのグライドを試してみましょう。

【回復調整器】
副交感神経のこと。

【ストレス調整器】
交感神経のこと。

【ふくらはぎのグライド】

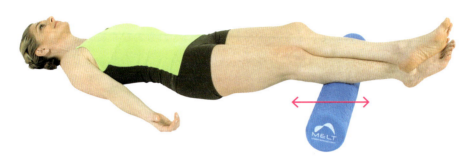

1

右のふくらはぎの膝寄りあたりをローラーに乗せ両足を交差させて、左足首を右足首の上に乗せます。足をリラックスさせて、ふくらはぎに軽く我慢できるくらいの圧がかかるようにローラーに当てます。

2

膝を4〜5回、ゆっくりと曲げたり伸ばしたりして、ローラーを約5cmの範囲内で前後に動かします。足と足首をリラックスさせたまま、ふくらはぎにある**ストレスのつまり**の部位を探るようにして見つけて、そこに軽く我慢できるくらいの一定の圧を加え、維持します。

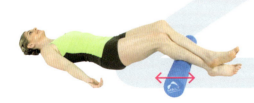

3

ふくらはぎを外側に傾けて、小さなグライドの動きを前後に3〜4回繰り返します。

4

次にふくらはぎを内側に傾けてグライドを3〜4回行います。

5

ボディセンスを使い、ふくらはぎの中央、外側、内側の3部位でより圧痛を感じる部位を感じ取ります。

6

その3つの部位でグライドを続け、2〜3回呼吸しながら動きを徐々に小さくしていきます。

7

両足をリラックスさせて、ふくらはぎの重みをローラーにあずけます。

8

同じことをもう片方の足にも行いましょう。

●グライド

　グライドのテクニックでは、**身体の部位に対して、ローラーを小さな範囲で前後にやさしく動かします**。身体の部位をローラーに乗せて圧迫し、ローラーを動かすと、グライドを行っていることになります。グライドでやさしい予備的な圧力を導入するのです。小さくゆっくりした動きで一貫した圧力を保つことは、組織が圧に順応する時間を与えます。またグライドは、組織にバリア（障壁）や圧痛部位がないか調べる機会になります。その後に、次に説明する**シアー**を行います。

　グライドも、他のすべてのコンプレッションテクニックも、肩甲骨、お尻、太ももといった身体の**マス**だけ行い、**絶対に首、腰、膝の後ろのようなスペースには行わないでください**。スペースはむしろ、直接でなく、上下のマスに行うことで、恩恵を受けます。グライドを行うための体位とローラーの配置は、グライドする身体の部位ごとに異なります。Part3でご紹介するメルトのプランで、**リハイドレート**テクニックについて順を追って説明します。

グライドと結合組織

　グライドは、身体のいくつかの部位をローラーの上に乗せ、軽度から中程度の圧迫をすることで潤いを取り戻す効果を活性化します。軽くやわらかな力で前後させる動作は、組織に過剰な刺激を与えることなく、皮膚から骨までの組織に対して、もっと狭い範囲に絞った**シアー**のような圧力が順応するように準備させます。グライドすると、張り詰めた感覚や、圧痛や痛みのある特定の重要な部位に気づくでしょう。それらの「障壁」は結合組織で脱水状態となっている部位です。**ストレスのつまり**はこのように感じるのです。その不快感は、それらの部位に特別な注意が必要だという身体の信号です。

　メルトを何度も行っているうちに、障壁は少なくなっていきます。ここで留意することは、腰の外側や太ももの内側の近くといった、特に関節付近の身体のいくつかの部位には、より厚い結合組織層があるということです。それらの身体の領域は、頻繁に繰り返さ

【マス】
寝ころんだときに本来床について圧を感じていることが理想の身体の部位。頭・胸郭・骨盤など。

【スペース】
寝ころんだときに本来床からはなれていることが理想の身体の部位。首・腰など。

【ストレスのつまり】
老廃物がたまり、脱水状態となっている結合組織のこと。自律神経のバランスがくずれたり、同じ姿勢や動作が続くことで生じる。肩甲帯・骨盤・横隔膜に生じやすい。

れる姿勢により、引っぱられて緊張してゆがみ、多くの障壁を保持していて、筋肉の働きを抑制させています。これらの部位は、激しい圧痛を生じさせる可能性がありますが、それは最も有益な結果を得るための圧力を和らげるきっかけにもなります。

　いかなるコンプレッションテクニックを行う最中でも、いつも軽く我慢できるくらいの圧力を維持することを忘れないようにしてください。**痛みは、圧が強過ぎるという信号です**。それでは次はシアーのテクニックを試してみましょう。

KEYWORD

【ふくらはぎのシアー】

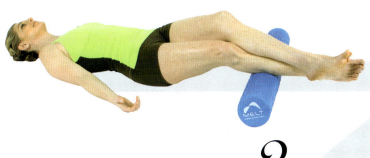

1
身体とローラーを、右足のふくらはぎをグライドしたときと同じような位置に置きます。グライドするときに感じた3つの部位のうち、より感度が高かった部分を見つけるために、その部位をもう一度グライドします。

2
足をリラックスさせ、ふくらはぎをローラーに当てます。

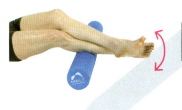 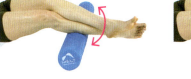 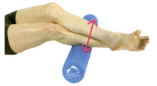

3
我慢できるくらいの軽い圧力を維持し、<u>右の足首を3〜4回、曲げたり伸ばしたりして間接的にシアーを行い、その後、足首を3〜4回ずつ、左右に回します。</u>ローラーは静止させたままにします。

4
足首をリラックスさせて、右足全体を<u>3〜5cmの小さな範囲内で、内側と外側に4〜5回傾け、直接的なシアーを行います。</u>ローラーは静止させたままにします。

5
ローラーに乗せたふくらはぎに圧をかけて、<u>右足を左右に動かしながらローラーにこすりつけます。</u>これをクロスフリクション（交差マッサージ）と呼びます。もし何かしらの痛みを感じる場合、両足の交差を解いて圧力を減らします。

6
シアーを終えたら、足をリラックスさせ、2回しっかりと呼吸します。ふくらはぎの重みをローラーにあずけます。

7
もう片方の足にも行いましょう。

●シアー

　シアーは強力なタイプの押圧と刺激なので、常に**グライド**の後に行います。シアーには2つの異なる方法があります。

直接的シアー：シアーする身体の部位を、止まったローラーの上で動かします。たとえば足を内外に傾けることによって、ふくらはぎの部位を直接シアーします。直接的なシアーは結合組織を外側から内側へ刺激します。**身体を動かしますが、ローラーは動かしません。**その代わりに、**ローラーが当たっている部位に単独の強い押圧をするために特有の動作をします**。こうして結合組織層を動かして、潤いを取り戻します。シアーする部位が小さければ小さいほど、それだけ潤いを取り戻す効果が高まります。

間接的シアー：シアーする身体の部位は、すぐ近くの関節を動かす間も、安定したローラー上から動かさないようにします。たとえばふくらはぎを動かさないようにしながら足首を回転すると、ふくらはぎを間接的にシアーすることになります。間接的なシアーは、結合組織を内側から外側へ刺激します。**ローラー上のシアーしたい部位を安定させながら、すぐ近くの関節を動かすと、圧を加えている部位の真下にある筋肉を収縮・弛緩させます。**こうして筋肉と骨を取り囲んでいる結合組織層の深部を刺激し、潤いを与えることができます。

　いつ、どこで、どのように、間接的・直接的シアーを行うかについては、Part3のメルトのプランで説明します。

シアーと結合組織

　シアーで結合組織を刺激すると、**結合組織内で潤いが**生み出され、**組織の反応性が改善**されます。シアーは皮膚から骨まですべての層を効果的に刺激します。またそれは、障壁を作る脱水状態の結合組織に、新鮮な液体を入れて、適切に潤いを取り戻させるようにします。こうして、結合組織の伸縮や支える性質を向上させます。

KEYWORD

シアーするとき、ローラーの上で自分の体重によって集中的な圧力をかけ続け、圧力をコントロールします。**シアーの目的は、スポンジを絞るように液体の中身を外に押し出すことです。**結合組織の細胞を刺激して、新しい液体を産生させて取り入れるようにするのです。圧力を続けながら小休止すると、液体をすべて押し出します。そしてそこの圧力を弱め、次の部位の圧力に移るとき、それまでより多くの液体が、その部位の中に引き込まれ、細胞の中に吸い込まれます。すると脱水してコリがあった組織は、たちまち改善されます。この潤いを取り戻す効果を得るには、ローラー上で、小さく限られた部位への圧を与え続ける必要があります。重い感じがして不快だったり、痛みを感じる押圧は避けてください。シアーを適切に行うと、圧痛（触れると痛い）部位を感じることもありますが、身体を傷つけることにはなりません。痛みが出たら圧力を下げるべきということをお忘れなく。

　それでは、最後のリハイドレートテクニック、**リンス**を試してみましょう。

Calf Rinse

【ふくらはぎのリンス】

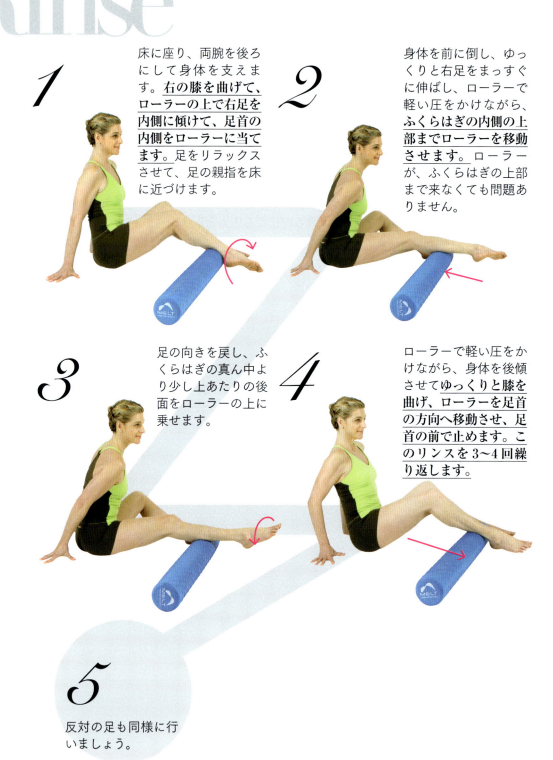

1 床に座り、両腕を後ろにして身体を支えます。**右の膝を曲げて、ローラーの上で右足を内側に傾けて、足首の内側をローラーに当てます。**足をリラックスさせて、足の親指を床に近づけます。

2 身体を前に倒し、ゆっくりと右足をまっすぐに伸ばし、ローラーで軽い圧をかけながら、**ふくらはぎの内側の上部までローラーを移動させます。**ローラーが、ふくらはぎの上部まで来なくても問題ありません。

3 足の向きを戻し、ふくらはぎの真ん中より少し上あたりの後面をローラーの上に乗せます。

4 ローラーで軽い圧をかけながら、身体を後傾させて**ゆっくりと膝を曲げ、ローラーを足首の方向へ移動させ、足首の前で止めます。このリンスを3〜4回繰り返します。**

5 反対の足も同様に行いましょう。

●リンス

　リンスのテクニックは、**結合組織の液体を特定の方向へ動かします**。組織の自然なエネルギッシュな流れや、張力のエネルギーと調和しながら、組織に水分を勢いよく流すので、持続的な結果が生み出されるのを感じるでしょう。

　結合組織をメルトさせるために、ローラーの上では**ゆっくりと動く必要があります**。急いではいけません。リンスで重要なことは、正しい方向に行うこと、そして圧力を比較的軽く保つことです。リンスは皮膚の真下の組織を軽く、一貫して掃くように行います。**グライド**や**シアー**よりずっと軽く行います。また、リンスは加える圧の深さよりも、一貫性のある軽い圧を維持することも大事です。いつ、どこでリンスするかについては、メルトのプラン次第です。

●リンシングと結合組織

　シアーで部位を刺激して、組織の中の水分を流し出し、リンスで新たな液体（水分）を取り込みます。**リンス**は、液体の流動を全身に広める助けになります。これは広範囲に潤いを取り戻す効果を生み出し、全身の水和作用を統合させ始めます。リンスは全身のバランスをよくするために、すべての結合組織内の粘着性のある液体の流れを回復させます。**オートパイロット**は、頭からつま先まで情報を素早く伝達し、効率のよいバランスを維持するために、結合組織の水分の状態に依存します。リンスはこの情報ハイウェイの開放を助けるので、オートパイロットはあなたの重心とすべての関節へのクリアな信号を保ちます。

　結合組織は密性の器官なので、**グライド**と**シアー**をした部位のすべてに**リンス**をする必要はありません。**重要なことは、リンスを全身の結合組織の流れと同じ方向に行うことです**。私はこの流動方向を張力エネルギーと呼んでいます。

【オートパイロット】
結合組織と神経系のつながりのこと。無意識に身体の全組織を安定させてバランスを保つために重心をさがしている。

張力エネルギー

　私は自らの手技療法を通じて、体内には方向が決まったエネルギッシュな生命力があることを認識していました。私はこの振動性の液体の動きを自分の手で感じ取ることができます。このエネルギッシュな力は、川のように絶えず流れ、循環していて、多方向の流れの道筋を持ちます。

　この絶え間ない循環の波は身体の背面を下り、前面を上ります。そして身体の側面を下り、両足の内側と身体の中心を通ってまた上ります。身体の周りを渦巻き状に、螺旋の輪のようにして下がり、そして身体の中心を通って再び上ります。この反抗性や張力と関連するエネルギッシュな流動機能は、身体に重力と連動、そして重力に逆らうよう力も与えるので、姿勢をまっすぐにして、しっかり足を大地につけておくことができるのです。始まりや終わる場所はありません。この途切れない連続する力は単にエネルギッシュなだけではなく、生理的な現象でもあります。**オートパイロット**は、振動性の伝達情報をGPSシステムに供給するため、体内のこの不変の運動に依存しているのですが、ストレスがつまっていると情報が遮断されて、張力エネルギーを失ってしまいます。

　張力エネルギーの様式は、世界各国の伝統医学や進歩的な治療に対して情報を与え、理解を深めさせ、新しい治療法の発見のための枠組みを生み出しています。その高度な反応システムを理解することで恩恵を受け、自身の自己治癒を向上させることができます。**グライド**、**シアー**、そして**リンス**のテクニックとメルトのプランの数々は、すべて張力エネルギーの方向に働くのです。

●メルトのコンプレッションのヒントと対策

安定させたままで

　あなたは**リハイドレート**の間、安定した状態を保つために身体のコア（中心）を働かせる必要があります。また、身体をローラーの上で動かすとき、腕、首、肩、そして足に過度な負担がかからないようにして、ローラーの上にある**マス**に対して適切な体重を維持するようにします。圧をかけすぎないようにすることで、テクニックの恩恵を存分に得るこ

KEYWORD

【オートパイロット】
結合組織と神経系のつながりのこと。無意識に身体の全組織を安定させてバランスを保つために重心をさがしている。

【マス】
寝ころんだときに本来床について圧を感じていることが理想の身体の部位。頭・胸郭・骨盤など。

とができます。もしメルトのコンプレッションテクニックをするときに、追加のサポートが必要ならば、ボルスター（補助枕）やヨガブロックを使って、ローラー上に体重をかけ続けるのを助けるとよいでしょう。

痛みの許容範囲

　ここで、覚えてほしいことがあります。それは、**メルトは組織中の「小さな何かを目覚めさせる」ことがしたいのであって、組織や感覚神経系を過剰に刺激するのではないということです。**過剰な刺激は炎症を起こし、セルフケアの恩恵を減らすことになります。メルトは痛みや炎症を増やすのではなく、減らすために構築されました。メルトの恩恵を存分に得るために、痛みを感じるときは、身体の声を聴いて調整することが大切です。非常に強い感覚があるとき、加えている圧の量を減らし、必要ならばさらに**シアー**を行います。

「レス イズ モア」ほどほどの動きで大きな成果

　結合組織は加えられる特定の圧力の量に、正確に反応します。与える圧力が強過ぎたり、動きが早過ぎたり、1つの部位に留まり過ぎたりすると、メルトの恩恵が減少します。

スペースはメルトしません

　グライド、**シアー**、**リンス**は、腹、首など「**スペース**」とされている部位には直接的に行わないでください。それらの部位は臓器や神経がさらされた状態にあるので、治療は専門家に任せるべきです。メルトは**マス**だけに行います。スペースはマスに潤いを取り戻すときに産生する液体から恩恵を受けます。

しっかり呼吸する

　リハイドレートのテクニックを行うときは、圧迫している部分の中に息を吹き込むことに集中します。集中した呼吸を行うとリラックスして圧力に慣れるため、横隔膜と神経系の間の極めて重要なつながりを効果的に刺激することができます。また、このしっかり呼

【スペース】
寝ころんだときに本来床からはなれていることが理想の身体の部位。首・腰など。

吸することは、全身で新鮮な酸素を含んだ血液やリンパ液などの液体が循環するのを助けます。身体のあちこちの過度な緊張緩和を助けるので、コンプレッションテクニックの最大限の恩恵を得ることができます。加圧するときは呼吸を止めてはいけません！

●メルトの２方向のレングステクニック

　レングス（伸張・伸ばすこと）には、例えばお尻とかかとの、２つの特定の身体のマスを動かすことが含まれています。この２つの間の結合組織で張力を生み出すために、お互いを同じペースで離れさせていきます。**輪ゴムをピンと張るために、２つの反対方向に引くことを考えてみてください。身体では、お尻とかかとの、２つのマスを反対方向に動かして、姿勢を維持します。**組織が順応している間はしっかりと深呼吸を行います。

　潤いを取り戻す効果を最大限に発揮させるため、焦点を置いた身体の２カ所の間の張力の引きをしっかり感知する時間をとります。秘訣は適切な姿勢をとることです。結合組織を十分に接触させるために特定の筋肉を使い、適切な姿勢を取るようにして関節を調整し結合組織を伸ばさなければなりません。体幹の筋肉を働かせることが、身体を安定させて、適切な姿勢を維持する助けとなります。

　２方向のレングスのためのローラーの使い方や、身体のどの部分を反対方向に動かすのかという詳細は各部位ごとに異なります。詳しい方法はPart3のメルトのプランで説明します。

●メルトの実践時間のコツと注意

ローラーの上にいる時間

　脊椎に沿ってローラーの上に横たわり、頭蓋骨の基底部分や骨盤などあらゆる**マス**をローラーに乗せてメルトを行いますが、時間は最長でも10分です。もしあなたが妊娠中、負傷中、またはローラー上でどのような姿勢をとっても不快感があるときは、圧を加える時間を短くして４分までにします。メルトをするたびに１分ずつ増やし、最長時間の10分間になるようにします。

KEYWORD

【マス】
寝ころんだときに本来床について圧を感じていることが理想の身体の部位。頭・胸郭・骨盤など。

3呼吸ルール

 また、「ローラーの使用時間をほどほどにする」のがよいことも忘れないでください。**レングステクニックで伸ばす姿勢の持続時間はどれでも、深呼吸3回分ほどの時間以内にします。**その姿勢をもっと長く維持すると、筋肉疲労を起こしてしまい、身体から脳へ矛盾した情報を送ってしまうことになります。テクニックは繰り返すことが大切なのですから、いっぺんに長時間やらず、毎日ほどほどにすることです。

 それでは次のページで、2方向のレングステクニックを試してみましょう。

【お尻からかかとまでのプレス】

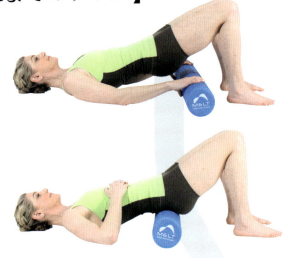

1

床に横になって、膝を曲げ、足を床に置き、お尻を床から離します。ローラーを膝の下に入れます。<u>ローラーを骨盤の下（仙骨上）に移動させて、腰のすぐしたに配置して腰をおろします。</u>

2

ローラーが適切な場所にあるかどうかを確認するために、両膝を曲げて胸の方に向けます。ローラーが滑ってお尻からずれてしまいそうになったら、背中の方に動かします。逆に背中の下にあるように感じたら、お尻の方にずらしてください。

3

膝と股関節を曲げて、<u>左足を床に置きます。膝が天井の方を向くように、右太ももを上げます。</u>

4

<u>右足をまっすぐに伸ばし、足首を曲げます。</u>骨盤はローラーの上で前傾させて圧を保ち、肋骨はリラックスして床に圧がかかっています。

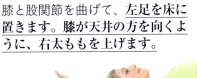

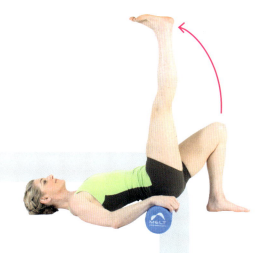

そのままゆっくりと右の足を天井に向け、膝が曲がる前に止めます（膝をギュッと締めたり、過度に伸ばしたり、膝の痛みを感じることがない状態で、足をまっすぐに保ちます）。

息を吐き出すときに足首の曲げを意識し、骨盤を前傾させてローラーの上に重く保ちます。 かかとからお尻までの引っ張られている感じをしっかりと感じるようにします。

息を吸うときに足をリラックスさせます。 足の重みで骨盤がローラーに沈み、骨盤の傾きを感じることができます。集中して息を吸いながら、もう一度6の動作で張力を感じます。6〜7を2回繰り返し、右足を床にやさしくおろします。

左足で、同じことを繰り返します。

point

身体が柔らかくても、90度以上足を伸ばさないでください。顔に向かうまで傾けてしまうと、足の後面の結合組織の伸張効果が失われます。

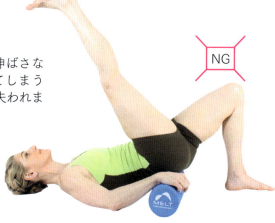

NG

●メルトの２方向のレングス

２方向のレングスと結合組織

　結合組織は柔軟性があります。その役目は張力に対応し、過度に引き伸ばされても耐えることができます。結合組織のコラーゲン線維は、身体が動いたときに筋肉と結合組織の両方が裂けてしまわないように保護したり、支える役割をして耐えています。もし結合組織が潤っているならば適切に働きますが、潤いがなくなって脱水状態になると、組織の伸展性や反応性を低下させてしまいます。また、それは身体の**テンセグリティー構造**の支持システムとしての役割を妨げることになります。

　結合組織が脱水状態になっていても、適切に結合組織を可動域の上限まで伸ばすことができれば、潤いを取り戻す効果を生み出し、結合組織の伸展性を回復させることができます。伸ばすことで結合組織から液体（水分）を引き出します。結合組織の受容体は、その部位にもっと液体（水分）が発生するように誘発するのです。

　適切に伸ばすことは結合組織の回復力を向上させ、弾力や支える性質を取り戻します。伸ばすことで結合組織に潤いを取り戻し、関節内によりスペースを生み出し、関節の整合性、安定性、そして**アライメント**を改善します。

ボディセンスを使う

　身体において実際に動きを作り出すのは筋肉ですが、結合組織の２方向のレングスを効果的に行うための最も重要なツールは**ボディセンス**です。結合組織の張力による引き伸ばしを、筋肉のストレッチと対比させて感じ取るようになるには、<u>練習と良好なボディセンスを必要とします。まずは筋肉のストレッチと結合組織の引き伸ばしは一体何がちがうのか、その感覚の違いを知ることが鍵となります。</u>

　結合組織のレングスは、ふくらはぎなどの筋肉を伸ばすよりも、足全体の後面のような全体的な領域で感じられます。筋肉のアイソレーテッド・ストレッチ（筋肉を伸ばすストレッチ）とは違い、引き伸ばされている感覚は関節の域を超えて広がります。筋肉のスト

KEYWORD

【テンセグリティー構造】
テンション（tension）とインティグリティー（integrity）を合わせた造語。物体に力学的なストレスが加えられた時にゆがみへの抵抗力が生まれて支え合う関係性。重力に支配されずに形を維持できる。

【アライメント】
骨の並び、姿勢。

【ボディセンス】
身体のポジションと周囲の環境の関係を関知する能力。結合組織内の感覚受容器を使って姿勢の変化や張力、圧縮、圧力を感知して、結合組織を通していち早く情報を取り込んで体内で伝達を行っている。ボディセンスが正しく働いていると無意識に関節や臓器の位置を変えたり、「痛み」の警告が出せる。

レッチでは、引き伸ばされる感覚は関節あたりまでの小さな部位でしか感じられません。筋肉は結合組織の許容範囲内でしか、ストレッチできないのです。**筋肉のストレッチをするのに最適な時間は、メルトを行ったあとです。**結合組織をしっかり伸ばして、潤いを取り戻したあとは筋肉の柔軟性が飛躍的向上することに気づくでしょう。

もし強すぎる伸びを感じたなら、それは伸ばすのに適切な範囲を超えているサインです。これでは、潤いの恩恵を得る能力を抑制してしまっています。また、足全体の結合組織を伸ばしたとき、ふくらはぎだけが引っぱられるような感じはしません。強すぎるストレッチを感じたら、姿勢をリセットして、もっとゆっくりと動いて、足の後面全長の結合組織が軽く引かれるのを感じるような2方向性の動きを作ります。**筋肉のストレッチよりも引っぱられる感覚は弱いのですが、筋肉と結合組織への効き目はずっと大きく、より長く持続できるのです。**もし適切な姿勢を作ることができないと分かったときは、最初にその部位にコンプレッションテクニックを行います。そのあとにまた伸ばす姿勢にして2方向のレングスができるかどうか確認してください。

適切に結合組織を伸ばすには練習が必要ですが、練習すれば簡単に結果を出せることが分かるようになります。

評価のテクニックとして伸びを比べる

メルトではときどき、身体の特定部位の不均衡を調べるために、メルトのレングステクニックを使います。このためには身体の同じ部位へコンプレッションテクニックを行う前と後に、同じレングスを行い、その違いを感じるかどうか確認します。たとえば、肋骨をレングスをするとしたら、その後にグライド、シアー、リンスを背中に行い、肋骨のレングスを繰り返します。2度目に肋骨のレングスを行うとき、伸張する力が増しているはずです。

それぞれの部位でレングスのテクニックを行うとき、片側がより伸ばされる必要があると感じるか、または他よりも制限されている感じがするかどうかという点にも注意を払ってください。この不均衡の対処に、メルトのレングスを、もう片側に繰り返すことができ

ます。身体のその部位に対し、レングステクニックを繰り返す前に、メルトのコンプレッションテクニックも繰り返したくなるかもしれません。

マスの安定性と分離

　上半身のレングスを行っているとき、2方向性の動きを作り出しながら、肋骨や骨盤、または**マス**の重さ・安定性に意識を向け続けます。下半身のレングスを行っている間は、安定性を維持しながら、マスを分離させることも必要になります。たとえばお尻からかかとまでのプレスを最大限に活かすため、骨盤をローラーの上部に乗せている間に、肋骨の重さを床にかけ続けることになります。

呼吸に集中する

　レングスを行っているとき、伸ばしている部位の中へ息を吹き込むつもりで、しっかり呼吸してください。メルトをしている最中、息をゆっくりしっかり吹き込むと吸入が張力の引きを深くし、息を吐き出す際には体幹が刺激されます。こうして特定のメルトのレングス動作から十分な恩恵を受けることができます。

【身体の変化】
リハイドレートテクニックを終えたあとの再アセスでは、以下のような特定の変化に気づくことでしょう。

- それぞれのマスが床にしっかり重くかかるような感じがする。
- 全身のなめらかな動きが復活する。
- 理想的なアライメントに近づいた感じがする。

KEYWORD

【マス】
寝ころんだときに本来床について圧を感じていることが理想の身体の部位。頭・胸郭・骨盤など。

Release
リリース：解放

　私はクライアントが有効に首の**リリース**をするために、頭蓋底をうまく取り扱えるものを探していました。しかし適切な道具が見つからないので、自分で作ってみることにしました。一番効果があった道具は、ビニール製のパイプにヨガマットと緩衝剤（プチプチのシート）を巻きつけてテープで留めたものでした。この手作りローラーに頭を乗せてゆっくりと体重をかけ、頭の位置を調節して、効果的に働くかどうか確認しました。クライアントに手技をするように、動いたり、体位を調節したりしました。**再アセス**をしてみると、首のつまりが完全に取れ、リラックスした感じがしました。首を左右に回すことも楽にでき、呼吸もしやすくなりました。自分で首にかかっている圧力を減らしたのです。その効果は1日中続き、私は驚いて、翌日にもう一度試してみたところ同じ効果を得ました。自分の首の緊張を減らし、リリースすることができ、その明らかな変化を1日中感じたことは奇跡のようでした。この動作と圧力は、私が実践する手技療法のテクニックを再現するような繊細なものでした。

　私のクライアントのリンは、首と顎関節に深刻な問題を抱えています。この新しいテクニックは彼女と共有できそうだと思いました。顎関節症は、顎が整合していない状態です。顎がとてもこわばり、大きく口を開けることが難しくなります。顎関節症は顎に極度の痛みをもたらし、頭痛の原因にもなります。まさにリンがそうでした。私が首のリリーステクニックを見つけたと伝えたとき、彼女は「それ、私にも効くかしら？」とたずねました。これまでは私の手技で彼女の首の圧力を下げることで、彼女の顎を楽にしていました。プライベートセッションの終わりに「少しだけ新しいリリーステクニックを試す時間を取りましょう」と伝え、私は意図的に首の圧を減らすための手技を行いませんでした。私の手技が終わったあと、まずは床に仰向けになって**レストアセス**（寝ころんだ姿勢での評価）をしてもらいました。特に首と顎がどのように感じられるのか注意するようにレクチャーしました。その後、私自身が行ったことを話しながら、彼女にビニールパイプの手

作りローラーを渡しました。手作りローラーでリリースしたあとに再評価したとき、彼女は深呼吸をし、あくびをして、両目を大きく見開いて言ったのです。

「なんてこと！　今、あくびをしたとき、顎がどれだけ開いたか見た？　クリック音もなかった。スー、これ、本当に効果があるわ！」

翌週の次回の予約の日まで、彼女に毎日そのテクニックを繰り返してもらうように、手作りのローラーとやり方を書いた紙を渡しました。私が手技で彼女の首の圧を減らしておくと、いつも3日から5日間ほどは顎の痛みが治まっていました。翌週のセッションに来た彼女は開口一番、「顎が本当に良くなったの。これをただのジンクスにしたくないから、あまり大きな声で言いたくないのだけど。顎の感じは先週あなたの治療院を出たときから、ずっと変わっていないの」と教えてくれました。

さらに彼女は続けて、「もっと言うと、毎日少しずつ良くなっているみたいなの。毎回、このテクニックを行うたびに顎が良くなっている感覚があって、頭痛だって一度もないのよ。一昨日なんて、ずいぶん久しぶりに8時間も眠り続けて、起きたときはぐっすり眠れたなって感じがした。今朝は、朝食を食べているときに顎のクリック音が出ていないことに気づいたの。たぶん、今週のはじめからずっとこんな感じよ」と報告してくれました。

彼女の顔は完全にリラックスしていて、見た目も若々しくなって、輝きが増し、肌や目が澄んでいることに気づきました。そして彼女の活力（エネルギー）レベルが、それまで私が見てきた中で一番よいように見えました。

「スー、あなたは本当にいいことに気づいてくれたわ。もし私の夫のいびきと腰痛にも、同じように効果のある方法を教えてくれたら、私の結婚生活も救われるかも！」とリンは笑っていました。

私は驚いたと同時に、興奮もしていました。もしリンが自分で首の圧を減らせるならば、他のクライアントもできるはずです。しかし、私が取り組まなければならないのは、

KEYWORD

首の問題だけではありませんでした。腰痛に悩むクライアントもたくさんいて、腰の圧を減らす方法も見つけなければなりませんでした。アリゾナ大学医学部の研究によれば、成人の80％が生涯で一度以上は腰痛を経験するとされています。腰痛は最も一般的な慢性痛です。2番目に多いのが首の痛みです。首と腰は身体の2つの大きな「**スペース**」として、日々の動作で最も酷使されています。結果として首と腰の脊椎は、過度な圧力やトルク（回転力）の影響を受けやすく、慢性痛、炎症、関節の損傷が起きます。これは、うずく痛みやコリから始まり、頭痛や不眠症、消化器の異常、損傷といった一般的な健康問題の連鎖反応を引き起こします。やがて老化の促進と慢性的な健康障害が発生して、治療の選択肢は投薬や手術処置だけとなり、さらに座ってばかりの動かない生活習慣になってしまいます。そのため、根本から治すことができない不完全な解決方法はこのリスクを増大させるだけなのです。

私はさらに複数の減圧テクニックを開発し、クライアント達と1年をかけて技術を共有しました。彼らからの反響は驚異的なものでした。膝の痛みや消化器の悩みといった別の問題も抱えるクライアントでさえ、自分自身で脊椎の減圧を続けることによって、それぞれの不快な症状も減少しているように感じ始めていました。私が開発したテクニックは、彼ら自身で痛みを取り除き、再発させない方法だったのです。この減圧テクニックは、すべてのメルトテクニックのなかで、最も分かりやすくて力強い変化を生み出しました。

はじめは、私とメルトのインストラクターだけが、これらのテクニックをクライアントにマンツーマンで指導していました。
当時の私はこのテクニックをグループフィットネスで指導することにためらいがありました。その理由は、少なくとも説明に数分費やし、準備をして、それから実践するのにさらに5分以上もかかってしまうからです。

私は当初、メルトのコンセプトを、「フィットネスパフォーマンスの向上」をメインにして構想していました。痛みが取り除かれることは、あくまでフィットネス体験の副産物のようなものだと考えていて、メルトだけで対処できるとは思っていませんでした。ま

【スペース】
寝ころんだときに本来床からはなれていることが理想の身体の部位。首・腰など。

た、痛みを取るという考えは、私が長年関わっていたフィットネス界では、治療的な側面が強いと思われていたからです。

　私はグループクラスの指導の中で、メルトの他のテクニックにも磨きをかけ、参加者達はとてもよい結果を出すようになっていました。そして、減圧テクニックの必要性を強く感じるようになっていました。時間を使って練習を重ねながら、だんだんと説明を簡潔にしてゆき、減圧するタイミングの伝え方を学び、そして**リリース**する前に**グライド**と**シアー**をするという的確な処方を見い出しました。最終的には、彼らが自分自身で首と腰の**スペース**の圧を減らすことがどのようなことなのか、すんなり理解できるように教える方法も学びました。クラスの参加者が続々と増えてきて、私はいつも次のように話すようになっていました。「私は普段、自分の手技療法で多くの人の首や腰をトリートメントして、圧を減らし、正直たくさんお金をもらっているわ。でも私にとって、それよりもはるかに大きな喜びは、みなさんにセルフケアの方法を伝えて、みなさん自身で痛みを取り除き、痛みのない状態を維持することができるようになることです。みなさんも、すぐに自分自身でできるようになります。私達のクラスへようこそ！」。そして自分のレッスンが、私の治療院の壁をはるかに超えるほど成長していることに気づきました。

●減圧の基本

　脊椎の関節や両手、両足だけでなく、首と腰の圧を減らすことは、誰にとっても痛みのない生活を送るために不可欠なことです。メルトは関節にかかっている圧を**リリース**（解放）するためのツールになります。

スペースを見つける

　大人になってからも、背が伸びたらうれしいですよね。でも実際は加齢により、体内にある多くの関節のすき間を失って、背は縮んでいってしまいます。繰り返される動作や姿勢、そして重力も、身体の関節内の重要なスペースを維持する能力に対し、大きな打撃を与えます。しかしこれは高齢者だけに限ったことではありません。首や腰の痛みがあったり、首を回すのが困難だったり、腰に硬直があったりするといった症状を経験したことが

KEYWORD

【スペース】
寝ころんだときに本来床からはなれていることが理想の身体の部位。首・腰など。

あれば、関節の**スペース**は失われていっているのです。両手両足とは連動して、いつも最初に影響を受けるのは、首とお腹・腰のスペース、または「身体の最重要なスペース」です。関節をはじめとするスペースは、「**マス**」によって臓器と神経を損傷することなく、身体を曲げたり、回したりすることで、動きます。肋骨が骨盤まで続いていたら、身体を曲げることはできませんよね。身体のスペースは非常に重要なのです。

　どのような原因が首と腰の関節のすき間を失わせたのかは関係なく、スペースがなくなれば脊柱の骨が互いに近くなるという結果になります。そうすると、椎骨が圧迫されるとき、椎骨の間にある椎間板と、脊柱から出ている神経も圧迫されることになります。
　神経が圧迫されて締め付けられ、刺激されるとき、痛みを感じます。この痛みは慢性的な痛みの兆候なのです。

　圧迫したときに痛みがあることは、結合組織にも炎症があるというサインであり、関節にも損傷を引き起こすことになります。脊柱の神経の圧迫に由来する痛みやうずき（チクチク感やヒリヒリ感）は、身体の他の部位で感知され、それは関連痛として知られています。感覚と運動神経の伝達機能が弱められ、遅れてしまい、さらに脊柱の**アライメント**が悪くなります。アライメントが悪い姿勢を維持することになると、**オートパイロット**は、それまで以上に働かなければなりません。

　脊柱が圧迫されると、首と腰の自然なカーブ（S字カーブ）を失うことになります。カーブのバランスが低下すると、脊椎は身体の圧迫の埋め合わせができず、身体を楽に動かすために必要な衝撃吸収力と回復力を失います。理想的とはいえない脊柱のアライメントの状態で、関節が固定してしまい、椎間板の損傷やケガを招きます。脊柱のアライメントのずれは、肩や膝といった別のスペースに広がり、圧迫の連鎖によって痛みや炎症、関節損傷が繰り返されることになります。首と腰のカーブにあるスペースの、全体性と安定性を取り戻さないと、二次的なスペース（肩や膝）のアライメントのずれと圧迫が再発することになります。
　もし、圧迫されていた期間が数カ月、数年、または数十年にわたっていたとしても、定

【マス】
寝ころんだときに本来床について圧を感じていることが理想の身体の部位。頭・胸郭・骨盤など。

【アライメント】
骨の並び、姿勢。

【オートパイロット】
結合組織と神経系のつながりのこと。無意識に身体の全組織を安定させてバランスを保つために重心をさがしている。

期的なメルトの**減圧テクニック**を行えば、首と腰の圧をリリースして、圧迫されて失われていたスペースを取り戻すことができます。テクニックを試してみると、すぐにアライメントの変化を感じられ、痛みのない方向へ導かれることになるでしょう。それでは、首の減圧テクニックを実際に試してみましょう。

KEYWORD

MELT Decompression Techniques

メルトの減圧テクニック

Neck Release Sequence
首のリリースシークエンス

このセクションでは、首の減圧方法を学びます。首の圧を減らす前に、首を回すアセスを行ないます。次に、首の圧を減らす（減圧）効果を最大限に引き出すため、シアーのテクニックで新鮮な液体を与えます。減圧を行っている間に、首を動かすときは、肋骨は安定させて動かさないようにします。

【行うこと】
首を回すアセス
頭蓋底のシアー
首の減圧テクニック
首を回す再アセス

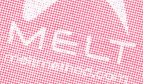

Neck Turn Assess
首を回すアセス：首を回して評価する

- ☑ 仰向けに寝て、両足を伸ばします。もし両足を伸ばすことで、腰が張ってつらいときは、膝を曲げてもかまいません。評価は、身体が楽な状態で行います。
- ☑ ボディセンスを使い、首のカーブを感じ取ります。首に触れないようにして、首の形とサイズを感じ取ります。理想的な首のカーブは、カーブの最上部が肩より頭の近くにあります。
- ☑ 首をゆっくりと右に回し、続いて左に回します。
  首は左右どちらの方向のほうが、楽に回せますか？ 首に何らかの痛みや張りを感じていませんか？ 首を回すとき、肩が動くような感じがしませんか？
- ☑ シークエンスの後に比較できるよう、感じたことをメモしておきましょう。

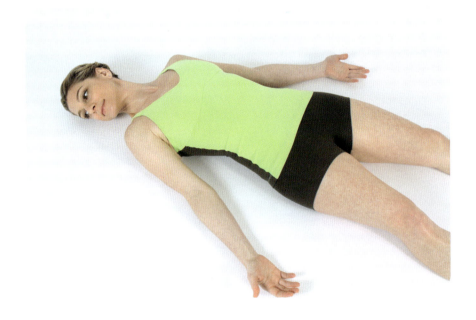

【頭蓋底のシアー】

1
身体の右側を下にして横になり、ローラーの上部に、耳右のすぐ後ろの頭蓋底をローラーに乗せます。両膝を曲げて、右腕を伸ばして、両肩をリラックスさせます。

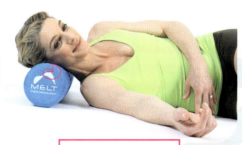

シアーポイント①
（耳のすぐ後ろ）

2
一呼吸してから、右耳のすぐ後ろの頭蓋底をシアーをします。頭で小さな円を描くようにして、**左右両方の方向に5〜6回動かし、小休止します**。頭の重みをローラーにあずけます。

3
左膝を天井に向けて開いて、背中の右側半分を床につけて横たわります。頭蓋底の中心に向かって2〜3cm、ローラーが当たるポイントをずらします。

4
シアーの円の動きを繰り返します。小休止して、しっかりと一呼吸します。

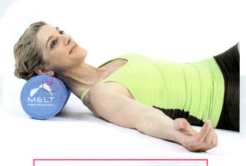

シアーポイント②
（耳から2〜3cm 中心寄り）

5
次に身体を左側に向け、右側と同様に、左側にポイント①、②のシアーを繰り返します。それぞれのスポットで、小休止して、しっかり一呼吸します。

6
仰向けになって両膝を曲げ、ローラーの上に頭蓋底の中心部を乗せます。顎先を少しだけ持ち上げるようにします。

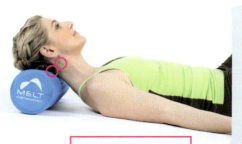

シアーポイント③
（頭蓋底の中心）

7
一定の圧を維持しながら、頭蓋底の中心で、小さな8の字の動きを5〜6回行います。圧をかけたまま、顎先をわずかに上げます。小休止して、しっかり一呼吸します。

Neck Decompress

【首の減圧】

1

両膝を曲げたまま、両手を上げてローラーに沿えて、頭蓋底にあるローラーを後頭部の中心に向けて約2.5cm押し上げます。両手をローラーから外して床に置きます。鼻先を天井に向け、ローラーで頭部の後ろにやさしく圧をかけます。この動作の間はずっと、一定の圧を維持しなければなりません。

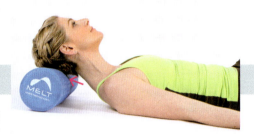

2

息を吸って、そして息を吐きながら、あごの先をゆっくりと少しだけ下げます。

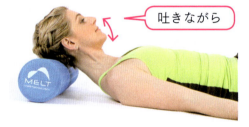

吐きながら

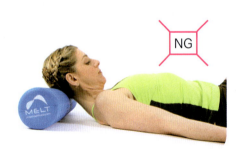

NG

point

顎の先を胸につけようとする必要はありません。動作は小さくゆっくりと行います。頭部を上向きにしたとき、両肩が持ち上がらないように注意してください。上背部は動かないようにして、リラックスします。

3

この姿勢を維持したまま息を吸って、息を吐きながら顎先をわずかに上げ、鼻先を天井の方向へ戻します。息を吸って、少し止め、息を吐きます。

4

2、3の動作を4回繰り返します。止まっているときに息を吸い、吐きながら動きを行います。

5

ローラーを頭の後面から外し、頭をやさしく床におろします。

Neck Turn Reassess
首を回す再アセス：首を回して再評価する

☑ 仰向けに寝て、両足を伸ばします。もし腰に負担がかかるようなら、両膝を曲げてかまいません。

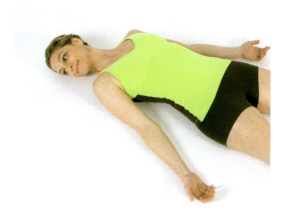

☑ 首のカーブを感じます。始める前よりも軽く感じますか？ カーブは肩の近くではなく、頭蓋底の下あたりではっきりとした曲線を感じるようになりましたか？

☑ 頭をゆっくりと左右に回してみます。先程より可動域が広くなりましたか？ 首の痛みやコリは減りましたか？ 頭を回すとき、背中と両肩はよりリラックスしていますか？

☑ もし、これらのうちいずれかの変化を感じたら、あなたは首の圧を減らしたことになります。

〔身体の変化〕

この、首のリリースシークエンスを終えた後の再アセスで、以下のような明確な変化に気づくことでしょう。

・首のカーブは、頭蓋底の近くで最ももり上がっているように感じる。
・首の回旋では、痛みが少なくなり、より少ない労力で回旋ができ、可動域が広くなった。
・頭を首より高いところから回しているように感じるようになった。

The Hand and Foot Treatment
手足のトリートメント

　私がさまざまな痛みを抱える人達の悩みを改善しているという評判が広まり、それまで週に9～10人だったクライアントの数が瞬く間に週40人に増えていました。今思うと、驚異的な時期でした。私はそれぞれのクライアントに対し、手技療法と、メルトメソッドやメルトローラーを使ったセルフケアを教えることの両方を行っていました。

　その頃、ある朝、突然ショッキングなことが起こりました。キャビネットからコップを手に取ったところコップが手から滑り落ちました。コップを拾おうとして、また落としてしまいました。うまく手が握れません。私は、握力を失っていたのです。両手を振ってみて、一過性のことだろうと思い込もうとしました。誤って腕を身体の下に入れて寝てしまったに違いないと考えました。しかし、なかなか握力は回復しません。自分の両手でマッサージをしてみましたが、解消できません。動きの悪い手を使って、マッサージしようとするなんて……うまく行くはずないですね。変化のないまま、1時間が経過しました。その日のすべてのクライアントの予約をキャンセルした後、治療院へ直行して、両手を使うことなく両手に働きかけることができる物はないかと探しました。その日の私はまだ気づいていませんが、それは私がメルトを使った手足のトリートメントを開発し始めた日となりました。

　ちょうどよいものがなかったので、私は地元のおもちゃ屋さんに行き、ピンポンのボールとスーパーボール、そしてジャックボールなど大小いろんな硬さのボールを購入しました。オフィスのバルコニーの鉢植えにあった卵形の石もいくつか使って、さまざまなテクニックのシミュレーションを始めました。すでにアセスメント（評価）することの重要性を学んだので、最初に、ボールを手の中で強く握り締め、評価しました。両手の握力は、

KEYWORD

利き手さえもかなり弱くなっていました。**両手を使ったクライアントへの施術の繰り返しが、自分が気づかないうちに、身体に影響を及ぼしていたのでした。**

　私は手に対するマッサージを熟知していました。関節炎や手根管症候群、テニス肘などは、手の神経支配に直接影響を及ぼす障害のクライアントがいて、私にも同じ種類の治療が必要だと思いました。クライアントの施術で使う手技テクニックを再現するためにボールを触ってみました。さすがにこんな簡素なもので、クライアントに行っている手技療法の再現は不可能ですから、とりあえずできることから始めることにしました。私はちょうどメルトローラーを使って行うような、**グライド**と**シアー**のいくつかを試しました。ケリー J. ダンブロージオ氏の手技療法テクニックであるポジショナルリリースセラピーのコンセプトを用いて、手指の関節を動かすための異なる方法をいくつか試してみました。**リンス**を試してみると、無意識に前腕までボールの圧迫を行っていました。その時点で握力を再評価すると、著しい改善が見られ、両手の握力が等しくなってきていました。

　翌朝、握力はしっかりと戻り、手首にわずかなこわばりが残るのみだったので、ほっとしました。すぐに、ボールを使って前日に行ったことを繰り返し、今日はクライアントの施術ができると感じました。そして、その日の1人目のクライアントの施術中に、何かすごいことが起きていると感じました。私の両手で、クライアントを的確に評価し、治療する能力が、それまでより向上していたのです。私の両手の**ボディセンス**は強まり、その感覚は1日中続きました。

　それから、両手のセルフケアが、朝の習慣の1つになりました。さらに1日の仕事が終わって、メルトローラーに乗る前に、首の感じがよくなっていることにも気づき始めました。長年クライアントの「首」と「手」の問題の相互関係を見てきていたので、これは完全につじつまが合うと思いました。私の顔は以前よりさらにリラックスしている表情になっていました。それから数カ月間、さまざまなボールと方法を試して、セルフケア法を研究しました。手には多くの関節が密集しているので、有益な圧力を生み出すのに最も効果的な方法を見つければ、多大な変化を生み出せるという重要性を分かっていました。

　この新しいテクニックをクライアントに見せる準備ができたところで、手や手首に慢性

【ボディセンス】
身体のポジションと周囲の環境の関係を認知する能力。結合組織内の感覚受容器を使って姿勢の変化や張力、圧縮、圧力を感知して、結合組織を通していち早く情報を取り込んで体内で伝達を行っている。ボディセンスが正しく働いていると無意識に関節や臓器の位置を変えたり、「痛み」の警告が出せる。

的な痛みを持つ、ボランティアを集めました。いくつかのボールを用意していましたが、ソフトなボールを使って始めてもらうようにしました。手に関節炎などの問題を抱えるクライアント達は、手の関節周囲の水分が皆無か、それに近い状態でした。そのため、少しの時間でゆっくりと動かして水分を発生させて、まずは関節周辺の水分を動かせるようにしなければなりません。水分のない状態で、固めのボールを使って強い圧を用いてしまうと、痛みや炎症を増加させてしまうのです。

　結果は予想以上でした。クライアント達は早速効果を感じていました。彼らは手や手首が以前よりずっと動かしやすくなったと感じ、握力は強くなり、痛みや腫れ、炎症が減っていました。同時に、ほとんどの人は、私の経験と同じように、首もよくなった感じがすると報告してくれました。クライアント達は「睡眠、頭痛、片頭痛、そして蓄膿症などの副鼻腔の問題が改善したのは、この手の治療のおかげなの？」とたずねました。また、喘息も含め、肺や呼吸に問題を抱えるクライアント達も、慢性症状の劇的な改善を体験していました。

　このシンプルな手のトリートメントによって、クライアント達の希望や幸福を取り戻すことが可能なことが分かりました。クライアント達に、いままでの彼らなら行うことのなかった「宿題」を出すのが習慣となりました。**それまでも私は彼らに、痛みを取るための生活指導をしていました。しかし彼らは生活習慣を変えるより施術を受ける方がよいらしく、そのたびに私が彼らを治していました。そんな態度だったクライアントが、急にこれまで見たことのなかったようなやる気を出して、自分自身をケアする力を得たのです。**彼らは自分の身体の老化現象を知り、改善することができました。私はさらに多くの人々と、この「手のトリートメント」を共有したくなってきました。

●最後の発見

　手のトリートメントを教えながら、私は自分の足にもボールの使用を試し始めていました。足の慢性痛や腫れ、外反母趾、足底筋膜炎、足の神経腫といった足の問題を抱える多くのクライアントもいたため、次回の来院までの期間に、クライアントが自分自身で足の

KEYWORD

セルフケアをすることで、足の痛み、炎症、腫れの改善に大きな違いが出せると確信していました。

　また、これはセラピストの職業上のリスクの1つである、「クライアントの足裏に直接触れる」という問題も解決するかもしれないと思いました。足裏を治療したくないわけではありません。クライアント達の一部は手入れされて清潔な足をしていますが、多くの人は違います。ニューヨークの移動手段はもっぱら徒歩のため、ニューヨーカーの足は、私も含め、家を出るたびに動いています。そのため、汗をかいて臭くなったり、夏のサンダル履きの季節は泥汚れがつきます。足のいぼ、水虫、真菌感染した爪、たこなどの足のトラブルが多いことからも、なぜ私がクライアントの足に触れることに積極的ではないのかはお分かりいただけると思います。

　手足には共通点が多くあります。**手足は両方に数千もの自己受容体（プロプリオセプター）と感覚神経終末、そして多数の関節があります。実際、自己受容体は関節の最も近くに、極度に集中しています。**また、手足には構造上の類似点もあるので、手で成功したことは足に応用させることができます。その結果、足へのアプローチは、かつてないほどのパワフルさと即効性があると気づきました。当時の私はすでにローラーを使ってメルトメソッドを行っていたにも関わらず、足へのアプローチに対するさらなる変化には目を見張るものがありました。

　足のトリートメントをしたとき、すぐに腰が広がるように感じ、脊椎がより柔軟になったように感じました。数年ぶりに、膝がパキッと鳴ったり、割れるような音を出したりすることなく、床にしゃがむことができました。呼吸は以前よりも大きくなったと感じ、気分はより穏やかで落ち着いていました。自分のトレーニング中のエネルギーが増え、その後の回復時間は著しく短縮しました。

　これにはかなり驚きました。ローラーでメルトを行う時間を減らしましたが、足のトリートメントが生み出す特有の変化を強く確信することができました。**足へのメルトメソッ**

ドを行うと、ローラーを使ったセルフケアの効果が長続きすることも分かりました。このとき、セルフケアを試した最初の部位が足ではなかったことは、かなり愚かなことだったと思ったくらいです。私の施術では、両足を通じて身体を**グラウンディング**することに最も焦点を合わせていました。結果論になりますが、明白なことは、身体をグラウンディングさせるために足の改善に取り組むことは、他の身体の部位に働きかける前に**オートパイロット**が重心を見つける手助けにもなるということでした。

まず片方の足だけにすべてのテクニックを行ってみました。その理由は身体の変化を左右で比較できると考えたからです。片側に足のメルトのテクニックを行った後、私は目を閉じ、身体感覚を使って、何かの違いが感じられるかどうか、再評価をしてみました。テクニックを行った足は、クッション性があり、床にしっかりとグラウンディングしているように感じました。まるで、硬い床でなく、形状記憶の柔らかなマットや砂の上に立っているようでした。足はぴったりと床に着いてグラウンディングしており、軽く感じました。

一方、メルトのテクニックを行っていない反対側の足は、関節と足が重く感じました。しっかりグラウンディングしている状態とは全く言えず、まるで地面から浮かんでいるようでした。反対側の足にもトリートメントを始め、変化が類似するかどうか確かめたところ、最初にテクニックを行った足と同じ変化がありました。私はそれからさまざまな結果を記録するようになりました。

左右の相対評価も加えるようにしました。片方の足をトリートメントした時点で、脊椎の柔軟性を評価したのです。

腕の伸び具合を比較すると、<u>トリートメントを施した側の腕が、何センチか長く伸ばせることに気づきました。</u>これは、足の刺激によって、液体を脊椎から指先までに送り込めたことを示しています。身体を前屈したとき、テクニックを施した側の足と脊柱の柔軟性が増した感じがしました。さらに、こわばりや張りが少なくなっていました。足の裏に当

KEYWORD

【グラウンディング】
地に足がしっかり根づいた状態。

【オートパイロット】
結合組織と神経系のつながりのこと。無意識に身体の全組織を安定させてバランスを保つために重心をさがしている。

てたボールでメルトのテクニックを施しただけなのに、大がかりなストレッチのセッションを行ったようでした。両足に治療をしたあとに歩くと、歩幅が広くなり、軽くなった感じがしました。私は身体を楽に、しなやかに動かせるようになり、ぎこちなさが減りました。足の治療を行う前に水を飲むと、これらの変化がより顕著になりました。

私がクライアント達に足のトリートメントの紹介を始めると、彼らは私と同じような変化を経験し、多くの人はそれ以上の変化を経験しました。クライアント達の変化を観察して、より多くのことを学びました。足のトリートメントは、簡単に身体の直立姿勢を安定させる組織を向上させることが、はっきりと分かりました。クライアントのグラウンディング、安定性、バランス、柔軟性が向上したことは明らかでした。

クライアント達には足のトリートメントを行う前と後に、起立姿勢でオートパイロットの評価をしてもらうようにもしました。するとトリートメントの後、彼らのオートパイロットは重心をより簡単に見つけることができるようになっていました。脊柱を安定させて、全身を直立させ続けるようにする身体の組織があることを認識でき、最終的に私が**ニューロコア**における**ルーテッドコア**の要素をシンプルに、明確に表現するのに役立ちました。メルトローラーで脊椎を刺激すると、ニューロコアは横隔膜を通して**リフレクシブコア**に接続されます。それと同じように、頭のてっぺんからつま先まであるルーテッドコアの安定性のシステムも、足を通じて直接接続されるメカニズムを学びました。

●テクニックとボールのパーフェクトコンビネーション

最大の効果を得るために、アセスメント、テクニック、シークエンスの改良を続けました。考察と調査に最も時間を費やしたテクニックの1つは、「**ポジションポイントプレッシング**」（ポイントの押圧）でした。当初、このテクニックで目指したのは、単に関節を動かして足裏のアーチのバランスを取り戻すことでした。かつて私の手技療法で、クライアントの足裏のポイントを刺激すると、消化不良や不眠、不安感などの慢性化していた多くの症状が緩和したと感じていたのと同じように、メルトのテクニックでもプラスの変化を

【ニューロコア】
リフレクシブコアとルーテッドコアの2つのメカニズムを合わせた神経系と結合組織のこと。地に足がしっかりと根づく（グラウンディング状態）ために必要。

【ルーテッドコア】
頭からつま先まではりめぐらされている深部の結合組織の伝導路（神経）。リフレクシブコアと同じ結合組織を共有しており、立っているときの脊椎を支えることが目的。

【リフレクシブコア】
臓器をとり囲む層の結合組織。内側はスタビライジングマッスルとつながっている。臓器と脊椎を支えることが目的。

生み出していたことに気づきました。

　私には私なりの手技の理論がありましたが、私が行っていたことを明確にするための研究がしたくなりました。リフレクソロジー、鍼、そして指圧は同じツボを使っているのか……？　このツボは経絡に沿っているのか……？　答えはいろいろでした。そして私が、最も役立つと判断したポイントは、トム・マイヤーズ氏のアナトミートレインモデルの筋膜結合部にある「エンドポイント（終末ポイント）」でした（その後、研究により、鍼治療の経絡がこれらの結合組織の経絡と関連していることが示されました）。<u>これらのポイントを刺激することで、私は同時に関節を動かし、結合組織の潤い（水和作用）を復活させ、**ボディセンス**を高め、感覚神経終末を刺激し、結合組織の経絡を活性化できるのです。</u>そして**グライド**、**シアー**、**リンス**を行い、さらに潤いを取り戻せるようになります。

　手と足は身体の末端にあるため、結合組織の水分と血液は、手足にたまる傾向にあります。そのため、私は**フリクション**（摩擦）と呼ぶ付加的なテクニックを加え、結合組織の中で停滞しているすべての水分や血液が、リンパを通じて正常に戻るように促すための軽い刺激を生み出すことにしました。

　手足に関しても、**リコネクト**（再接続）、**リバランス**（バランスを取り戻す）、**リハイドレート**（潤いを取り戻す）、**リリース**（解放）で全身に変化を生み出します。このことが、メルトメソッドを包括的なテクニックと呼ぶ理由です。手と足だけを刺激するとしても、あなたの全身に根本からの顕著な変化を作り出します。

　この手足へのメルトメソッドが、ボディワーカーである私の手や指、肘の代わりとして使うために、道具を確実なものにしたく、多くの時間を費やしました。私が選んだのは、ソフト（L）、ソフト（S）、ハード（L）、ハード（S）の4つの異なるボールです。これらのサイズと硬さは、メルトの手足のトリートメントのために考案したものです。これらのボールはベストな結果を得られると同時に、毒性のないよい素材を使って作られています。（ボール、バンド、2種類の説明書がトラベルケースに入ったメルトハンド＆フット

KEYWORD

【ボディセンス】
身体のポジションと周囲の環境の関係を関知する能力。結合組織内の感覚受容器を使って姿勢の変化や張力、圧縮、圧力を感知して、結合組織を通していち早く情報を取り込んで体内で伝達を行っている。ボディセンスが正しく働いていると無意識に関節や臓器の位置を変えたり、「痛み」の警告が出せる。

トリートメントキットと DVD は、www.meltmethod.com から入手できます。)
　ソフトボール（L）は一番優しい感触で、手足のトリートメントのすべてのテクニックで使用可能です。初心者が使うのもソフトボール（L）です。この本ではソフトボール（L）のみが使用を使用します。すべてのボールを使用するための説明書は、MELT ハンド＆フットトリートメントキットに封入されています。

●メルトの手足のトリートメント

　わずか数分で、手や足のセルフケアが可能であり、４つの R、すなわちリコネクト（再接続）、リバランス（バランスを取り戻す）、リハイドレート（潤いを取り戻す）、リリース（解放）すべての効果を得ることができます。手足のトリートメントは、全身の若返りを可能にする包括的なテクニックなのです。

　手足のトリートメントテクニックは、日々の生活で生じる手足の損傷などのマイナス効果を取り払い、セルフケア用のボールを使うことで、全身のアライメント、つながり、柔軟性を改善します。これらのクイックセルフケアのテクニックは、誰もが、どこでも簡単に行うことができます。

　あなたの両手は日常生活で負担がかかっています。メルトの手のトリートメントは、手と手首の痛み、そして徐々に慢性化する首、肩、腰の痛みにつながる、日々の活動で生じるコリを軽減します。あなたの足は、毎日一歩踏み出すたびに、全身の体重に耐えています。活動的になればなるほど、それだけ足が受ける衝撃も大きくなります。メルトの足のトリートメントは、一般的な足の痛みや問題症状を軽減して、そして腰と脊柱の緊張を和らげます。

　メルトによる手足のトリートメントは、手足をもっと柔軟に保ち、さらに全身の可動性、バランス、安定性が回復するように促します。多くの人達が、トリートメントの後、全面的に満足感を得て、身体が楽になると報告してくれます。そしてその恩恵は、メルトメソッドを行った後にも長く続きます。

【4つのR】
リコネクト（再接続）、リバランス（バランスを取り戻す）、リハイドレート（潤いを取り戻す）、リリース（解放）。

●メルトの手足用のテクニック

　メルトの手足のトリートメントには、5つのテクニックを使い、全身に変化を生み出します。

　ポジションポイントプレッシング（ポイントの押圧）は、手足の特定のツボへ我慢できるくらいの軽い圧を直接与え、不可欠な水分と共に、痛みや張りを回復させます。ポジションポイントプレッシングは、手足の動きだけでなく、四肢をはじめ、その他すべての組織との間の神経系のつながりも改善させます。

　グライド、**シアー**、**リンス**のテクニックは、身体に行うのと同じように、手足に存在する結合組織の潤いを活性化して回復させるために用います。手足にリンスをすることで、首と腰の張りの緩和を促す効果もあります。

　フリクション（摩擦）は、結合組織の最浅層部を刺激するためにボールを使ってランダムな方向に軽くマッサージして、リンパ管内の水分の動きを促進します。日中でも、気づいた時にリンパの働きを促すためにフリクションを行ってもよいです。これは手足の炎症を減らす手助けになるので、シークエンスの終わりはこのテクニックで終えるとよいです。軽くて浅い圧で行います。<u>このテクニックは、関節を熱いジェットバスに当てたときと同じような効果を生み出します。もし圧が強過ぎると、適切な効果が得られません。</u>

　身体と同様に、メルトの各シークエンス、またはトリートメントの前後にアセスメントで行う**リコネクト**（再接続）の手順は、手足のトリートメントで長期的な変化を生み出すために重要です。セルフケアの前後に身体の評価をすれば、あなたが変化を感じ取れるように手助けし、獲得した効果を長続きさせるために役立ちます。

KEYWORD

手足のトリートメントのコツと事前注意

呼吸

　手足にメルトをするとき、圧を与えているポイントに息を吹き込むようなつもりで、呼吸を意識します。これは神経系へ情報を送り、潤いを取り戻す効果を誘発します。さらに身体感覚を高めることになります。

痛みの許容範囲

　メルトを始めるとき、自分の手足の柔らかさに驚くかもしれません。もし不快な感じがする場所を見つけたら、「圧を弱めて、呼吸をして」という身体からの合図です。痛みは、あなたがやり過ぎているという信号で、望む効果を低下させてしまいます。覚えておいてください、ボールは生き物ではありません。ボールは私達を傷つけることはできませんが、私達自身が「ボールを使って」自分を傷つけることがあります。身体のどの部分に加える圧でも、理想とする圧は、あなたが思っているよりも、ずっと軽いのです！

　このセクションでは、ソフトボールを使う手足のトリートメントをクイックバージョンで紹介します。手足にメルトをすればするほど、身体へのメルトテクニックも簡単に行えるようになり、全身に持続する効果があることを経験するでしょう。

調整

　もし疲労骨折や足底筋膜炎、神経腫といった障害や問題があるならば、損傷周囲にメルトトリートメントを行いましょう。組織に潤いを取り戻すことで、さらなる炎症を引き起こすことなく治癒能力をサポートできます。ボールで痛みが出ないように圧を加えることができれば、気になる部分に直接トリートメントを施すことができる状態になっていると分かるでしょう。痛みがあるというのは、「圧を弱めるように」あるいは「身体が準備できた」と知らせるまで、その部位の周囲にメルトを行いましょうというサインともいえます。

もしデュピュイトラン拘縮、強皮症、関節リウマチなどの症状があるならば、それぞれのテクニックにあまり時間をかけないでください。またメルトの前後に十分な水を飲むことは大切です。

●ソフトボールによる手のミニ（クイック）トリートメント

始める前に
・手足のテクニックは立ったままでも、イスや床に座ってでも行うことができます。横向きに寝て行ってもかまいません。
・指輪、ブレスレット、腕時計などはすべて外します。
・上半身をリラックスさせておきます。特に肩を緊張させないようにします。
・我慢できる範囲の軽い圧を維持します。ボールに全体重を乗せないでください。
・この評価によって見つけたり、体感したことを覚えておきます。シークエンスの後に、評価をもう一度行い、メルトによって生み出した変化を感じ、確認します。

それでははじめてみましょう。

※本書の手足のトリートメントでは、直径約4.5cm程度のソフト（L）ボールをお使いください。

KEYWORD

Grip Assess
握力のアセス：握力の評価

- ☑ ソフトボールを片手に持ち、できるだけ強く、3～4回握り締めます。
- ☑ 反対側の手でも、持って握り締めます。握力の強さが等しいか、片方の手の握力が反対側より強くないかなどを確かめます。この感覚を覚えておきましょう。

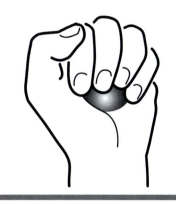

【グライド】 Glide

1
ソフトボールをテーブルなどの表面が平らな所に置きます。

2
右の手のひらを下に向け、中指の先をテーブルや床に付けたままで**ボールをポイント③からポイント⑤へ、手のひらの基部を横切るように一定の圧でグライドさせ、ポイント③まで戻します**。しっかり呼吸しながら3～4回往復させます。

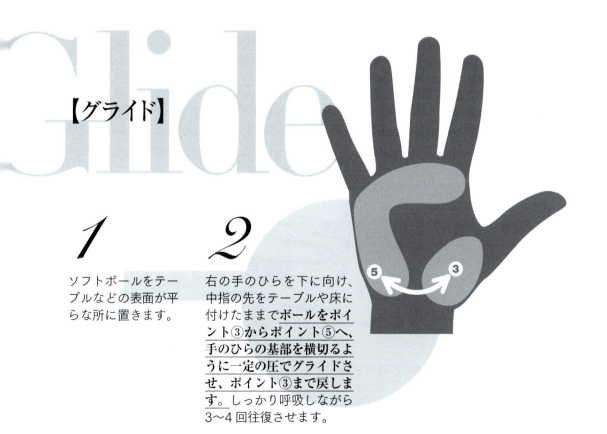

【シアー】

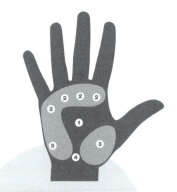

1
ソフトボールを右手の親指のつけ根のポイント③の下に置き、しっかり呼吸しながら3〜4回、小さな円を描きます。親指のつけ根には**ストレスのつまり**が多く存在するので、ゆっくりと動かし、時間をかけて**シアー**します。

2
左手にもグライドとシアーを繰り返します。

【指のリンス】

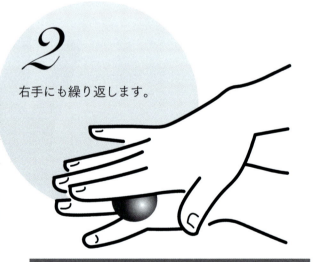

1
左手の指をリンスします。右手でボールを持ち、左手の指つけ根の関節に当て、爪に向かって撫でるように動かします。リンスは一定方向（指のつけ根の関節から爪へ）です。それぞれの指の上、指と指の間をリンスします。（左手をリンスしていますが、同様に右手も指先からポイント④へ一定方向に動かしていますので、右手首の潤いを取り戻し、手首の炎症や痛みを和らげることにもなります）。

2
右手にも繰り返します。

【フリクション】

1 片手をボールの上に置き、軽く、素早く、ランダムな動きで、走り書きするようにこすります。必ず指と手首も含めて行うようにします。

2 反対側の手にも繰り返します。

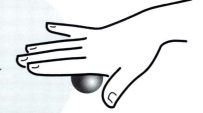

Grip Reassess
握力の再アセス：握力の再評価

☑ 握力の再評価をします。始めたときと、握力の度合いがどのように変化したのかを確認します。片手にソフトボールを持ち、できる限り強く、3～4回握り締めます。反対の手で繰り返します。今は少ない労力で、より力強く握ることができますか？ 左右の握力をより等しく感じますか？

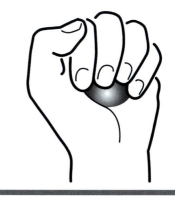

〔身体の変化〕
手のトリートメントを終えた後の再評価で、このような明確な変化に気づくことでしょう。
・首、首、肩の張りが軽減されている。
・指と手関節の張りや緊張が除去されている。
・両手がより柔軟に、軽く感じられる。

●ソフトボールによる足のミニ（クイック）トリートメント

始める前に

- この治療は、股関節の直下に足がしっかり伸びているような感じで、直立姿勢を維持しながら行います。治療中はなるべく頭を上げて顔はまっすぐ正面を向き、足元を見ないようにします。代わりに**ボディセンス**を使い、足底のボールが適切な場所にあるかどうか感じ取ります。
- もし必要ならば、身体を支えるために、イスや壁の横に立って行ってもかまいません。もし立つことが難しければ、座りながら足の治療を行うことも可能です。
- 我慢できる範囲の軽い圧を保ちます。ボールに全体重をかける必要はありません。もし痛みを感じるならば、圧を弱めます。
- 最初にボディスキャン（身体に意識を向ける評価）をして、あなたの身体がどのように感じ、反応したのか覚えておきます。メルトの後に、再アセスをし、メルトによって生み出した変化を感じ、評価・確認します。

　それでははじめましょう。

※本書の手足のトリートメントでは、直径約4.5cm程度のソフト（L）ボールをお使いください。

KEYWORD

【ボディセンス】
身体のポジションと周囲の環境の関係を認知する能力。結合組織内の感覚受容器を使って姿勢の変化や張力、圧縮、圧力を感知して、結合組織を通していち早く情報を取り込んで体内で伝達を行っている。ボディセンスが正しく働いていると無意識に関節や臓器の位置を変えたり、「痛み」の警告が出せる。

Body Scan Assess
ボディスキャンアセス：身体に意識を向ける評価

- ☑ 両足を腰幅に開いて立ちます。両目を閉じ、**ボディセンス**を使って両足を観察します。左右のどちらかにより体重がかかっているように感じていませんか？ あなたの体重が足の特定部位に集中しているように感じていませんか？

- ☑ ボディセンスを使って足をスキャンします。足首、膝関節、股関節を観察します。筋肉も観察します。両足が張っていませんか？ 起立するために、多くの筋肉を使っているように感じませんか？ 太ももやお尻の筋肉が無駄に使われていませんか？ 筋肉をリラックスさせても、楽に立ち続けることができるかどうか確かめてください。もしそれができたら、これまでただ立つためだけに、身体を働かせ過ぎていたことが分かりますね。

【ポジションポイントプレッシング】

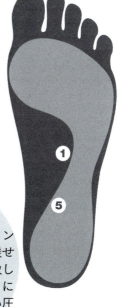

1
両足を腰幅に開いてまっすぐに立ちます。**身体の前の床にソフトボールを置き、右足でボールを踏み、ポイント①に合わせます。**

2
両足を並べて、徐々に体重の一部をボールの上に移して、軽く我慢できる程度の圧を作ります。もう一度、ボールのない方の足に体重の一部をずらします。

3
しっかりと呼吸をしながら、この体重移動を2〜3回繰り返して、徐々に我慢できる程度の圧に慣れさせます。

4
次にボールに乗っていない方の足を一歩後ろに引いて、その足に体重を移します。

5
かかとの前にあるポイント⑤に合わせて足を乗せます。しっかりと呼吸しながら、そのポイントに我慢できる程度の軽い圧をかけます。

【グライド】

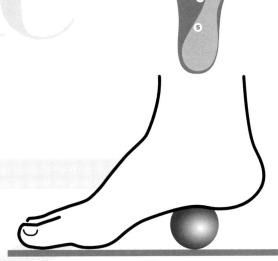

1
足のかかとの前にあるポイント⑤に合わせて、ボールに足を乗せます。足指は床に触れていて、かかとは床から浮いた状態になります。

2
床に触れた足の前部はそのままで、ボールをかかとの前に当て、左右にゆっくりと動かしながらかかとの後ろまでグライドします。

3
かかとの後ろからボールを左右にグライドしながら、ポイント⑤へ戻します。

【シアー】

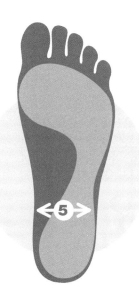

1
足裏のポイント⑤に合わせてボールに足を乗せ、圧をかけながら左右に小刻みに動かします。ボールはほとんど動きません。

【リンス】

親指の関節の真下にあるポイント②に合わせて足を乗せます。**我慢できる程度の軽い圧を一定にかけながら、ボールをかかとに向かって押し進めます。**最大の効果を得るために、身体の重心をほんの少し後方にしてリンスをすると、つま先からかかとまでリンスをスムーズに行うことができます。

2
足を上げ、ボールを次の足指の関節の下に移動させてリンスします。リンスは一方向だけに行います。

3
5つの足指関節のすべてに繰り返します。

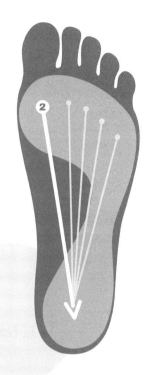

【フリクション】

ボールの上に足を乗せ、軽く、素早く、ランダムな動きで、足と足指をボールの上で走り書きするようにこすります。

Body Scan Reassess
ボディスキャン再アセス：身体に意識を向ける再評価

- ☑ 両目を閉じて、**ボディセンス**を使い、セルフケアした身体の側面を観察します。テクニックを行った方の片足に注目します。反対側の足と異なる感じはありますか？（ボールで足をマッサージしていただけなので大した違いはないかもしれません）。

- ☑ あなたの足の関節を観察します。足を別々の部分のように捉えていた感覚が解消したり、テクニックを行った足だけがより地に足がついている感じがするかなどを観察します。

  ここまで行ってから、反対側の足にすべてのテクニックを繰り返します。

Final Body Scan Reassess
ボディスキャンの最終評価

- ☑ 目を閉じて、ボディセンスを使い、床上の両足・両足の関節を観察します。両足ともさらに密着している感じがしますか？　より均一に足が地についている感じがしますか？

〔身体の変化〕
足のトリートメントを終えた後の最終評価で、このような明確な変化に気づくことでしょう。
- 足、膝、お尻、股関節、腰の痛みや張りが減少し、回復している。
- 両足はより軽くなり、柔軟性が増したように感じる。
- オートパイロットがGPS信号を身体の重心で再び得るため、全身のバランスと安定性が改善している。
- 足裏のバランスやアーチの崩れが改善している。

Part 3

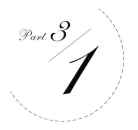

Getting Started with Your MELT Practice

メルトプログラムを始めましょう

　ここからは、メルトを使ったセルフケアプランとして、あなたの心身がより健康であるために、メルトをどのような順番で行えばよいのかを詳しく紹介します。メルト初心者のみなさんは**最初の週**に、**リバランスシークエンス**（バランスを取り戻すプログラム）と**手足のトリートメント**を行ってください。このシークエンスでは、**ボディセンス**を高め、**オートパイロット**へ再接続し、さらに**ニューロコア**のバランスを取り戻します。横隔膜のより大きな動きや、身体の安定性を取り戻し、身体の張力的なエネルギーを改善します。最初の週はそれぞれのシークエンスを2～3回行うことをお勧めします。メルトは身体にやさしい動きなので、もちろん、シークエンスを毎日行っても構いません。もし現在、あなたが病院で何らかの治療を受けていたり、最近治療を受けたことがある場合には、特にPart4のガイドラインを留意してください。

　次の週は上半身と下半身の**コンプレッションシークエンス**や、**レングスシークエンス**を加え、結合組織の潤いを取り戻すことで、**ストレスのつまり**に直接アプローチします。これは、この次に**リリースシークエンス**（解放するプログラム）に進む準備となり、首と腰の**スペース**をより広げることができます。**手足のトリートメント**は週に2～3回のペースで続けましょう。

　この時点で、ストレスのつまりに対する4つのアプローチを、メルトプログラムに組み込む準備ができています。各シークエンスに慣れて、身体に生み出した変化を、より短い10分のメルトセッションでも維持できるようになります。時間があるときのための15～20分のメルトセッションもありますし、メルトのフルセッションとして上半身と下半身

KEYWORD

【ボディセンス】
身体のポジションと周囲の環境の関係を関知する能力。結合組織内の感覚受容器を使って姿勢の変化や張力、圧縮、圧力を感知して、結合組織を通していち早く情報を取り込んで体内で伝達を行っている。ボディセンスが正しく働いていると無意識に関節や臓器の位置を変えたり、「痛み」の警告が出せる。

【オートパイロット】
結合組織と神経系のつながりのこと。無意識に身体の全組織を安定させてバランスを保つために重心をさがしている。

【ニューロコア】
リフレクシブコアとルーテッドコアの2つのメカニズムを合わせた神経系と結合組織のこと。地に足がしっかりと根づく（グラウンディング状態）ために必要。

のセッションを合わせて行うこともできます。**私は、最終的にはフルセッションを週に1度以上、行うことをお勧めします。**

　まずは、**週3回のペースで1日10分を目安にメルトを行います。**今までセルフケアの経験がない場合は、ゆっくり進めましょう。ラーニングカーブ（習熟曲線）というものがありますから、新しいシークエンスを加えるたびに、その動作を習得することに時間をかけ、焦らないでください。メルトは「続ければ続けるほどよい」ことでもあります。その動きやシークエンスに慣れてしまえば、この本を手に取ることなくメルトを行うことが可能になります！

●セルフケアプランを始める

　セルフケアのプランの概要を説明します。メルトを始めた最初の週は、**リバランスシークエンス**と、ソフトボールによる**手足のトリートメント**を行います。手足のトリートメントと、リバランスシークエンスはメルトの基本的な構成要素ですから、ここからセルフケアをスタートさせるのがベストです。そして上半身と下半身の**コンプレッションシークエンス**や**レングスシークエンス**を加え、さらに首と腰の**リリースシークエンス**へと続けていきます。4～5週間かけてメルトの基本的な動きをすべて習得し、10分間、15分間、20分間の、それぞれのメルトセッションを行える状態になります。手足のトリートメントとリバランスシークエンスは、すべてのメルトマップ（メルトプログラム）の基本です。

●始める前に

　初めてメルトを行うあなたへの事前注意と、しっかり覚えておいてほしいアドバイスです。

いつメルトをやるべき？

　メルトを行うのにベストな時間は1日の終わりの就寝1時間前です。特に慢性的な痛みがある場合はこの時間に行ってください。身体の治癒のメカニズムを強化して、**各調整器**の働きを回復させるため、よりよい安らかな睡眠をとることができます。**オートパイロッ**

【ストレスのつまり】
老廃物がたまり、脱水状態となっている結合組織のこと。自律神経のバランスがくずれたり、同じ姿勢や動作が続くことで生じる。肩甲帯・骨盤・横隔膜に生じやすい。

【スペース】
寝ころんだときに本来床からはなれていることが理想の身体の部位。首・腰など。

【調整器】
自律神経のこと。

トは回復して元気を取り戻すなど、メルトのセッションからより多くの恩恵を得ることができます。

　もし慢性的な痛みや、他の不快な症状がない場合、または夜はなかなか行えないとしたら、朝に行ってもよいですし、運動やアクティビティの前後に行ってもよいでしょう。重要なことは週に３日以上メソッドを学ぶための時間をとり、セルフケアの時間を確保すること。そうすれば、より多くのエネルギーを得たり、痛みを減らしたりして、あなたが好きなことを楽しめるようになります。

常にリコネクト（再接続）する

　まずはメルトの手順を覚えましょう。それぞれのシークエンスの前後には必ず、現在の身体の状態に**リコネクト（再接続）**するために**アセス**を行います。メルトを行った後、あなたの中で起こっている変化に気づき、確認するために、もう一度リコネクトします。これは**オートパイロット**をリセットし、より効率的に働かせ、バランスの取れた状態にして、重心への接続を再調整することになります。

　メルトによるセルフケアの決まりごとは、必ずリコネクト（再接続）することです。もしこれを怠ると、自律神経と結合組織のつながりを回復するための機会を失うことになり、**４つのストレスの影響**の根本原因に対処しなくなることを意味します。また、初めはこれで、正しくメルトができているかどうかも分かります。あなたが作り出す変化を一覧にして、さらによい結果を追求することもできます。

ボディセンスを使う

　ボディセンスを利用するには練習が必要です。身体の状態を正確に感じられているのかどうか分からないことはよくあります。多くの人は、これまで**ボディセンス**にアクセスしたことはなかったでしょう。ボディセンスに「入り込む」ことが、ボディセンスをうまく使えるようになる方法です！

KEYWORD

【オートパイロット】
結合組織と神経系のつながりのこと。無意識に身体の全組織を安定させてバランスを保つために重心をさがしている。

【４つのストレスの影響】
結合組織の脱水、圧縮、ニューロコアの不均衡、誤ったボディセンス。この４つにより、神経筋膜システムがEZゾーンにとどまれなくなる。

ボディセンスを知るために自分の身体を触りたくなるかもしれませんが、それはしてはいけません。身体を触らずにボディセンスの使い方を習得することも、**オートパイロット**の働きを助けることになります。もしあなたの感覚が不確かならば、それも評価とするのです。メルトによるケアを行ったあとに、**再アセス**をします。

　メルトのテクニックを行っている最中にも、「私は今何を感じているのか？」と自分自身に問いかける時間を取りましょう。もしあなたの答えが「何も感じない」ならば、もっとゆっくりと、圧を弱めて行います。ボディセンスがないと、「もっと強く押せば、感じるだろう」と思いがちですが、それは違います。もし痛みが出てきたら、その部位にはよりやさしくアプローチし、状況によってはローラーからおりてください。痛みを発生させる場所になんていたくないですからね。

痛みを与えない

　メルトによるプラスの変化に気づくために、**ボディセンス**を使うことに加えて、痛みに配慮する必要もあります。メルトのセッション中も、メルトを行ったあとも、メルトは身体のどの部分にも痛みを与えることは一切ありません。本来、痛みは身体のバロメーターにもなっています。もしメルトのセッションを過剰に行って痛みが出たら身体が「やりすぎだよ！」と教えてくれたということでもあります。特に始めて間もない頃に痛みが増したら、メルトの動きが早過ぎたり、圧が強過ぎたりしているという信号です。速度を落とし、圧を弱めます。もしメルトを行った後に痛みが増加した場合は、もっと軽い圧で時間を短くして行ったほうがよいという合図なのです（ただし、痛みが、メルトとは全く関係のないことに起因していることもあります）。

直接より間接が先

　メルトの各シークエンスは、直接働きかける場所に変化を生み出します。そればかりでなく、さらに重大な特徴は、メルトを行った場所から、かけ離れた身体のどこかに変化があることも多いです。**痛みがあると、その場所に直接行いたくなりますが、身体のどこかに痛みがあるとき、まずは別の部分にメルトをしましょう。**これは神経系に過剰なストレ

【ボディセンス】
身体のポジションと周囲の環境の関係を認知する能力。結合組織内の感覚受容器を使って姿勢の変化や張力、圧縮、圧力を感知して、結合組織を通していち早く情報を取り込んで体内で伝達を行っている。ボディセンスが正しく働いていると無意識に関節や臓器の位置を変えたり、「痛み」の警告が出せる。

スを与えることなく、間接的に問題のある部位の潤いを取り戻すことになります。私は、「間接的なアプローチ」と呼んでいますが、間違いなく、痛みを除去する最も効果的な方法です。

「レス イズ モア」ほどほどがよい結果に

あなたがどれだけメルトを上手く行えるとしても、一度にローラーで圧を与える時間は、どの部位であっても最長10分です。すごく気持ちがよくても、10分間が限度です。(もし動作やシークエンスを終えていなければ、一旦ローラーから降りて**再アセス**をしてから、仕上げに戻ることができます)。結合組織と神経系は、ローラーに乗ったりおりたりするときに、すぐに反応して順応します。時間をかけ過ぎると、あなたの介入を無視するようになります。

【身体の変化】
あなたのライフスタイルの中にメルトを加えると、次のような変化に気づくことでしょう。

- よりよく眠れる。
- 身体が改善されて楽になる。
- 日々のエネルギーや気分が高まる。
- 身体のバランスと柔軟性が向上する。

効果を追求する

あなたがアセスや再アセスすると、いくつもの一般的な身体均衡に対して、メルトが役立っていることに気づき始めます。あなたが感じていたこと、そしてメルトを行った後、どのように感じるようになったのかに注目します。徐々に、このセルフケアが、ただ痛みを軽減するだけでなく、いくつかの大きな変化を起こしていることに気づくようにもなります。身体に起こっている変化を追究するのもよいでしょう。

KEYWORD

自分の身体の中で改善したい部分のリストは、誰でもあります。首の痛み、眠りが浅いこと、消化不良、体重についての問題などです。少し時間を取って、あなたが作り出したい身体の変化について考えてみましょう。メルトを進めながら、これらの経過を観察してみてください。すぐに変化は見られないかもしれませんが、きちんと水を飲みながら、メルトを続けます。根気よく続けると、2週間以内に変化に気づくようになるでしょう。

●水を飲もう！

　継続的な結果を得るためには、メルトセッションの前後に水を飲むことは大事です。少なくとも、メルトを行う前後に240cc摂取します。メルトは身体の組織の中へ多くの水分を引き込みますから、結合組織に潤いを取り戻したいのなら、身体に潤いを与えておくことが不可欠です。

　1日を通して、常に少量ずつの水を飲むことで、あなたは身体を効率的にサポートすることができます。あなたが摂取すべき水の量を素早く計算する方法の1つは、あなたの体重をポンドで測り、それを半分にすればよく、その数字があなたが飲むべき量（オンス）になります。たとえば、160ポンド（約72kg）の人は、1日に80オンス（2.3ℓ）の水を飲むべきです。より健康にして、痛みのない状態を取り戻すために、最低でもそれだけの水の量を必要とします。また、果物や野菜といった水分を含んだ、栄養のある食品を食べましょう。砂糖だらけの食品や加工食品は、身体の炎症やストレスを増加させるので避けるようにします。食事と活動を記録すると、どのような食品があなたの身体に合うか合わないかを確認するのに役立ちます。

　ただし、食事中に多量の水を飲まないようにしてください。食事の1時間前と食後（約1時間後以降）に水を飲みます。**少量ずつの水分を常に取り続けていると、がまんしきれないほど空腹だと感じていたのは、実は身体がもっと水を求めていただけだったと気づくかもしれません。**

・1ポンド＝約453.6g
・1オンス＝約29.57ml

●特殊な状況

　もし現在、何かの病気があって治療中でも、医師の許可があればメルトを行えます。メルトは理学療法やリハビリの理想的な補完療法になります。あなたの状況に関わらず、最初の週は、このPartの**手足のトリートメント**と、**リバランスシークエンス**から始めます。2週目とそれ以降では、特別なセルフケアプランがあり、カスタマイズのガイドライン、変更、そして以下の状況に合わせたセッションも含んでいます。

- トラウマ（外傷）やケガ、手術を原因とする痛み
- 全身症状、障害、そして疾患と診断されている
- 妊娠中や産後

　特別な状況とそれらに合わせるカスタマイズのアプローチに関する詳細リストは、Part4の「補完セルフケアとしてのメルト」を参照してください。

●準備はできましたか？　さあメルトをしましょう！

　まずは、**リバランスシークエンス**と、**手と足（両方または手と足のどちらか）のトリートメント**を夜（就寝する一時間前まで）に行ってみましょう。初心者はシークエンスを個別に試すのがベストで、それらに慣れたら、組み合わせていきます。最初の週は、各シークエンスを少なくとも2〜3回行います。メルトはとても身体にやさしいので、毎日これらのシークエンスを行ってもかまいません。**リバランスシークエンス**はすべてのメルトプランの基礎です。

KEYWORD

Rebalance Sequence
リバランスシークエンス

〜リバランス（バランスを取り戻す）のための動き〜

リバランスシークエンスは静かな場所で行うと最も効果があり、
身体の内側に集中することができます。

【行うこと】
レストアセス
やさしい揺らぎ
骨盤のタック＆ティルト（骨盤調整）
3Dブレスブレイクダウン
3Dブレス
レスト再アセス

Rest Assess
レストアセス：寝ころんだ姿勢での評価

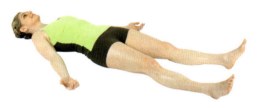

- ☑ 床に仰向けになり、両手と両足をまっすぐ伸ばして、手のひらを上にしてリラックスします。
  意識しながら軽く呼吸をして、身体の力を抜いて、身体全体を床にゆだねます。両目を閉じて気持ちを落ち着かせてから、自分が今何を感じ取っているかを確認します。身体を調節して動かしたり、身体に触らないようにして、感じることに集中します。

- ☑ ストレスがつまりやすい3カ所である肩甲帯、横隔膜、骨盤にも意識を集中させてください。
  自分の感覚で身体をスキャンして、何を感じるか確認します。

- ☑ 上半身を観察します。理想としては肋骨が床につき、両腕の重さを均等に感じています。背中の上部と中央部に肋骨の重みを感じるか、両側または片側の肩甲骨の縁を感じていないかどうかを観察します。

- ☑ 肩甲帯のストレスのつまりを評価します。胸郭の中央（女性ならブラジャーのホックあたり）よりも、肩甲帯に上半身の重みを一番感じていませんか？ 頭が後ろに傾いていたり、中心からずれていませんか？ 両腕の重さに左右で違いがありませんか？

- ☑ 首を左右に回します。痛みを感じたり、動きが制限されているように感じませんか？

- ☑ 横隔膜のストレスのつまりを評価します。腰のカーブが、腰より少し上部の中背部のカーブのように感じていませんか？

- ☑ 意識しながら、1回呼吸します。息を吸うとき、何かに制限されているように感じていませんか？

- ☑ 骨盤のストレスのつまりを評価します。骨盤の重さがお尻の山より、尾骨にかかっている感じがしていませんか？ 左右の太ももの後側の重さが均等にかかっていない感じがしたり、太もも全体が床から浮いているように感じていませんか？ 両足が外側に大きく開いていませんか？ またはつま先が真上を向いていませんか？

- ☑ オートパイロットを評価します。身体が左右に半分ずつ分かれているようにイメージします。床に対して身体の片側全体が、反対側より重く感じたり、片方の足が反対側の足より長く感じたりしていませんか？

Gentle Rocking

【やさしい揺らぎ】

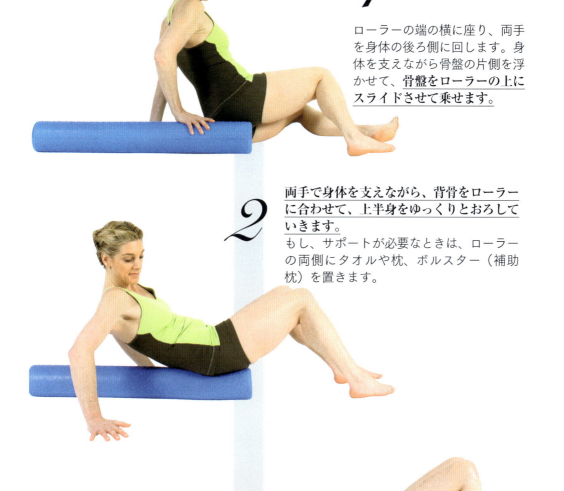

1
ローラーの端の横に座り、両手を身体の後ろ側に回します。身体を支えながら骨盤の片側を浮かせて、**骨盤をローラーの上にスライドさせて乗せます。**

2
両手で身体を支えながら、背骨をローラーに合わせて、上半身をゆっくりとおろしていきます。
もし、サポートが必要なときは、ローラーの両側にタオルや枕、ボルスター（補助枕）を置きます。

3
頭頂部を手で触わって、頭がしっかりローラーに乗っていることを確認します。骨盤もローラーに乗っています。両足は腰幅程度に開いて膝を曲げ、足裏全体を床につけます。

両方の腕をおろしてローラーの左右の床に置き、一呼吸します。

頭、胸、骨盤をローラーに乗せたまま、ゆっくりと身体の片側を床に向かって傾けます。ゆっくり元に戻してから、次は反対側に傾けます。ポイントは頭、脊柱、骨盤中央の後ろ側を1列にしながら、ローラーに体重を預け続けながら傾けることです。床に落ちそうになる身体を前腕で支えるようなイメージです。**約30秒間、左右にゆらゆらとゆっくりと揺らし続けます。**

いつも、ローラーに身体を乗せたら、身体を左右にやさしく揺らす動きから始めることを覚えておいてください。脊柱にかかる圧に順応して、**オートパイロット**がローラーの不安定な表面でバランスを取ろうとしています。重心へのつながりを高めるイメージで揺らし続けます。小さくわずかに動かすのが正しいやり方です。

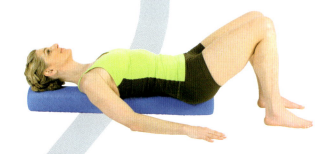

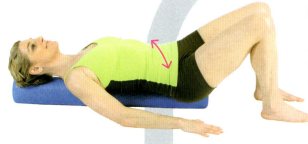

7

揺れながら、あなたが感じていることを観察します。左右対称に体重を傾けているのに、片側だけ簡単にできるように感じてはいませんか？

ローラーの中央に戻ります。

【骨盤のタック＆ティルト（骨盤調整）】

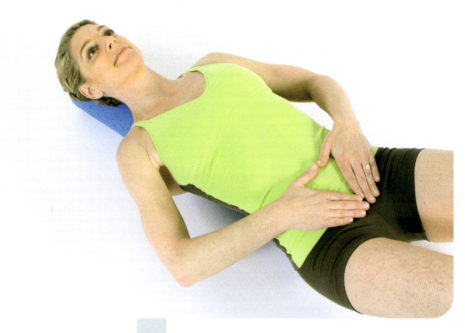

1

骨盤の上に両手を置きます。 指先を恥骨、両手のひらのつけ根を寛骨の前面（訳注：骨盤の左右の大きく出ている骨の内側あたり）に置きます。

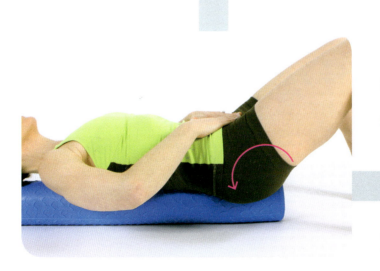

2

意識しながら一呼吸して、**ゆっくりと骨盤を丸めます**。骨盤を丸めるとき、両手のひらのつけ根に力をいれて、腰はローラーにぴったりくっつき、恥骨は少し上に上がります。肋骨は安定させたままにして、両足裏への圧はそのまま維持します。

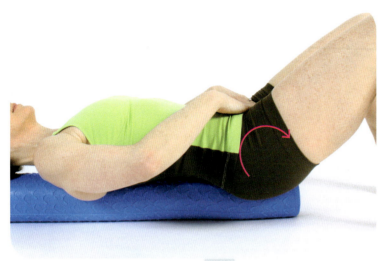

3

肋骨の圧を維持したまま、ゆっくりと**前側に骨盤を傾けます**。骨盤を傾けるとき、指先に力を入れ、恥骨は沈み、腰はローラーから離れます。腰がローラーから少し持ち上がりますが、肋骨は安定させた状態を維持します。

4

この、**骨盤を丸める動きと前に傾ける動きをゆっくりと5〜6回繰り返します。**肋骨はリラックスさせて動かないように維持して、両足には力を入れ過ぎないようにします。

もしあなたの身体が少し左右に揺れているとしても、そのままにしておくことを覚えておいてください。これは、あなたの**オートパイロット**が身体の重心に再びつながるために必要なトリートメントとなります。

point

骨盤を丸めたり傾けたりするとき、お尻をギュッと締めたりせずに、お尻が持ち上がらないようにします。骨盤を丸めるために両足に力を込めたり、骨盤を傾けるときに肋骨がローラーから持ち上がらないようにしてください。この動作が正しく実践されるとき、動きはとても小さく、コンパクトです。

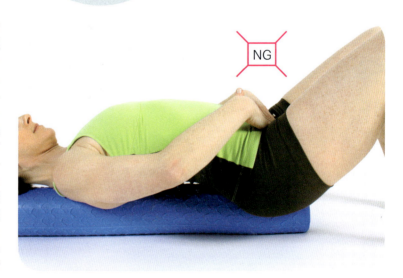

【3D ブレスブレイクダウン】

1

片手を胸の上に、もう片方の手を下腹の上に置きます。

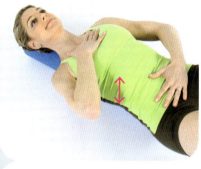

2

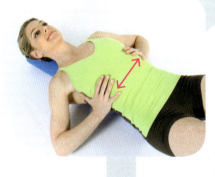

息を吸うときに、横隔膜を前側と背中側の2方向（前後）に膨らむように意識をしながら、**3〜4回大きく呼吸をします。**この呼吸は無理に目いっぱい息を吸い込む必要はありません。その代わり、横隔膜を2方向に膨らませることに集中します。

3

両手をそれぞれ左右の脇の下あたり（胸郭の最も幅の広い部分）に置きます。今度は横隔膜を両手の間（左右）で膨らませるようなイメージで、3〜4回呼吸します。呼吸によって、肋骨に幅ができることを感じてください。動きはわずかですが、息を吸い込むとき、両手と肋骨が離れていくのが分かるかどうかを確認します。

4

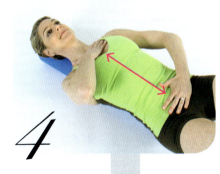

片手を喉元の鎖骨の上に、もう片方の手を腹部の恥骨の上に置きます。最後に、上下に横隔膜を広げます。下は骨盤まで、上は肺の上部まで、手と手の間のすべてで呼吸することを意識しながら、身体全体に息を同時に吹き込むようなイメージで、3〜4回呼吸します。

5

鎖骨から恥骨まで意識して呼吸している間に、身体の位置が変わったり、ローラーが揺れないかどうか観察します。身体が揺れるのは、よい兆候で、あなたの**オートパイロット**がリセットされて、GPS信号を使って身体の重心を再度捉えようとしている証拠です。

【3D ブレス】

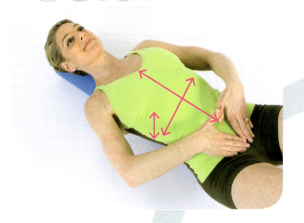

1
両手が重ならないようにお腹に置き、胴体の6つの面（前後・左右・上下）を3Dに膨らませるように意識しながら身体に息を吹き込みます。息を吸うとき、お腹がどのように膨らみ、息を吐くときは自然にへこむか、両手で感じながら観察します。これを2〜3回繰り返します。

2
次は、シー、スー、ハー、と音を出しながら息を吐いて、腹部の深層で起きる反射動作を感じる能力を高めます。3つの音をすべて試し、息を強く吐き出すときに（胴体内の臓器を取り囲んでいる）円筒が収縮して、脊柱、骨盤底、内臓にあらゆる方面から圧がかかり、押されるのを確認します。

3
3つの音のうち、息を吐くときに内部への収縮や、押されるという感覚をより多く感じた音の発声で、呼吸を2〜3回繰り返します。

4
発声を終え、自然な呼気に戻し、わずかな動きを察知する感覚へ意識的につなげていきます。自然な呼気でも同じように体内の反射動作を**ボディセンス**によって感じ取ることができるか確認します。

5
1〜4を2〜3回繰り返します。 私達はこの内側が押される感覚を感じることを「コアを見つける」と呼びます。他の動作でも「あなたのコアを見つけて」と指示されることがあるので、この感覚を覚えておいてください。

6
両手を床につけて、片方の足をまっすぐに伸ばし、骨盤から肋骨、最後に頭を床に滑らせるようにして、ゆっくりとローラーから身体をおろします。

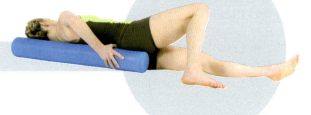

Rest Reassess
レスト再アセス：寝ころんだ姿勢での再評価

- ☑ 最初に行ったレストアセスと同じように、床に仰向けになり、両手と両足をまっすぐ伸ばし、手のひらを上にしてリラックスします。一呼吸して、身体の力を抜いて、床に身体をゆったりゆだねます。目を閉じて、少しの間、再評価の時間を取ります。

- ☑ 最初にレストアセスを行ったときの身体の状態を思い出します。ボディセンスを使い、ストレスのつまりの除去が促されたかどうかを確認します。

- ☑ 首を左右に回します。可動域が広がりましたか？ 首を左右に回したとき、最初と比べて痛みやコリが軽減しましたか？

- ☑ もし最初に上半身の重みが、肩甲帯に一番かかっているように感じていた場合、今は重さを胸郭の中央部に感じるようになりましたか？

- ☑ 腰のカーブの場所が、骨盤に近くなったように感じますか？

- ☑ もし最初に骨盤の重さがお尻の山より、尾骨にかかっているように感じていた場合、どんな変化があったか確認します。太ももはどうでしょうか？ 左右とも重くなり、重さが均等に感じるようになりましたか？

- ☑ そして一番大事なことです。身体を左右に半分ずつに分けて意識したときに、左右が均等になり、バランスが取れているようになりましたか？ もしそうなら、オートパイロットと身体の重心との連結が改善したので、オートパイロットを効率的に働かせることができるようになったということです。

- ☑ 一呼吸します。以前よりも呼吸がしやすく感じたり、大きく深く呼吸できるようになりましたか？

- ☑ もし、何かしらの変化を感じたとしたら、あなたの身体はリバランスできているという証拠です。

Soft Ball Foot Treatment

ソフトボールによる足のトリートメント

【行うこと】
ボディスキャンアセス
オートパイロットアセス
ポジションポイントプレッシング
グライド
シアー
リンス
フリクション
ボディスキャン再アセス
ボディスキャンファイナルアセス
オートパイロット再アセス

Body Scan Assess
ボディスキャンアセス：身体に意識を向ける評価

- ☑ 両足を腰幅に開いて立ちます。両目を閉じ、ボディセンスを使って両足を観察します。左右のどちらかに、より体重がかかっているように感じていませんか？ 体重が、足裏の特定の場所に集中しているように感じてはいませんか？

- ☑ ボディセンスを使って足を観察します。足首、膝関節、股関節に意識を向けてください。筋肉も観察します。両足が張っていませんか？ 立っている今の体制のために、多くの筋肉を使っているように感じていませんか？ 太ももやお尻の筋肉を強く使っている感じはしませんか？ 使っている筋肉を意識してリラックスさせても、楽に立ち続けられるかどうか確かめてください。ただ立つためだけに、身体を働かせ過ぎていることが分かります。

Autopilot Assess
オートパイロットアセス：オートパイロットの評価

- ☑ 目を閉じたままで、両足をリラックスさせます。10本の足の指をすべて床から持ち上げ、呼吸を3回行います。

- ☑ 3回目に息を吐くとき、足の指を床に戻します。身体が前方に揺らぐ感じがしないかどうかを観察します。この揺れはオートパイロットが重心を見つけにくい状態であることを示しています。

- ☑ 次は目を開けて同じアセスを試します。目を閉じた状態と比べてどれだけ身体の揺れが少なくなるか観察します。

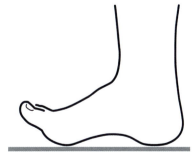

評価を終えたら、これから片方の足に、すべて（ポジションポイントプレッシング、グライド、シアー、リンス、フリクション）のテクニックを行い、一度ボディスキャンの再アセスをします。その後で、反対側の足に対し、すべてのテクニックを行います。

【ポジションポイントプレッシング】

両足を腰幅に開いて、まっすぐに立ちます。身体の前の床にソフトボールを置き、<u>右足でボールを踏み、ポイント①に合わせます。</u>

両足を平行に並べて、徐々に体重の一部をボールの上に移し、軽く我慢できる程度の圧を加えます。圧を加えたら、体重を少しだけボールからずらします。

しっかりと呼吸をすることを意識しながら、この体重移動を2～3回繰り返します。我慢できる程度の圧に徐々に身体を慣れさせます。

次にボールに乗っていない方の足を一歩後ろに引き、その足に体重を移します。

<u>親指関節の真下にあるポイント②に合わせてボールに足を乗せます。</u>やさしく前方に向かって小さく揺らし、我慢できる程度のポイントに圧を与えます。

反対の足に体重をかけて圧を弱めて、他の指関節のポイント②に移ります。指関節に圧をかけ、また圧を弱めて次の指関節に移る動きを繰り返して、5本の指関節に圧をかけます。その後、③、④、⑤のポイントにも圧をかけます。

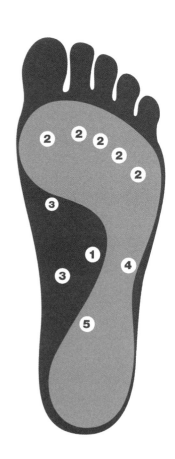

【グライド】Glide

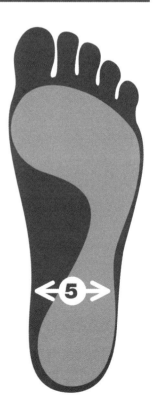

1
足のかかとの前にあるポイント⑤に合わせてボールを置いて、足を乗せます。足の指は床に触れていて、かかとは床から浮いた状態になります。

2
床に触れた足の指はそのままで、ボールをかかとの前で左右にゆっくりと動かします。

3
かかとの後ろまでボールを移動させて左右にグライドさせ続け、ポイント⑤へ戻します。

【シアー】Shear

1
ポイント⑤に合わせてボールに足を乗せ、わずかな重さの圧をかけながら、足自体を左右に小刻みに動かしてボールを押しつけます。ボールはほとんど動かないようなわずかな動きです。

【リンス】

1
親指の関節の真下にあるポイント②にボールを合わせて、足を乗せます。

2
かかとを床につけたまま、ボールをやさしく踏み、足の外側に向かって一定の圧を与えていきます。足を持ち上げてスタートしたポイントに戻り、さらに2回繰り返します。リンスは必ず1方向に向かって行うことを覚えておいてください。

3
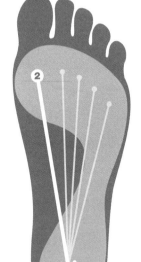

もう一度、親指の関節の真下にあるポイント②にボールを合わせて足を乗せます。我慢できるくらいの圧を一定にかけながら、今度はボールをかかとに向かって押し進めます。最大の効果を得るために、身体の重心をほんの少しだけ後ろにしてリンスを始めると、つま先からかかとまでリンスをスムーズに行うことができます。

4

足を上げ、ボールを足指の関節の下に向かって移動させてリンスします。

5

5つの足指関節のすべてに繰り返します。

【フリクション】

1
ボールの上に足を乗せ、軽く、素早く、ランダムな動きで、足と足指をボールの上で走り書きするように動かします。

Body Scan Reassess
ボディスキャン再アセス：身体に意識を向ける再評価

- ☑ 目を閉じ、ボディセンスを使ってセルフケアした側の身体を観察します。まず足裏に注目します。もう片方の足と、異なる感じはありますか？
- ☑ 足の関節を観察します。セルフケアした側の足は、身体と足がしっかりとつながっているように感じる、または足裏が床により密着した感じがすることに気づくかもしれません。よりグラウンディングしている感じがするかどうか観察します。もし部屋にスペースがあれば、何歩か進み、左右の違いを観察してみます。
- ☑ 再評価が終わったら、反対側の足に、すべてのテクニックを繰り返しましょう。

Final Body Scan Reassess
ボディスキャンファイナルアセス：身体に意識を向ける最終評価

- ☑ 両足が終わった段階で評価します。目を閉じて、ボディセンスを使い、両足の関節を観察します。両足ともに地面にしっかり密着している感じがしますか？ 体重が均一に足にかかっている感じがしますか？

Autopilot Reassess
オートパイロット再アセス：オートパイロットの再評価

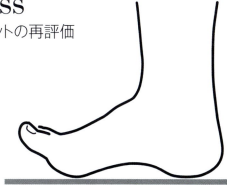

- ☑ まっすぐに立ち、両目を閉じ、足の指先を持ち上げます。指先を元に戻したとき、最初よりも揺れ・ふらつきが減りましたか？ この、ソフトボールを使った足裏のセルフケアは、オートパイロットによる足と身体の重心の連結を改善します。

Soft Ball Hand Treatment

ソフトボールによる手のセルフケア

【行うこと】
手首のアセス
握力のアセス
指のプレス
ポジションポイントプレッシング
グライド
シアー
リンス
指のリンス
フリクション
手首の再アセス
握力の再アセス

Wrist Assess
手首のアセス：手首の評価

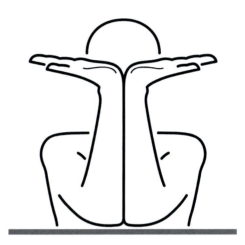

- ☑ 鏡の前に立ち、両手の肘から手首までをくっつけます。
- ☑ そこから両手を広げ、手のひらを天井に向けます。
- ☑ **広げた両手でアルファベットのTの字になるのが理想です。**もし両手の形がYに近かったり、小指が曲がっていたりすることに気づいたら、手、首、肩までの間の結合組織に脱水状態があり、不要な緊張が走っていることを示しています。これは痛みやコリ、姿勢の悪さの一因となります。

Grip Assess
握力のアセス：握力の評価

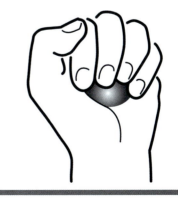

- ☑ ソフトボールを片手に持ち、できるだけ強く、3～4回握り締めます。
- ☑ ソフトボールを反対側の手で持って握り締めます。握力の強さを等しく感じるかどうか、片方だけ弱いことはないかどうか確かめます。この感覚を覚えておきましょう。

Finger Compression

【指のプレス】

片方の手のひらにボールを乗せます。その手の人差し指の指腹をボールの上に乗せます。もしボールを手のひらに乗せて維持するのが難しい場合は、もう片方の手で支えてもかまいません。

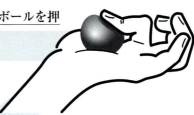

人差し指の指腹でボールを押します。

指の力を緩めてボールの圧を減らします。次に人差し指を曲げて指先をボールにつけて、指先で軽い圧をかけて、ボールを押します。

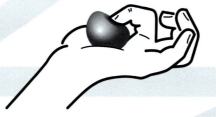

指腹と指先の交互に、ボールをそれぞれ4回ずつ押します。

手のひらの上でボールを移動させ、中指にも同じように指腹と指先の交互にボールをそれぞれ4回ずつ押します。

6

親指も含め、残りのそれぞれの指の指腹と指先でボールを押す動作を、4回ずつ繰り返します。

point

もし指を1本ずつ動かすことができない場合は、2本の指でボールを押さえれば、やりやすくなるかもしれません。このテクニックを初めて試すときは、関節の動きを助けるために反対の手を補助的に使ってもよいです。

もう片方の手も、同じように繰り返します。

【ポジションポイントプレッシング】

ボールをテーブルなど、表面が平らで固い場所に置きます。**ポイント①から順に、図で示した①〜⑤の各ポイントでソフトボールを押します。**我慢できる程度の力で圧をかけながら、ポイントごとにしっかり一呼吸します。もう片方の手を使って上からやさしい圧を加えてもかまいません。

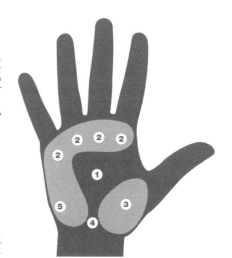

ポイント②は、人差し指の下のポイントから順番に押しつけていきます。それぞれのポイントでは、手を持ち上げる前にしっかり一呼吸してから、次のポイントに進みます。もし強い刺激や痛みを感じる場合は、圧を弱めます。これはとても効果的で強力なテクニックなので、ゆっくりと行いましょう。

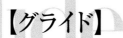

すべてのポイントを押したら、もう片方の手も、同様に行います。

【グライド】

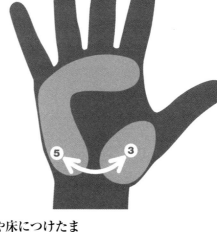

右の手のひらを下に向け、中指の先をテーブルや床につけたままボールをポイント③からポイント⑤へ、手のひらを横切るように一定の圧でグライドさせ、ポイント③まで戻します。しっかりと呼吸しながら3〜4回往復させます。

【シアー】

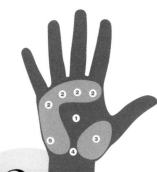

1
ソフトボールを右手の親指のつけ根のポイント③の下に置き、しっかり呼吸しながら3〜4回、小さな円を描きます。この部位にはしつこいストレスが多く存在するので、ゆっくりと動かし、時間をかけてシアーします。

2
右手を行ったら、左手にもグライドとシアーを続けて行います。

【リンス】

1
右手のどれか1本の指先をスタート地点にして、ソフトボールをゆっくりとポイント④へ押し進めていき、手首を越えるまで押します。

2
残りの4本の指も、指先から手首を越えるまでソフトボールで押すことを繰り返します。

3
もう片方の手も同様に繰り返します。

4
次に、同じようにどれか1本の指先をスタート地点にして、ソフトボールをゆっくりと一定の動きで押し進め、手首を越えて肘まで押します。

5
他の指もそれぞれ繰り返します。

6
左手にも繰り返します。

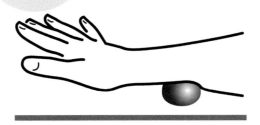

【指のリンス】

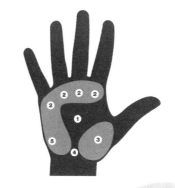

1

左手を床またはテーブルの上など平らな場所に置きます。右手の指先とソフトボールを左手の甲側のポイント②に合わせて、指の上、指の間、指関節から爪の一方向になでるように動かします（右手は主に手の甲側のポイント④を刺激して、手首の組織に潤いを取り戻し、炎症を減らし、手首の痛みを緩和します）。すべての指に行います。

2

反対側の手にも繰り返します。

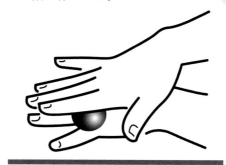

【フリクション】

1

片手をボールの上に置き、軽く、素早く、ランダムな動きで、走り書きするように動かします。必ず指と手首も含めて行うようにします。

2

反対側の手にも繰り返します。

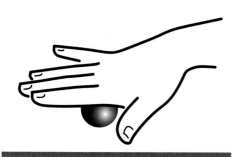

Wrist Reassess
手首の再アセス：手首の再評価

- ✅ これまで何度も説明してきたように、自己評価することは極めて重要です。肘と手首をくっつけます。両手を広げて、手のひらを天井に向けます。両手首の柔軟性が変わったように感じますか？ 両手の張りが減った感じがしますか？ 腕の張り感が減った感じがありますか？ 指はしっかり伸びるようになりましたか？

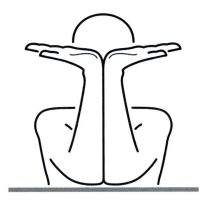

Grip Reassess
握力の再アセス：握力の再評価

- ✅ 最初に握力のアセスをしてから、握力の度合がどのように変化したか、思い出しながら評価します。片手にソフトボールを持ち、できる限り強く3〜4回握り締めます。もう片方の手でも繰り返します。最初より少ない労力で、より力強く握ることができていますか？ 左右の握力はより等しく感じますか？

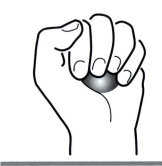

Rehydrate the Upper and Lower Body

上半身と下半身に潤いを取り戻す

　リバランスをメインにした動きで、あなたは身体の**オートパイロット**にアクセスして、重心がそのGPS信号を捉えるように助け、そして、**ニューロコア**のバランスを取り戻した状態になっています。今こそ、結合組織の**脱水**に対処して、身体に変化を生み出せることを認識していきましょう。

　ここまで**グライド**、**シアー**、**リンス**、そして**レングス**の**リハイドレートテクニック**について学び、さらにそれらのテクニックを背中や足裏に実践しました。ここから、それらのテクニックを身体の「**マス**」ごとに適用していきます。マスには**ストレスのつまり**が非常に多く存在し、重要な身体の「**スペース**」に打撃を与えています。

　上半身と下半身の大きなマスに対して、グライド、シアー、リンスを行うと、全身の張力エネルギーを、まとまりある流れに戻すことができます。<u>上半身と下半身に潤いを取り戻す、リハイドレートを目的としたテクニックは、脊柱の安定性を改善し、膝、肩、首、股関節などの全身のあらゆる関節の動きと安定性の回復を助けます。</u>リハイドレートテクニックにより関節のすべての痛みは減少し、うまくいけば痛みが完璧に取り除かれることさえあります。

　メルトのリハイドレートテクニックを行えば、習慣的に繰り返している、座る、立つといった動作や、スポーツをしても、慢性痛やストレスのつまりを生じさせません。日々の活動で不要なコリや関節の圧迫を引き起こすことはなくなるのです。潤いを取り戻すリハイドレートをメインとしたテクニックは、就寝の1時間前までに試してください。

【オートパイロット】
結合組織と神経系のつながりのこと。無意識に身体の全組織を安定させてバランスを保つために重心をさがしている。

【ニューロコア】
リフレクシブコアとルーテッドコアの2つのメカニズムを合わせた神経系と結合組織のこと。地に足がしっかりと根づく（グラウンディング状態）ために必要。

【マス】
寝ころんだときに本来床について圧を感じていることが理想の身体の部位。頭・胸郭・骨盤など。

ある晩に下半身のシークエンスを試したら、別の晩に、上半身のシークエンスをするようにして、少なくとも週に2回は行います。リバランスシークエンスと、手と足のトリートメント（手と足のトリートメントは別々でもよい）は週に3回行った上で、これらのシークエンスの1つとリハイドレートをメインとしたテクニックを合わせて行ってもよいですし、別々の日に行ってもかまいません。

　テクニックをするときの注意点は、ローラーを身体に乗せている時間です。ローラーの上に乗って、身体のあらゆる部位に圧を与えてよい連続時間は最大10分間です。時間が来たら途中でもローラーからおり、**再アセス**（再評価）を一度して、そして続きの動作からシークエンスに戻ればOKです。

　毎回メルトのセッションの前後にコップ1杯の水を飲むことも忘れないでください。水を飲むことは治療の一部であり、メルトを最大限に生かす助けになります。

KEYWORD

【ストレスのつまり】
老廃物がたまり、脱水状態となっている結合組織のこと。自律神経のバランスがくずれたり、同じ姿勢や動作が続くことで生じる。肩甲帯・骨盤・横隔膜に生じやすい。

【スペース】
寝ころんだときに本来床からはなれていることが理想の身体の部位。首・腰など。

Lower Body Compression Sequence

下半身のコンプレッションシークエンス

~リハイドレート（潤いを取り戻す）のための動き~

【行うこと】
レストアセス
太ももの後面のシアー
ふくらはぎのグライドとシアー
太ももの内側のグライドとシアー
ふくらはぎのリンス
太ももの内側と後面のリンス
レスト再アセス

Rest Assess
レストアセス：寝ころんだ姿勢の評価

~~~~~~

- ☑ 床に仰向けになり、両手と両足をまっすぐ伸ばして、手のひらを上にしてリラックスします。
- ☑ 上背部全体の体重が肩甲帯にかかっている、中背部が床からアーチ状に離れている、お尻の山よりも尾骨に体重がかかっている、太ももの後面の片方、もしくは両方が床から離れている——このようなことを感じたら、身体の中にストレスのつまりがあるということです。
- ☑ 両目を閉じて、ボディセンスを使い、感じていることを観察します。
- ☑ 首を左右に向けて回してみます。痛みがあったり、動きが制限されているように感じていませんか？
- ☑ 腰の曲線に注意を向けます。おへそを基準点として使い、おへその裏から肩甲骨まで床から離れて持ち上がっているように感じていませんか？
- ☑ 骨盤に注目します。お尻の2つの山が床に均等に加重している感じが理想です。お尻の山でなく、尾骨が床についていたり、骨盤の一方がもう片側よりも加重している感じがしていないかどうかを観察します。
- ☑ 太ももに注意を向けます。太ももの両側が均一に床についているのが理想的です。太ももが床にどのくらいついているように感じますか？ 片方の太ももがもう片方よりも床に加重している感じがしていませんか？ 太ももが床についている感じが一切しないかもしれません。感じたことをそのまま書き留めておきます。
- ☑ 両膝の裏にスペースを感じるか、両側のふくらはぎが均一に加重しているかどうか、観察します。かかとが床につき、足首にはスペースがあるはずです。かかとの外側3分の1が床につき、つま先が天井の壁の隅を向いてV字になっているのが理想的です。
- ☑ 足の股関節からかかとまでを観察します。片側の足の方を重く感じたり、長く感じたりしていませんか？ 両足が均一の重さや長さだと感じていますか？
- ☑ 最後に息を深く吸い込み、肺が空気で満たされるときに、胴体のどの部分に動きがあるのかを観察します。お腹、肋骨、それとも両方が動きますか？ 動く部分と動かない部分を感じ取ります。
- ☑ 感じることに意識を向けておくと、このシークエンスを終えてから比較することができます。

【太ももの後面のシアー】

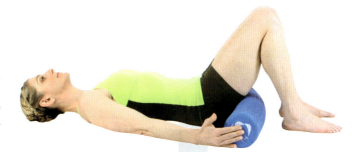

1

床に仰向けに寝て、両膝を曲げます。**太ももの下、お尻の近くにローラーを置きます。**

2

上半身は床の上でリラックスさせます。**両足を伸ばしてリラックスさせ、ローラーに重さをかけます。**

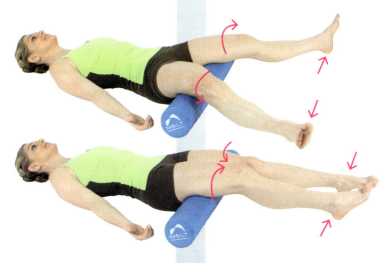

3

ローラーの上で一定の圧を維持しながら、**両足のかかとは床に近づけた状態を保ちながら、太ももを引きずるような感じで足を開いたり閉じたりして動かします。太ももの後面をシアーしています。**両足を閉じるときは、足全体を内側に傾けるように意識し、開くときは足全体を外側に傾けるようにします。太ももをローラーでただこするのではなく、**太もものお肉を太ももの骨に絡ませているイメージをしながら、この動作を4〜5回繰り返します。**

片足ずつ試します。片足を曲げて、ローラーの上でリラックスさせます。もう片方のかかとは床に近づけた状態を保ちながら、太ももを引きずるような感じで足を開閉し、足全体を内側と外側に傾けてツイストさせます。我慢できる程度の無理のない圧を一定にかけながら、4～5回行います。

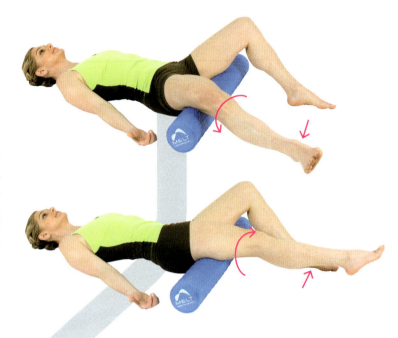

もう片方の足にも4～5回繰り返します。

両足を中心にそろえ、しっかり2回呼吸をして休みます。足をリラックスさせ、足の重みをローラーにあずけます。

ローラーを下げて太ももの中央部に移動させ、太ももの上部で行ったのと同じシアー（3、または4）を繰り返します。同時に両足をシアーしてもいいですし、片足ずつでも構いません。この動き方を4～5回繰り返して、両足を中心へ戻し、しっかり一呼吸して少し休みます。

ローラーを太ももの下部（両膝の上）まで下げます。

両足同時に、または片足ずつ、太ももの上部や中央部で行ったのと同じシアー（3、または4）を4～5回繰り返します。

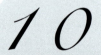

終わったらしっかり一呼吸します。

【ふくらはぎのグライドとシアー】

1

右のふくらはぎにローラーを乗せ（膝から5cmほど下あたり）、左の足首を右足の上に交差させます。足をリラックスさせて、ふくらはぎに我慢できるくらいの圧をかけながらローラーを押し当てます。

2

4〜5回、膝をゆっくりと曲げたり伸ばしたりして、約5cmの範囲内でローラーを前後に動かします。足と足首をリラックスさせたまま、ふくらはぎにある**ストレスのつまり**の部位を探して、見つけたらそこに軽く我慢できるくらいの一定の圧を加え、維持します。

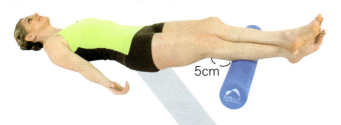

3

ふくらはぎを外側に傾けて、約5cmの範囲内で、グライドの動きを3〜4回繰り返します。

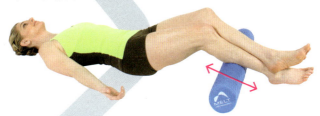

4

今度はふくらはぎを内側に傾けて3〜4回グライドを行います。

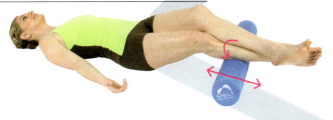

ボディセンスを使い、ふくらはぎの中でより圧痛を感じる部位を感じとります（3カ所探します）。

3カ所のなかで圧痛を感じた部分をグライドします。呼吸しながら2〜3回動き、徐々に小さくしていきます。

一息ついたら、我慢できる程度の圧を維持しながら、**右の足首を3〜4回曲げ伸ばします。さらに次に足首を3〜4回、両方向に円を描くように回します。これは間接的なシアーです。**

足首をリラックスさせて、**ローラーに乗せている足全体を3〜5cmの小さな範囲内で左右に動かしながら押しつけます。**これを4〜5回行います。ローラーは動かさないようにします。これは直接的なシアーです。

さらに、下の足のふくらはぎをこするように左右に動かして、クロスフリクションを行います。一呼吸して、ふくらはぎをよりローラーに深く沈めてから、しっかりと2回呼吸します。

point

もし何かしらの痛みを感じる場合、両足の交差を解いて圧を減らします。

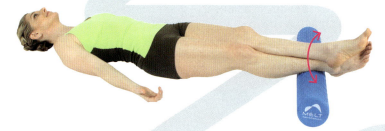

10

ローラーを右ふくらはぎの下半分、足首から4〜5cm上部へ動かします。この部位に1〜9のグライドとシアーのテクニックを繰り返します。

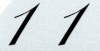

足の交差を変えてもう片方の足のふくらはぎにも1〜9を繰り返します。

【太ももの内側のグライドとシアー】

身体の右側を下にして横になり、ローラーを身体の前に置きます。左の膝上のあたりの太ももの内側をローラーに乗せます。

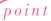

ローラーの先端を身体から遠ざけて、ローラーと上半身でV字を描くように、角度を作ります。左手は床に置きます。

> *point*
> もし、足を高く持ち上げることができなかったら、上半身をローラーからより離したところに置きましょう。

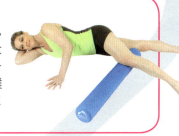

グライドを始めます。上半身が前傾した状態から左手で床を押して身体を後傾させ、ローラーを膝上2〜3cmのところまで引き上げ、この間で上下にグライドします。4〜5回、この動きを行います。

次に足を内側に傾けて、つま先を床につけた状態で3のグライドを4〜5回行います。痛みやコリといったストレスのつまりを見つけたときは、その部位に対して、徐々に小さくグライドしていき、ストレスに少しずつ詰め寄るようにします。

少し時間を置き、しっかり一呼吸します。膝を曲げて膝から下をリラックスさせたまま、ローラーに一定の圧をかけます。

6

ゆっくりとした膝の曲げ伸ばしを3回行い、関接的なシアーを行います。さらに曲げた足の膝から下を回すことで直接的なシアーを与えます。さらに、足先を床から3回上げ下げして圧を加えます。

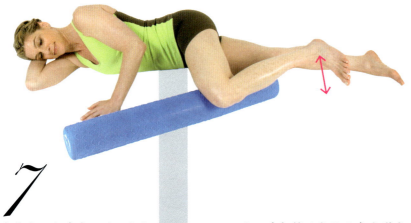

7

太もものお肉をツイストして、ローラーでゆっくり絡めとるような動きを3～4回して、クロスフリクションを行います。
この部位はとても敏感なので、初めてメルトすると反応しやすさに驚くかもしれません。我慢できる範囲内の無理のない圧で行ってください。もし痛みを伴うようなら、ローラーの圧を緩めてください。

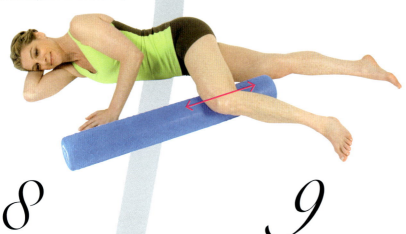

8

膝を伸ばして足をリラックスさせ、小休止して、太ももをローラーにさらに沈めながらしっかりと2回呼吸します。

9

ローラーを内ももの中央に動かして、身体の位置を右上の写真ようにセットし直します。頭を右腕の上に置き、左手は床につけます。

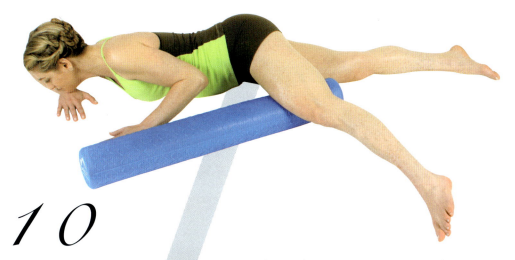

10

左手で身体を後ろに押して身体を傾け、3のようにもう一度グライドを始めます。 リラックスしてから、太ももを少しだけ内側と外側に傾けながら4〜5回グライドします。この部位にストレスのつまりがないかどうか調べます。
ストレスがつまっている部位を見つけたら、小さな動きでグライドして、その場所の近くで止めて11でシアーをします。

11

我慢できる程度の圧を維持しながら、膝の曲げ伸ばしを3回行い、間接的なシアーを繰り返します。
膝を曲げたまま、直接的なシアーをするために足先を上げ下げします。また、ローラーで太ももの内側を絡めとるように上げ下げして、太もものお肉をツイストさせて7のようにクロスフリクションをします。

12

膝を伸ばし、足をリラックスさせて、足の重みをローラーの上にあずけ、しっかりと呼吸を2回します。

13

太もも内側の上部の部分で、もう一度1〜7を繰り返し、他にもストレスのつまりがないかどうか探します。

14

反対の足の太ももにも一通りの1〜13を繰り返します。

【ふくらはぎのリンス】

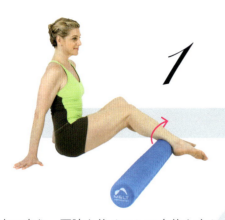

床に座り、両腕を後ろにして身体を支えます。右の膝を曲げて、ローラーの上で右足を内側に傾け、足首の内側をローラーに当てます。足をリラックスさせて、足の親指を床に近づけます。

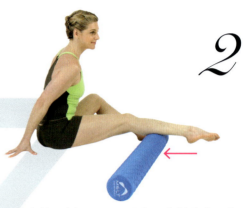

身体を前に倒し、ゆっくりと右足をまっすぐに伸ばし、ローラーで継続的な軽い圧をかけながら、ふくらはぎの内側の上部までローラーを移動させます。ローラーがふくらはぎの上部まで来なくても、問題ありません。

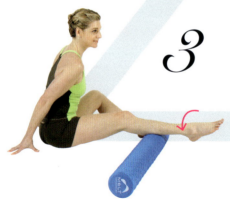

足を元に戻して、ふくらはぎの真ん中より少し上あたりの後面をローラーの上に乗せます。

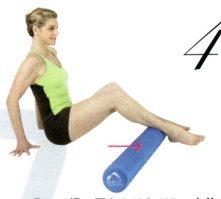

ローラーで軽い圧をかけながら、身体を後傾させてゆっくりと膝を曲げ、ローラーを足首の方向へ移動させ、足首の前で止めます。このリンスを3～4回繰り返します。

反対の足も同様に行いましょう。

【太ももの内側と後面のリンス】

ローラーの左端に、右の太ももをのせて内側に傾けます。

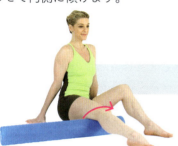

両腕で身体を支えて前方に動かし、ローラーを太もも内側の上部まで一定の圧をかけながら動かします。

上部に達したら、太もものお肉をツイストさせながら、足首を元に戻して、太もも上部の後面がローラーに当たるようにします。

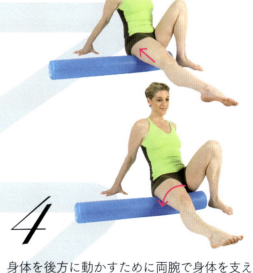

身体を後方に動かすために両腕で身体を支えつつ、ローラーを太ももの下方へ一定の圧をかけながら動かします。膝のすぐ上で止めます。

もう一度、太もものお肉をツイストさせるようなイメージで足を内側に傾けて、太もも上部に向かってゆっくりと一定の圧をかけてリンスを行います。

このリンスの流れを3〜4回繰り返します。

左の太ももにも繰り返します。

Rest Reassess
レスト再アセス：寝ころんだ姿勢での再評価

- ☑ 床に横になり、両手両足をまっすぐ伸ばしてリラックスして、手のひらを上に向けます。呼吸して、身体の力を抜いて、床に体重をゆだねます。両目を閉じて、再評価の時間を取ります。

- ☑ 身体にあったアンバランスを思い出してください。何か変化がありましたか？ 床にかかる肋骨の重さが増えたように感じますか？ 腰の曲線がよりリラックスして骨盤に近くなりましたか？ 骨盤の重さが尾骨より、お尻の山にかかるようになりましたか？ 太ももの後面は床に密着するようになりましたか？

- ☑ 首を左右に回します。可動域が広がりましたか？ 首を横に回したとき、痛みやコリが軽減しましたか？

- ☑ 骨盤に注意を向けます。もし最初のレストアセスの最中に、床上で尾骨が最も加重を感じる部位だったとしたら、今は、お尻の山をしっかり感じられているかどうか観察します。

- ☑ 両足を観察します。太ももの後面は床により密着していますか？ 左右両側が、均等になっていると感じますか？

- ☑ 最後にしっかり大きく呼吸をして、動きが大きくなった感じがするかどうか観察します。深呼吸しやすくなりましたか？

- ☑ もしこれらの変化のいずれかを感じるならば、身体の中のストレスのつまりを軽減させたことになります。
  これらの変化は、身体にはセルフケアに反応するための潤いが十分にあることを示しています。多量の水分を組織の中へ引き込んだので、20分以内にコップ1杯の水を必ず飲むようにしてください。

Lower Body Length Sequence

下半身のレングスシークエンス

～リハイドレート（潤いを取り戻す）のための動き～

【行うこと】
レストアセス
仙腸関節のシアー
膝のベントプレス
お尻からかかとまでのプレス
レスト再アセス

Rest Assess
レストアセス：寝ころんだ姿勢での評価

- ☑ 床に仰向けになり、両手と両足をまっすぐ伸ばして、手のひらを上にしてリラックスします。
- ☑ 上背部全体の体重が肩甲骨にかかっている、中背部が床からアーチ状に離れている、お尻の山よりも尾骨に体重がかかっている、太ももの後面の片方、もしくは両方が床から離れている——このようなことを感じたら、身体の中のストレスのつまりを認識していることになります。
- ☑ 両目を閉じて、ボディセンスを使い、感じていることを観察します。
- ☑ 首を左右に向けて回してみます。痛みがあったり、動きが制限されているように感じていませんか？
- ☑ 腰の曲線に注意を向けます。おへそを基準点としておへその裏から肩甲骨まで床から離れて持ち上がっているように感じていませんか？
- ☑ 骨盤に注目します。お尻の2つの山が床に均等に加重している感じが理想的です。お尻の山でなく、尾骨が床についていたり、骨盤の一方がもう片側よりも加重している感じがしていないかどうかを観察します。
- ☑ 太ももに注意を向けます。太ももの両側が床に均一につくのが理想的です。太ももが床にどのくらいついているように感じますか？ 片方の太ももがもう片方よりも床に加重している感じがしていませんか？ 太ももが床についている感じが一切しないかもしれません。感じたことをそのまま書き留めておきます。
- ☑ 両膝の裏にスペースを感じるかどうか、両側のふくらはぎが均一に加重しているかどうか、観察します。かかとが床につき、足首にはスペースがあるはずです。かかとの外側3分の1が床につき、つま先が天井の壁の隅を向いている、つまり足がV字になっているのが理想的です。
- ☑ 足の股関節からかかとまでを観察します。片側の足のほうを重く感じたり、長く感じたりしていませんか？ 両足が均一の重さや長さだと感じていますか？
- ☑ 最後に息を深く吸い込み、肺が空気で満たされるときに、胴体のどの部分に動きがあるのかを観察します。お腹、肋骨、それとも両方が動きますか？ 動く部分と動かない部分を感じ取ります。
- ☑ 感じることに意識を向けておくと、このシークエンスを終えてから比較することができます。

SI Joint Shear
【仙腸関節のシアー】

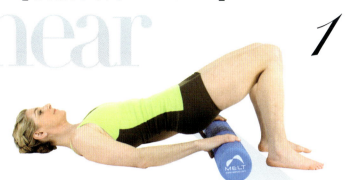

1 床に仰向けになり、両膝を曲げ、両足の間隔を腰幅にして足裏全体を床につけます。<u>両足に力を入れてお尻を持ち上げ、骨盤の平らな部分（仙骨）の下にローラーを置きます。</u>

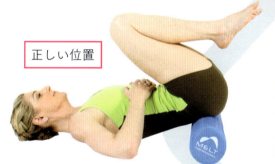

2 両膝を胸に近づけて、ローラーが正しい位置にあるかどうか確認します。両膝を胸に近づけるとき、ローラーが滑ってお尻からずれてしまったり、背中の方に移動しないように注意します。

正しい位置

3 両膝を完全に曲げたまま、太ももの内側をそろえて、両足の膝下と足をリラックスさせます。体幹に力をしっかり入れて、肋骨をリラックスさせて床に重みをかけます。

4 両膝をゆっくりと胸から遠ざけて、両膝を天井に向けますが、太ももがローラーに対して完全な直角になる前に止めます。腰はリラックスさせたままにします。

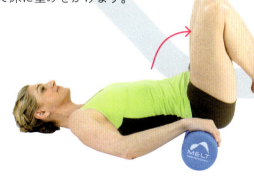

一定の圧を維持しながら、ゆっくりと両膝を少し開き、**1時と11時の角度に揺らして、両側の仙腸関節を探ります。**

両膝を横に傾け過ぎないようにします。狙いは、体重を骨盤の後面にかけることであり、お尻にかけることではありません。

体幹に力を入れてしっかりさせたまま、骨盤を動かすことに集中します。肋骨でなく、骨盤です。

右側で止めて小休止し、両膝を両方向へ2～3回ずつ小さな円を描くようにして、右の仙腸関節にシアーを行います。

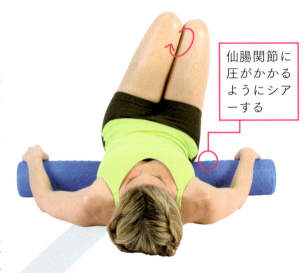

仙腸関節に圧がかかるようにシアーする

同じ姿勢で、右足だけを股関節から大きくゆっくりと円を描くように回します。

さらに、両膝で歩くようなイメージで膝を前後に2～3回ゆっくり動かします。

両膝を中央に戻し、5～8を左足も繰り返します。

右側に傾けたまま、少し止め、圧を維持しながら、しっかりとした呼吸を2回行います。

【膝のベントプレス】

骨盤の中心をローラーに乗せます。**骨盤を後傾させて丸めます。**肋骨はリラックスさせて、床に沈めます。

コアに力をしっかり入れて、右足を持ち上げ、**両手をすね、または太ももの後面あたりで組み合わせます。**

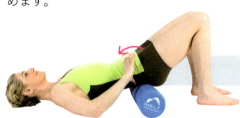

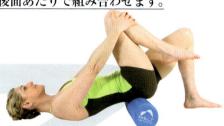

左足を床にしっかりとつけたまま、**左膝がお尻と一直線になるように保ちます。**

お尻はローラーの上で、左右平行になるようにします。**息を吸い、吐き出したときに、骨盤を強く丸め、左の太ももの前面が引っぱられるのを感じます。**小休止して、しっかりと一呼吸します。
さらに、右膝を胸の方向に引きます。このとき、左足が右側へ振れるかどうかを観察します。もしぶれてしまった場合、床に沈めた肋骨への圧を弱めて、左膝がまっすぐ前を向くようにリセットします。

息を吸いリラックスして、息を吐いて右膝を胴体へ引きつけながら骨盤を後傾させて丸めます。しっかりと一呼吸します。もう1回繰り返します。

もう片方にも同じように繰り返してください。

【お尻からかかとまでのプレス】

1

床に仰向けになり、腰をローラーの上に乗せます。左足は床につけて、膝をお尻の直線上に合わせます。右の太ももを上げて、膝を天井の方向に向けます。

2

右足を前に伸ばして、足首を曲げます。**骨盤の重みをローラーの上部に軽く前傾させて、肋骨の中央部をリラックスさせながら体重を床にかけます。**

3

伸ばしている右足の足首を、曲げたままゆっくりと天井方向に持ち上げ、膝が曲がる手前で止めます。右足は伸ばしたままですが、膝をロックしたり、過度に伸ばしたり、痛みが出ることがないようにします。

point

たとえ身体がとても柔らかい場合でも、右足を90度以上の角度にしないでください。もし右足が顔に向かって傾斜してしまうと、足の後面の結合組織を伸ばす力を失うことになります。

4

息を吐くときに足首を曲げ、骨盤を前に傾けてローラーの上部に骨盤の重みをかけるようにします。 かかとからお尻にかけて、張力の引きや緊張を感じながら、しっかりと呼吸します。

張力を感じる

5

息を吸ったときは、足をリラックスさせます。そしてまた**息を吐いたときに足首を曲げて、骨盤を前傾させてローラーに沈め、足の傾斜を確認します。再度、引きを強めにしたまま、しっかり1呼吸します。**
もう一度同じ動作を繰り返し、右足を床に戻します。
左足も同じように繰り返します。

Rest Reassess
レスト再アセス：寝ころんだ姿勢での再評価

- ☑ 床に横になり、両手両足をまっすぐ伸ばしてリラックスして、手のひらを上に向けます。呼吸して身体の力を抜いて床に体重をゆだねます。両目を閉じて、再評価の時間を取ります。

- ☑ 4つの共通するアンバランスを思い出してください。変化がありましたか？ 床にかかる肋骨の重さが増えたように感じますか？ 腰の曲線がよりリラックスして骨盤に近くなりましたか？ 骨盤の重さが尾骨よりむしろお尻の山にかかるようになりましたか？ 太ももの後面は床に沈みましたか？

- ☑ 骨盤に注意を向けます。最初のレストアセス中に、尾骨が最も床についていると感じていたとしたら、お尻の山のほうが重さを感じるようになったかどうか観察します。

- ☑ 両足を観察します。太ももの後面は床により密着していますか？

- ☑ 最後にしっかり大きく呼吸をして、動きが大きくなった感じがするかを観察します。深呼吸がしやすくなりましたか？

- ☑ もしこれらの変化の何らかを感じるならば、あなたの身体はより理想的な姿勢に戻ったことになります。

●なぜ下半身のリハイドレートが重要なのか

　「歩く」という動作は、片方の足をもう片方の足の前に出すだけという簡単なことのように思われがちですが、実際はとても複雑なことです。歩行中の80％は、無意識のうちに片足でバランスを取っている状態です。足の筋肉が身体を前へ進ませますが、結合組織の水分の流動性と安定化のメカニズムこそが、身体の各部の複雑な動きを損なうことなく、直立や歩行を可能にしているのです。

　結合組織中の水分流動がよい状態のときは、両足の動きは密接で、動きが楽になります。情報や振動はクリアで素早く伝わります。これは舗装されていない、でこぼこの道など、足元の変化に対応して調整し、体重を適切に分配する身体の能力には不可欠なものです。このような状態になっていると両足に柔軟性と安定性が保たれ、関節は動かしやすいでしょう。

　しかし、両足に**ストレスのつまり**があると、全身の情報伝達を妨げることになります。関節面の圧迫、ぎこちない動き、コリ、バランスの悪さ、筋肉の張り、炎症、軟骨の損傷、そして痛みを引き起こす原因にもなります。さらに、両足には、地面から骨盤、肋骨、そして頭までの情報の経路があるので、下半身のストレスのつまりは、**ニューロコア**のバランスを乱し、不安定にさせます。

　両足は、身体の中では長い部位であり、足関節、膝関節、股関節は互いに遠い間隔で配置されています。そのため、<u>両足の結合組織の十分な張力エネルギーは、安定性にとって極めて重要です。適切な安定性がないと、代償運動や関節の損傷を起こします。</u>両足の脱水状態は、骨盤や肋骨、頭の位置、さらに全身の張力構造まで変えてしまいます。徐々に脊柱が不安定になり、これは腰や首の痛みの原因となります。

　両足のストレスのつまりはどのようなことが原因と言えるでしょうか？　逆に言うと<u>「両足のストレスの原因にならないのは何か」を知る必要があるのです。</u>ベッドに横にな

KEYWORD

【ストレスのつまり】
老廃物がたまり、脱水状態となっている結合組織のこと。自律神経のバランスがくずれたり、同じ姿勢や動作が続くことで生じる。肩甲帯・骨盤・横隔膜に生じやすい。

【ニューロコア】
リフレクシブコアとルーテッドコアの2つのメカニズムを合わせた神経系と結合組織のこと。地に足がしっかりと根づく（グラウンディング状態）ために必要。

っているとき以外の、動いている、立っている、座っているという状態すべてを、両足が上半身の重さの大半を支えています。これらの状態はすべて脱水状態を引き起こします。基本的に、生きていくことは身体を脱水させることなのですが、<u>最も大きな脱水の要因は座っていることです。</u>長時間座っていると、体重で背中全体を圧迫しています。結合組織内の「スポンジ」に含まれているすべての水分が押し出されます。もし適切に結合組織の潤いが取り戻されない場合、過度の張力の引き込みが半永久的な状態になります。

座る姿勢はテクノロジー化した社会では日常的な状況となっています。しかし自覚するよりも、ずっと大きな悪影響があります。研究によると、長時間座っていることは、寿命を縮めるさまざまな健康問題を引き起こすと分かっています。座ることはコレステロールの調整を妨げ、脂肪の分解を促進する酵素の産生と活用を90％近くまで徐々に低下させます。それと同時に、善玉コレステロール値が20％も下がり、インスリン合成も25％近く低下します。たとえ、あなたが別の健康的な生活習慣を実践していても、糖尿病や心臓病のリスク、肥満を増加させてしまうのです。

また、1日中座っていると、ニューロコアとの連絡は著しく低下し、調整器は慢性的なアンバランスに陥るのです。結合組織内にある修復や復元、免疫作用に役立つ細胞は、炎症を起こして治癒に利用できなくなります。困ったことに、対抗手段はありません。<u>1日に1時間運動しても、毎日8時間以上長く座ることによる有害な影響に対抗できないという研究結果が出ています。</u>

セルライトやその他のこと

座り続けることで結合組織に与える、身体的な損傷の証拠があります。皮膚に出現するカッテージチーズのようなゴツゴツした凸凹のもの――それはもちろん、太ももにあるセルライトのことです。

両足の後面が慢性的に圧迫されているとき、その場所の結合組織は脱水状態になり、コラーゲン線維網は損傷されます。<u>つまり、結合組織の海綿状の浅層がひどい脱水症状にな</u>

【調整器】
自律神経のこと。

ると、脂肪細胞がコラーゲン線維の間に閉じ込められ、結合組織を損傷してしまい、海綿層を破壊することになり、セルライトの原因となる脂肪組織を出してしまうのです。

　セルライトの凸凹は、結合組織の脱水状態によって引き起こされるため、体重を減らしても問題の解決にはなりません。体重を落とし、脂肪を減らしたとしても、損傷した組織は残ります。そこで、役に立つのはメルトです。メルトが両足の後面に潤いを取り戻すのに役立つのです！　メルトはセルライトを減少させるテクニックとしてはあまり宣伝していませんが、かなり役立ちます。セルライトの減少は、メルトの素晴らしい副産物なのです。

　メルトによって下半身の潤いを取り戻すことができれば、セルライトの減少だけでなく、身体の柔軟性、身体全体の安定性、身体の動かしやすさ、呼吸、身体感覚を素早く改善させることもできます。加齢とともに低下しやすい敏捷性、バランス、筋肉の動きの協調性は、両足の潤いを取り戻すことで改善され、そのよい状態を維持することができます。もしあなたがアスリートなら、結合組織の潤いを取り戻すことで、パフォーマンスの改善、ケガのリスクの低下、そしてキャリアを長くするといった競争上の優位性も生み出します。

　両足に対する凝縮性のある水分の動きや張力エネルギーの回復は、腰の動きと脊柱の安定性の回復を助けます。その上、両足の潤いを取り戻すことは、結合組織全体の張力エネルギーを劇的に改善し、その結果、**アライメント**や動き、そして全身の機能をよくします。

KEYWORD

【アライメント】
骨の並び、姿勢。

Upper Body Compression Sequence

上半身のコンプレッションシークエンス

～リハイドレート（潤いを取り戻す）のための動き～

【行うこと】
レストアセス
肋骨のレングスアセス
上背部のグライドとシアー
肩甲骨のグライドとシアー
上背部のリンス
肋骨レングスの再アセス
レスト再アセス

Rest Assess
レストアセス：寝ころんだ姿勢の評価

- ☑ 床に仰向けになり、両手と両足をまっすぐ伸ばしてリラックスし、手のひらを上に向けます。一呼吸して、力を抜いて床に身体を任せます。

- ☑ 上背部全体の重さが肩甲骨にかかっている、背中が床からアーチ状に離れている、お尻の山よりも尾骨に重さがかかっていたり、片方もしくは両方の太ももの後面が床から離れているたら、あなたは身体の中のストレスのつまりを認識したのだということを覚えておいてください。

- ☑ 両目を閉じて、ボディセンスを使い、あなたが感じることを観察します。

- ☑ 頭のどこが床に触れているのか観察します。頭は後傾していませんか？中心からずれているように感じませんか？

- ☑ 首を左右に回します。痛みや可動域の制限を感じませんか？

- ☑ 上半身に意識を向けます。上背部はリラックスして、肩甲帯ではなく、肋骨や中背部に体重が乗っている状態が理想的です。肩甲骨の片側が、もう片側よりも床に対して重さがかかっていませんか？　片方、または両側の肩甲骨の縁を感じていませんか？　または離れていませんか？　両腕に意識を向けます。左右の前腕と上腕の重さはバランスが取れていますか？

- ☑ 腰の曲線に意識を向けます。腰の曲線は肩甲帯に向かって大きくカーブ描いていませんか？　それとも全く曲線がないように感じていませんか？

- ☑ 最後に、深く息を吸い、肺が空気で満たされたときに胴体のどの部分が広がるか観察します。腹部は動きますか？　肋骨はどうですか？　両方とも動きますか？　どこが動き、どこが動かないのか、ただ感じ取るようにします。

- ☑ 感じることに注意することで、このシークエンスを終えた後に身体の変化を比較することができます。

【肋骨のレングスアセス】

- ☑ 肩甲骨をローラーに乗せて、両膝を曲げます。
位置を確認して、両手を上げて、**こぶしを天井に向けて突き上げます。**ローラー上の正しい位置にいるならば、肩甲骨がローラーに当たっていることを感じるはずです。また、反対側の肩甲骨の下部にさわって確認することもできます。ローラーの一番高いところではなく少し足側に肩甲骨下部があるように調整してください。

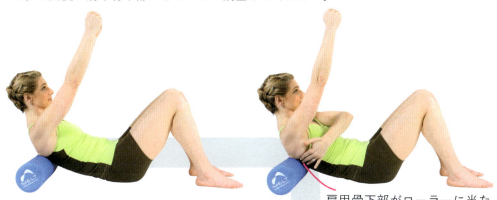

肩甲骨下部がローラーに当たっているか確認する

- ☑ **頭の後ろで両手を組み合わせ、首をリラックスさせます。骨盤を丸めて後傾させます。**体幹、腰、首を静止して安定させた状態を保ちます。

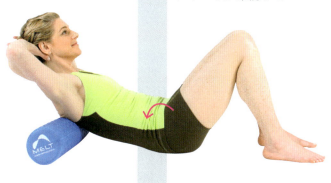

- ☑ 息を吸い、吐き出すときに、体幹に意識を向けて、肋骨をローラーの上で広げ、そして胸の中心にある胸骨を天井に向けて開きます。

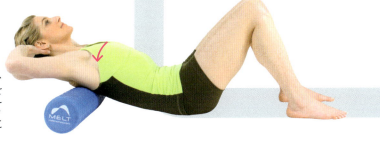

- ☑ 肋骨内に空気が入るように、深呼吸を2回行い、**胸の前にこわばりを感じていないか**どうか観察します。

- ☑ 息を吸い、**吐き出すときに、肋骨を丸めて元の姿勢に戻ります。**

- ☑ この呼吸をもう一度繰り返します。**腰や首を静止させたまま、肋骨を動かすことができますか？**
  この動作を正しく行うと、肋骨を動かすときに腰と首の曲線は同じ位置に留まっています。もし首が伸びていたり、頭が後ろに垂れたり、肋骨の下部が上がってしまったりする場合は、動作を小さくゆっくり行ってください。

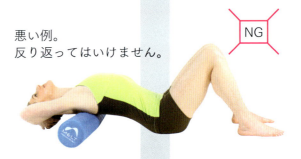

悪い例。
反り返ってはいけません。
NG

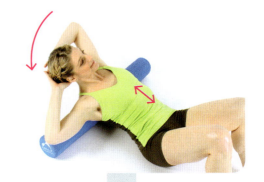

- ☑ この動作をもう一度繰り返します。今度は、**伸ばした姿勢から息を吸い、吐き出すときに、上半身をゆっくりと右に曲げます。**しっかりと一呼吸して、肋骨の左側に空気を入れ、そして呼吸をしながら感じることに意識を向けます。
  次に空気を吐き出すときに、胴体を中央に戻し、そして今度は左にゆっくりと曲げて、しっかりと一呼吸して右側に空気を入れます。どちらか片側の方が息を吹き込みやすいという感じがしていませんか？

- ☑ 左右にもう一度ずつ動作を繰り返します。片側、または両側ともに制限があるように感じていないかどうか、もしくはどちらか片側のほうが動かしやすい状態になっていないか、観察します。それから中央へ戻します。

【上背部のグライドとシアー】

ローラーの上に背中の上部に乗せます。**頭の後ろを両手で支えて、両肘を天井に向けます。**体幹に力を入れて、お尻を床から少し持ち上げ、ローラーを上背の最上部へ移動させます。骨盤は丸めるように後傾させたままにします。

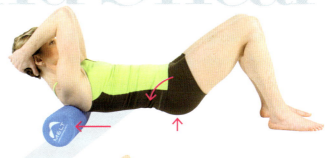

正しい姿勢を維持するために、**背中をわずかに前方へ丸めた状態を保ちます。**体重をローラーの上に重くかけ続けることに集中します。両足に力を入れて、**ローラーを5〜6cm上下させるやさしいグライドの動きを6〜8回行います。この動作は小さく続けます。**

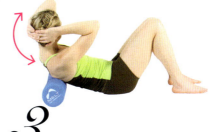

3

お尻を床に戻し、肋骨を前方にもう少しだけ丸めます。両肘を天井に向けたままにします。しっかりと一呼吸して、**背中の上部を左右にゆっくりと小さく曲げる動きを3回行います。背中のかゆい所を掻くように圧をかけます。**これは直接シアーの動きです。

中央に戻り、しっかりと一呼吸します。背骨がローラーに沈んでいくような感じで身体の重みをローラーにあずけます。

お尻をわずかに床から上げ、両足に力を入れて、背中のローラーを3〜4cm下へ動かし、肋骨を前方に丸めます。身体の支えをしっかり維持するために、両足を身体に近づけます。

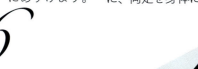

6

背中でローラーを5〜6cm上下に**動かしやさしくグライドさせます。**次にお尻を床につけて、肋骨を前に丸め、そして、3の左右に小さく曲げる動作をするシアーを行います。小休止して、しっかり一呼吸します。

7

お尻を持ち上げ、ローラーをさらに3〜4cm下に動かします（女性ならブラジャーのラインか、ラインの下あたり）。このとき必ずローラーが肋骨の最下部より上になるように確認してからグライドとシアーを行います。体幹に力を入れて脊柱を支え、肋骨をわずかに前に丸めたままでグライドとシアーを行います。小休止して、しっかり一呼吸します。

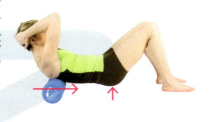

Shoulder Blade Glide and Shear
【肩甲骨のグライドとシアー】

1
頭の後ろを両手で支え、ローラーに上背部を乗せ、両膝を曲げて、両足を床にしっかりつけます。コアに力を入れて、背中の上部を右へわずかに傾けます。このときローラーは脊柱の下ではなく、右の肩甲骨の下になります。背中を前方に丸めたまま、お尻を2〜3cmほど床から持ち上げます。

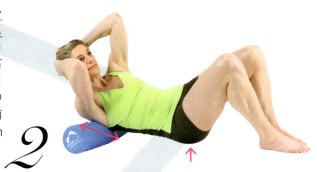

2
両足に力を入れ、**肩甲骨内側縁と下部を上下にグライドします。**もし痛い場所を見つけたら、動きをさらに小さくして、**ストレスのつまり**のある部位ににじり寄っていくようにします。ピンポイントで狙ってグライドしないようにしてください。

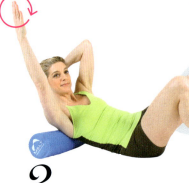

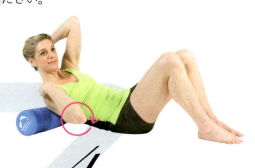

3
お尻の右側を床につけます。シアーを行うために、腕を伸ばして、頭上で5〜6回、ゆっくりと小さな円、または8の字を描くように動かします。

4
腕をあげられない場合は、肩に手を置いてもよいでしょう。

5
手を頭の後ろに戻して小休止し、しっかり一呼吸してから、ローラーに肩甲骨をさらに沈めます。身体を中央に戻し、反対側の肩甲骨にも1〜4を繰り返します。

【上背部のリンス】

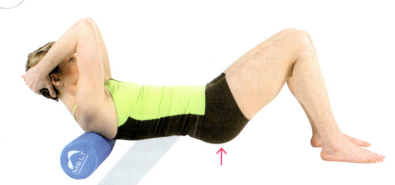

体幹を意識して、両足を少しだけ両膝より前で床につけ、お尻を床から2〜3cm持ち上げます。

両膝が両足の真上にくるようにして、ローラーを上背部まで移動させておきます。しっかりと一呼吸します。

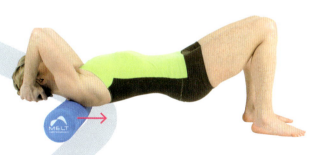

体幹に力を入れながら息を吐き、両足裏で軽く床を踏み込み、背中のローラーにゆっくりと一定の軽い圧をかけながら下げていきます。肋骨を前に丸め、お尻を床に戻し、両足を伸ばします。

再び両足を前に出して床につけ、体幹を意識しながらお尻を床から持ち上げます。もう一度、両膝を両足の真上に移動させながら、ローラーを上背部まで動かしていきます。小休止して、しっかりと一呼吸します。

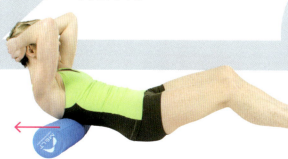

このリンスを3〜4回繰り返し、それから肩甲骨の下にローラーをセットし直して、両膝を曲げます。

【肋骨のレングス再アセス】

- ☑ 肩甲骨の中央をローラーの上に乗せ、骨盤を丸めるように後傾させます。息を吸い、次に吐き出すときに肋骨をローラーの上に広げるようにします。

- ☑ 上半身ををゆっくりと右側に曲げ、そしてしっかりと2〜3回呼吸します。左側にも繰り返します。

- ☑ 最初より自由に動くかどうか、またはこの肋間が広げて伸ばされた姿勢で、可動域が大いに増加した感じがするかどうかを観察します。もう一度繰り返します。

- ☑ 両側にそれぞれ2回繰り返します。

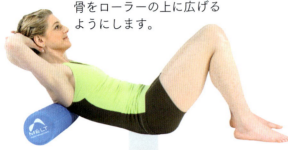

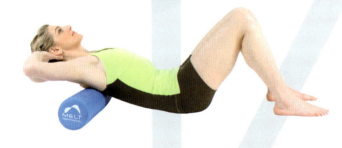

- ☑ 身体を横に曲げるときに、最初よりも自由に動くかどうか、または可動域が大きくなった感じがするかどうかを観察します。

Rest Reassess
レスト再アセス：寝転んだ姿勢での再評価

- ☑ 床に横になり、足をまっすぐ伸ばしてリラックスして、手のひらを上に向けます。呼吸をして身体を床の上でリラックスさせます。両目を閉じて、再評価の時間を取ります。

- ☑ 床にかかる肋骨の重さが増えたように感じますか？ 腰の曲線がよりリラックスして骨盤に近くなりましたか？ 骨盤の重さが尾骨よりお尻の山にかかるようになりましたか？ 太ももの後面は床に沈むようになりましたか？

- ☑ 頭を左右に回してみます。可動域が広がりましたか？ 頭を横に向けたとき、痛みやコリが軽減しましたか？

- ☑ 上半身がよりリラックスしているかどうか確認します。前より肋骨が床により重くかかるようになりましたか？ 腰の曲線は骨盤に近づきましたか？

- ☑ 最後に深呼吸をして、肺が空気で満たされたときに胴体のどの部位が広がるのか観察します。動きが大きくなった感じがしますか？ 深呼吸がしやすくなりましたか？

- ☑ もしこれらの変化の何かを感じるならば、あなたは身体にあるストレスのつまりを軽減したことになります。

Upper Body Length Sequence
上半身のレングスシークエンス

〜リハイドレート（潤いを取り戻す）のための動き〜

【行うこと】
レストアセス
やさしい揺らぎ
肩甲骨のリーチ
両腕のリーチ
レスト再アセス

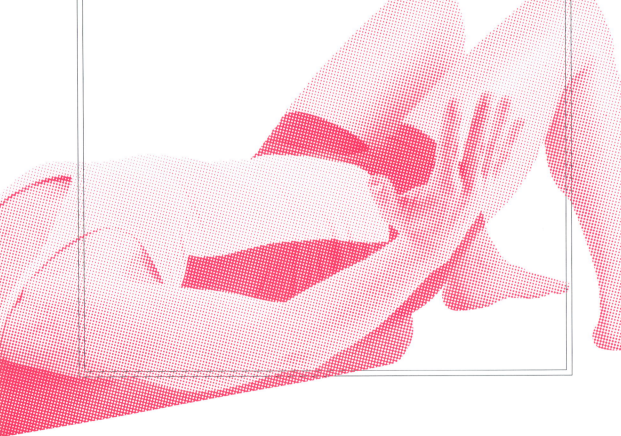

Rest Assess
レストアセス：寝転んだ姿勢での評価

～～～

- ☑ 床に仰向けになり、両手と両足をまっすぐ伸ばしてリラックスし、手のひらを上に向けます。一呼吸して、身体の力を抜いて床に身体を委ねます。

- ☑ 背中全体の重さが肩甲帯にかかっている、背中の中央が床からアーチ状に離れている、お尻の山よりも尾骨に重さがかかっていたり、片方もしくは両方の太ももの後面が床から離れていると感じたら、身体の中のストレスのつまりを認識したのだということを覚えておいてください。

- ☑ 両目を閉じて、ボディセンスを使い、感じることを観察します。

- ☑ 頭のどこが床に触れているのか観察します。頭は後傾していませんか？ 中心からずれているように感じませんか？

- ☑ 首のカーブを観察します。カーブが大きすぎたり、まっすぐになっている感じがしていませんか？

- ☑ 首を左右に回します。痛みや可動域の制限を感じていませんか？ 首に何かこわばりを感じますか？

- ☑ 上半身に意識を向けます。上背部はリラックスして、肩甲帯ではなく、肋骨や背中の中央に体重が乗っている状態が理想的です。肩甲骨の片側が、もう片側よりも床に対して重さがかかっていませんか？ 片方、または両側の肩甲骨の縁を感じていませんか？ 両腕に意識を向けます。左右の前腕と上腕の重さはバランスが取れていますか？

- ☑ 最後に、深く息を吸い、肺が空気で満たされたときに胴体のどの部分が広がるか観察します。腹部は動きますか？ 肋骨はどうですか？ 両方とも動きますか？ どこが動き、どこが動かないのか、ただ感じ取るようにします。

- ☑ 感じることに注意を向けると、このシークエンスの後に身体の変化を比較することができます。

Gentle Rocking

【やさしい揺らぎ】

1

ローラーの端の横に座り、両手を身体の後ろ側に回します。身体を支えながら骨盤の片側を浮かせて、**骨盤をローラーの上にスライドさせて乗せます。**

2

両手で身体を支えながら、背骨をローラーに合わせて、上半身をゆっくりとおろしていきます。
もし、サポートが必要なときは、ローラーの両側にタオルや枕、ボルスター（補助枕）を置きます。

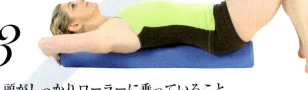

3

頭頂部を手でさわって、頭がしっかりローラーに乗っていることを確認します。 骨盤もローラーに乗っています。両足は腰幅程度に開いて膝を曲げ、足裏全体を床につけます。

4

両方の腕をおろしてローラーの左右の床に置き、一呼吸します。

5

頭、胸、骨盤をローラーに乗せたまま、ゆっくりと身体の片側を床に向かって傾けます。 ゆっくり元に戻してから、次は反対側に傾けます。ポイントは頭部、脊柱、骨盤中央の後ろ側を一列にしながら、ローラーに体重を預けて傾けることです。床に落ちそうになる身体を前腕で支えるようなイメージです。**約30秒間、左右にゆらゆらとゆっくり揺らし続けます。**

6

揺れながら、あなたが感じていることを観察します。左右対称に体重を傾けているのに、片側だけ簡単にできるように感じてはいませんか？

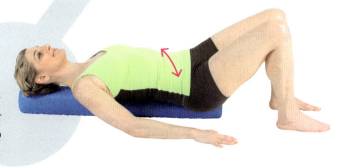

【肩甲骨のリーチ】

1

ローラーに身体を乗せ、両肘を床につけ、両手を肋骨の両側に置きます。

2
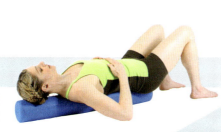
両腕を天井に向けてまっすぐに伸ばし、手のひらを内側にして、肩甲骨をローラーに乗せます。 しっかり重みをかけます。両手は、肩の真上でなく、肋骨下部の上で止めるようにします。

3

息を吸い、両手をまっすぐにしたまま、両肩をすくめることなく、指先を天井に向けて伸ばします。

4
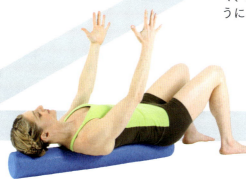
息を吐くとき、両肘を曲げないようにして、腕の重みで肩甲骨がローラーの横あたりに沈んでいくような感じで行います。

5

息を吸い、肩をすくめないようにして、もう一度両手を上に伸ばします。
動作をするときに、両肩をすくめてしまっていないか、肋骨が動くかどうか、ローラーから肩甲骨を離すときに、片方の肩甲骨がもう片方よりもローラーに早くついたりしないかどうか観察します。
この動作中に何か不快に感じたり、クリック音がある場合、ゆっくり行ったり、その動きを小さくします。

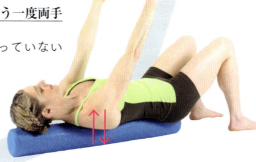

6

これを5〜10回繰り返します。

Double Arm Reach
【両腕のリーチ】

1

両手を肋骨の両側に置き、両肘を床につけます。左右の前腕を、胴体から離して開いて、アルファベットのWの形にします。

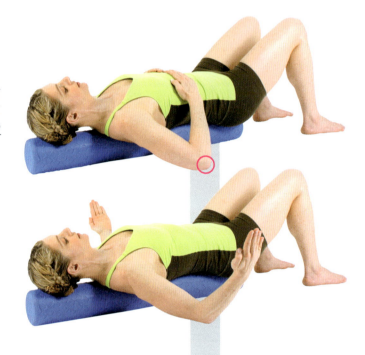

2

指先を胸の中心から遠ざけるように左右に広げ、両肘を床から持ち上げます。このとき、両肩をすくめたり、両肘を固定させたり、肋骨がローラーから浮かないようにします。両腕は両肩からまっすぐ伸ばすので、肋骨の延長線上にあるようになります。

3

両手のひらを上に向け、片方の手首をゆっくりと伸ばして、指先を床に向けます。もう片方の手首は曲げて、指先を天井に向けます。
骨盤と肋骨が浮かないよう重みを意識しながら、体幹に力を入れます。

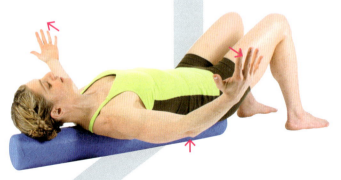

4

左右を切り替えます。片方の手首をゆっくりと伸ばして、指先を天井に向けます。

しっかりと呼吸して息を胸に入れ、**左右の手首を反対に曲げ伸ばしする3、4の動きを6～10回行います。**右の指先から左の指先まで、上半身の前を通る引きの力に注意を向けます。
私はこれを**神経のフロッシング**と呼んでいます。

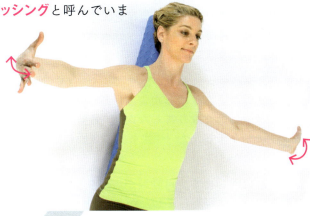

このテクニックはやさしい張力を生み出します。神経の周囲の組織や血管が頻繁に圧迫されて、血流や握力、指の巧みな動き（巧緻動作）の低下、手首や腕の痛みを引き起こすのを防ぎ、潤いを取り戻すのです。

この動作を、手を握りこぶしにして同じように試してください。握りこぶしで行うことで、手首の組織そのものを潤す効果が生まれます。さらに、もう一度両手のひらを開き、今度は手のひらを床に向け、手首の曲げ伸ばしをしてから、握りこぶしでも同じことを行います。両手の張力の引きがどのように変化するのか観察します。

Rest Reassess
レストリアセス：寝ころんだ姿勢での再評価

~~~~~~

- ☑ 床に仰向けになり、両手と両足をまっすぐ伸ばして、手のひらを上に向けます。呼吸をして力を抜き、リラックスします。両目を閉じて、再評価の時間を少し取ります。

- ☑ 4つのアンバランスを思い出してください。変化がありましたか？ 床にかかる肋骨の重さは増したように感じますか？ 腰の曲線がよりリラックスして骨盤に近くなりましたか？ 骨盤の重さが尾骨よりお尻の山にかかるようになりましたか？ 太ももの後面に重さがかかって床に沈むようになりましたか？

- ☑ 首を左右に回します。可動域が広がりましたか？ 首を回したときにあった痛みやコリは軽減しましたか？

- ☑ 上半身がよりリラックスしているかどうか確認します。最初より肋骨が床により重くかかるようになりましたか？ 腰の曲線は骨盤に近づきましたか？

- ☑ 最後にしっかり大きく呼吸をして、肺が空気で満たされたときに胴体のどの部位が広がるのか観察します。動きが大きくなった感じがしますか？ 深呼吸をしやすくなりましたか？

- ☑ もしこれらの変化のいずれかを感じるならば、ストレスのつまりが軽減されたことになります。

●なぜ上半身のリハイドレートが重要なのか

　上半身の動きやすさにとって肋骨と肩は重要です。肋骨と肩は、窓からの景色を見るために頭を横に向けたり、高い棚の上に腕を伸ばしたり、何かを拾うために腰をかがめたり、散歩をしたりといった日常の動作すべてにおいて欠かせません。肩甲骨と肋骨間のスペース（肋間）の動きがよくないと、その上下の部位（首と腰）が圧迫されてしまいます。実際に、肋骨にある**ストレスのつまり**は、しばしばこれら2つの**スペース**の痛みの原因になっています。

　首や腰に痛みがあるときその張りと不快感を緩和するために、その部位をストレッチさせたり、マッサージする必要があるかもしれません。しかし、<u>背中の上部や中部にストレスのつまりや硬直がある限り、首と腰の圧迫は、何をしても完全に解消されることはありません。</u>

　上背部の動きが失われる原因は何でしょう？　繰り返しの動作や姿勢に加え、喘息、心臓の異常、妊娠、大きなバスト、慢性化した情緒的ストレスといった状況もストレスのつまりと硬直の原因になります。

　<u>肋骨と肩甲帯周囲の水分状態を回復することは、首、背中の上部、腰のストレスのつまりを軽減する手助けになります。</u>この部位の潤いを取り戻すことは全身の張力エネルギーを劇的に向上させ、アライメントや動作、機能をよくします。痛みの軽減に加え、肺器量や臓器の機能、上背部の力、腰と首の可動性は、メルトのセルフケアを通じて改善できるのです。

●メルトのリハイドレートプラン

　張力エネルギーを回復させ、**ストレスのつまり**を消去するために、上半身と下半身のコンプレッションシークエンスとレングスシークエンスを週1〜3回、夜（就寝の1時間以上前）に行います。上手に潤いを取り戻すことができるようになると、これらのシークエ

【ストレスのつまり】
老廃物がたまり、脱水状態となっている結合組織のこと。自律神経のバランスがくずれたり、同じ姿勢や動作が続くことで生じる。肩甲帯・骨盤・横隔膜に生じやすい。

【スペース】
寝ころんだときに本来床からはなれていることが理想の身体の部位。首・腰など。

ンスをより素早く簡単に行うことが可能となります。だからといって急いで行ってはいけません。潤いを取り戻す効果を得るには、結合組織にやさしい圧をかけながら行うゆっくりとした動作が必要なのです。

そして、メルトを行う前後に必ず水を飲んでください。メルトの動きは、筋肉と関節を包む組織の中に新鮮な液体を流し込みます。しかし、水を十分に飲まない限りその状態にはなりません。

リバランスシークエンスと、手と足（どちらか一方だけでもよいです）のトリートメントを週に3回以上続けます。上半身と下半身のコンプレッションシークエンスとレングスシークエンスと一緒でも、分けて行ってもよいです。週に3回、10分間のメルトを行うようにします。

入門ステップを終えてメルトマップに進むタイミングは、どのように分かるのでしょうか？　それは自己評価によります。**再アセス**をするとき、記載されている身体の変化をどれくらい感じますか？　シークエンスを初めて行い、即時の変化に気づくかもしれませんし、数週間要するかもしれません。メルト後の身体の変化に気づいたときは、その翌日はどのように感じるようになるのかに注目します。前より柔軟性と身体の動きやすさを感じますか？　こわばりや不快感、痛みが減少したことが分かりますか？　これらの長期的な変化は、**オートパイロット**がセルフケアに反応して、より効果的になっていることを示します。

リハイドレートのためのシークエンスを行って長期的で持続的な変化を感じたら、あなたは、首と腰をリリースする次のステップへ進むことができます。

水を飲み続けることはくれぐれもお忘れなく！

KEYWORD

【オートパイロット】
結合組織と神経系のつながりのこと。無意識に身体の全組織を安定させてバランスを保つために重心をさがしている。

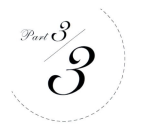

Release the Neck and Low Back
首と腰のリリース

　あなたは自分自身の専属セラピストとなり、身体の中に力強い変化を生み出すことができます。起床時の関節のこわばりが減ります。不快感や痛みが減少します。身体が動かしやすくなり、柔軟性が高まります。睡眠はより安らかとなり、疲れもしっかり取れるようになります。あなたのエネルギーと気分も素晴らしく向上していることにも気がつくでしょう。

　これらの変化は、身体がメルトによるセルフケアに反応していることを意味します。この変化は、新しいメルトのセルフケアメソッドを続けることでさらに増加します。もしもまだ変化を感じられないなら、メルトを続け、水分の摂取も続けましょう。変化は必ず訪れます。<u>私達の身体はそれぞれ異なっていますが、身体のセルフケアに時間をかければ、その分、反応が現れます。</u>

　この時点で、**ストレスのつまり**は減少され、**ボディセンス**は高められ、張力エネルギーは粘着（結束）性が強くなっています。おそらく一番重要なことは、**オートパイロット**が効果的に作動していることであり、重心と関節のつながりをより簡単に見つけることができるようになっていることです。あなたの反射的な**グラウンディング**とコアを安定させるメカニズムの連絡がよくなり、身体の自然治癒能力が高められています。

　リコネクト（再接続）、リバランス（バランスを取り戻す）、リハイドレート（潤いを取り戻す） ことにより、あなた自身でこれらの変化を生み出したのです。これは、あなたの身体に順応性があることを示し、より若々しく、健康的な身体になり、それを維持するため

【ストレスのつまり】
老廃物がたまり、脱水状態となっている結合組織のこと。自律神経のバランスがくずれたり、同じ姿勢や動作が続くことで生じる。肩甲帯・骨盤・横隔膜に生じやすい。

【ボディセンス】
身体のポジションと周囲の環境の関係を関知する能力。結合組織内の感覚受容器を使って姿勢の変化や張力、圧縮、圧力を感知して、結合組織を通していち早く情報を取り込んで体内で伝達を行っている。ボディセンスが正しく働いていると無意識に関節や臓器の位置を変えたり、「痛み」の警告が出せる。

【オートパイロット】
結合組織と神経系のつながりのこと。無意識に身体の全組織を安定させてバランスを保つために重心をさがしている。

に重要な要素です。これはとてもエキサイティングなことです。現在の健康状態を改善し、加齢に伴うマイナス効果を減少させることができます。さらに、この変化はあなたの健康ですばらしい人生の始まりに過ぎないともいえます。

これであなたは、首や腰の**スペース**の狭小化をまねくストレスのつまりに対して、最後のシステマティックな効果をもたらすメルトメソドを始める準備ができました。もしあなたの首や腰に痛みやこわばりがあるのなら、最初から直接アプローチしなかったことを不思議に思うかもしれません。でも実際には、手足のトリートメントやリバランス、リハイドレートのテクニックは、首や腰の結合組織の水分の状態を回復させ、そして、これらの部位へ効果的なセルフケアをするのに必要な体内のつながりを改善させていました。

次の**リリース**（解放）シークエンスを、夜の就寝1時間前までに試してください。ある晩に首のリリースシークエンスを試し、別の日の晩には腰のリリースシークエンスを試すようにします。これらのシークエンスは週に1〜2回行います。できればリリースシークエンスを行う前に、コンプレッションシークエンスを行ってください。たとえば、ある晩は上半身のコンプレッションシークエンスと首のリリースシークエンスを、違う晩に下半身のコンプレッションシークエンスと腰のリリースシークエンスを行う……という組み合わせを考えます。リバランスシークエンスと、手と足のトリートメント（手と足は別々でもかまわない）は週に1〜3回行い続けます。

メルトの前後に水の摂取を忘れないように。そして、ローラーの上に10分以上横になったり、身体のどの部位でもローラーに10分以上乗せ続けないでください。

リリーステクニックをマスターすると、メルトマップ（メルトの組み合わせスケジュール作り）に進む準備が整います。手と足のトリートメントシークエンスとリバランスシークエンス、上半身のリハイドレートシークエンス、下半身のリハイドレートシークエンス、首と腰のリリースシークエンスのマスターには、数週間、あるいは数カ月かかるかもしれませんが、急いで行っても仕方がないので、時間をかけて、自分のペースで行いまし

KEYWORD

【スペース】
寝ころんだときに本来床からはなれていることが理想の身体の部位。首・腰など。

ょう。セルフケアで行うこのメルトのシステムは、集中して、やさしく、ゆっくりとした動作を行うことで、最もよく反応します。自分の身体の状態を毎日確認していると、1日たった数分で作り出される変化に驚くでしょう。

Neck Release Sequence

首のリリースシークエンス

~リリース(解放)のための動き~

【行うこと】

首を回すアセス
頭蓋底のシアー
首の減圧
首を回す再アセス

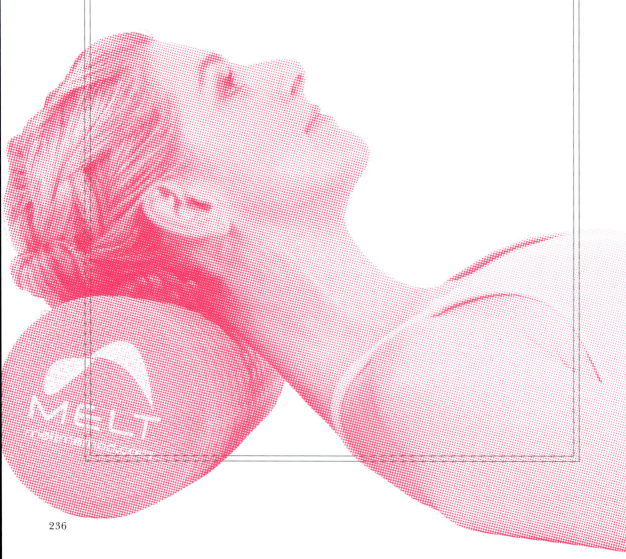

Neck Turn Assess
首を回すアセス：首を回す評価

- ☑ 仰向けに寝て、両足を伸ばします。もし両足を伸ばすことで、腰が張ってつらいときは、膝を曲げてもかまいません。評価は身体が楽な状態で行います。

- ☑ **ボディセンス**を使い、首のカーブを感じ取ります。首に触れないようにして、首の形とサイズを感じ取ります。理想的な首のカーブは、カーブの最上部が肩よりも頭の近くにあります。

- ☑ 首をゆっくりと右に回し、続いて左に回します。

    首は左右どちらの方向のほうが、楽に回せるように感じますか？ 首に何らかの痛みや張りを感じていませんか？ 首を回すとき、肩が動くような感じがしませんか？

- ☑ シークエンスの後に比較できるよう、感じたことをメモしておきましょう。

Base of Skull Shear

【頭蓋底のシアー】

1
身体の右側を下にして横になり、ローラーの上部に、頭蓋底右側のすぐ後ろの基部を乗せます。両膝を曲げて、右腕を伸ばして、両肩をリラックスさせます。

2
一呼吸してから、シアーをします。頭で小さな円を描くようにして、**左右両方の方向に5〜6回動かします。**ローラーにふれている部分をさらに沈めます。

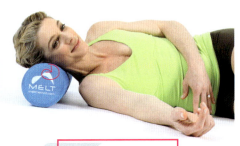

シアーポイント①
（耳のすぐ後ろ）

3
左膝を天井に向けて開いて、背中の右側半分を床につけて横たわります。頭蓋底の中心に向かって2〜3cm、ローラーが当たるポイントをずらします。

4
シアーの円の動きを繰り返します。小休止して、しっかりと一呼吸します。

5
次に身体を左側に向け、右側と同様に、左側にポイント①、②のシアーを繰り返します。それぞれのスポットで、小休止してしっかり一呼吸します。

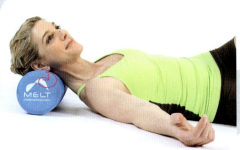

シアーポイント②
（耳から2〜3cm中心寄り）

6
仰向けになって両膝を曲げ、ローラーの上に頭蓋底の中心部を乗せます。顎先を少しだけ持ち上げるようにします。

7
一定の圧を維持しながら、頭蓋底の中心で、小さな8の字の動きを5〜6回行います。圧をかけたまま、顎先をわずかに上げます。小休止して、しっかり一呼吸します。

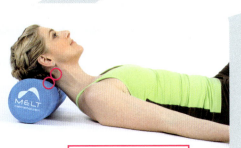

シアーポイント③
（頭蓋底の中心）

【首の減圧】
Neck Decompress

両膝を曲げて床に寝ころび、両手を上げてローラーに沿えて、頭蓋底にあるローラーを頭の中心に向けて約2.5cm押し上げます。
両手をローラーから外します。鼻先を天井に向け、ローラーで頭の後ろにやさしく圧をかけます。この動作の間はずっと、一定の圧を維持しなければなりません。

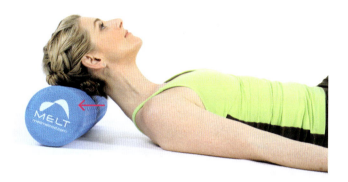

息を吸います。息を吐きながら、顎の先をゆっくりと少しだけ下げます。

この姿勢を維持したまま息を吸って、吐きながら顎先をわずかに上げ、鼻先を天井の方向へ戻します。息を吸って、少し止め、息を吐きます。
顎の先を胸につけようとする必要はありません。動作は小さくゆっくりと行います。頭を上向きにしたとき、両肩が持ち上がらないように注意してください。上背部は動かないようにして、リラックスします。

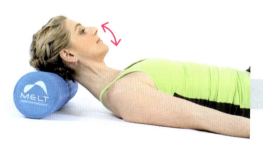

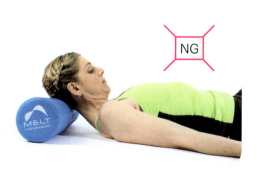

この頭を縦に振る動作を4回繰り返した後、息を吸って小休止して、息を吐きます。

ローラーを頭部後面から外し、頭部をやさしく床に下ろします。

Neck Turn Reassess
首を回す再アセス：首を回す再評価

- ☑ 床に仰向けに寝て、両手両足を伸ばします。もし腰が不快なときは、両膝を曲げてもかまいません。
- ☑ 首のカーブを感じます。先程よりも軽く感じますか？ カーブは肩の近くではなく、頭蓋底の下あたりではっきりとした曲線を感じて、頭に近くなった感じがしますか？
- ☑ 頭をゆっくりと左右に回します。先程より可動域が広くなりましたか？ 首の痛みやコリは減りましたか？ 頭を回すとき、背中と両肩はよりリラックスしていますか？
- ☑ もしこれらのうちいずれかの変化を感じたら、あなたは首の圧を減らしたことになります。

Low Back Release Sequence

腰のリリースシークエンス

〜リリース（解放）のための動き〜

【行うこと】
レストアセス
仙腸関節のシアー
骨盤のタック＆ティルト（骨盤調整）チャレンジ
腰の減圧
レスト再アセス

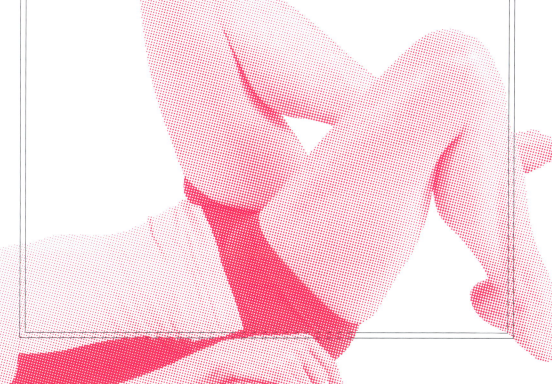

Rest Assess
レストアセス 寝ころんだ姿勢での評価

- ☑ 床に仰向けになり、両手と両足をまっすぐ伸ばして、手のひらを上にしてリラックスします。

- ☑ 上背部全体の体重が肩甲骨にかかっている、中背部が床からアーチ状に離れている、お尻の山よりも尾骨に体重がかかっている、太ももの後面の片方、もしくは両方が床から離れている——このようなことを感じたら、身体の中のストレスのつまりを認識したということになります。

- ☑ 両目を閉じて、ボディセンスを使い、感じていることを観察します。

- ☑ 腰の曲線に注意を向けます。おへそを基準点としたとき、帯背部が、おへそから肩甲帯まで床から離れて持ち上がっているように感じていませんか？ 自分が感じていることに注目します。

- ☑ 腰のカーブに注意を向けます。どこにカーブの頂点を感じますか？ それはおへその下、または上に感じますか？ 床から肋骨が浮いていませんか？ 肩甲骨に向かって大きなカーブがあったり、もしくはカーブが全くないように感じてはいませんか？
  感じることに注意を向けておけば、腰をリリースさせた後に比較することができます。

【仙腸関節のシアー】

1
床に仰向けになり、両膝を曲げ、両足の間隔を腰幅にして足裏全体を床に着けます。両足に力を入れてお尻を持ち上げ、骨盤の平らな部分（仙骨）の下にローラーを置きます。

2
両膝を胸に近づけて、ローラーが正しい位置にあるかどうか確認します。両膝を胸に近づけるとき、ローラーが滑ってお尻からずれてしまったり、背中の方に移動しないように注意します。

3
両膝を完全に曲げたまま、太ももの内側をそろえて、両足の膝下と足をリラックスさせます。体幹に力を入れてしっかりさせて、肋骨をリラックスさせて床に重みをかけます。

4
両膝をゆっくりと胸から遠ざけて、天井に向けますが、太ももがローラーに対して完全な直角になる前に止めます。腰はリラックスさせたままにします。

5
一定の圧を維持しながら、ゆっくりと両膝を少し開き、**1時と11時の角度に揺らして、両側の仙腸関節を探ります。**
両膝の角度を広げ過ぎないようにします。狙いは、体重を骨盤の後面にかけることであり、お尻にかけることではありません。
体幹に力を入れてしっかりさせたまま、骨盤を動かすことに集中します。肋骨でなく、骨盤です。
右側で止めて小休止し、**両膝を両方向へ2〜3回ずつ小さな円を描くようにして、右の仙腸関節にシアーを行います。**

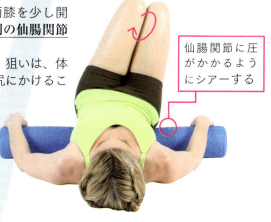

仙腸関節に圧がかかるようにシアーする

6
同じ姿勢で、右足の股関節から大きくゆっくりと円を描くように回します。

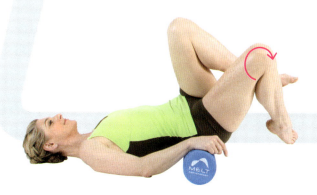

7
さらに、両膝を前後に動かしてゆっくりと膝で歩くような動作を2〜3回行います。

8
右側に傾けたまま、少し止め、圧を維持しながら、しっかりとした呼吸を2回行います。

9
両膝を中央に戻し、5〜8を左足も繰り返します。

【骨盤のタック&ティルト（骨盤調整）チャレンジ】
Pelvic Tuck and Tilt Challenge

3
息を吸い、そして吐くときに、**両膝を胸に引き寄せるように、太ももを両手に向けてやさしく押します**。肘を曲げたり、肩をすくめないようにします。腹部の深部がわずかに収縮し、使われているのを感じ取ります。もし太ももの前面に疲労を感じるとしたら、強く押し過ぎています。

2
しっかりと一呼吸して、肋骨を深く沈めるようにします。両肩はリラックスさせたままにします。

1
骨盤をローラーの上に乗せてから、膝を曲げ、手のひらを太ももに置いて両膝を閉じます。両腕がまっすぐ伸びるまでやさしく両膝を押します。**両足の太ももを手の方にたおします**。必ず両足をリラックスさせて、両膝が完全に曲がっている状態を保ちます。

体幹の力を保持しながら、肋骨は深く沈めておきます。

5
息を吸い込み、そして吐き出すときに、両腕をまっすぐに伸ばしたまま、太ももから両手まで一定の圧を保ち、**骨盤をローラーに沿わせて丸めるように後傾させます。** この動作で恥骨をへその方向へ引き寄せるのです。骨盤を丸めるように後傾させるときは、両腕が胸に向かう動きに抵抗するように両膝は天井に向かって、わずかに上がります。

両手に対する太ももの圧を維持しながら息を吸い込み、**息を吐き出すときに、ゆっくりと骨盤を前に傾けると、骨盤の後面がローラーの上に加重されます。** 前に傾けるときは、肋骨を安定させたままにしますが、腰はわずかに持ち上がり、骨盤にとても近くなります。

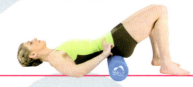

point
最初の数回は、床に足をつけた状態で練習します。肋骨を安定させてください。

太ももを傾けるときや、太ももから手への圧を止めたときに、肋骨が床から持ち上がるかどうかを1度観察します。動きを行っている最中は傾けている間も、ずっと太ももの両手に対する一定の圧を維持することです！

一定の圧をかけ続けながら、傾ける動きをゆっくりと4〜5回繰り返します。あなたがこれを行うとき、動きの範囲はとてもわずかになります。オーバーに傾けてはいけません。

Low Back Decompress

【腰の減圧】

1

骨盤の後面をローラーの上に重くのしかけ、骨盤を前傾させた状態を維持します。息を吸い、そして吐くときに、**太ももに当てた手に対する圧をゆっくりと強め、骨盤の傾きを失うことなく、肋骨の後面は床方向に沈めておきます。**

2

3つの圧力がかかっているポイント（太ももから両手へ、背中から床へ、骨盤の後面からローラーの上へという3つ）のすべてを維持することで、腹部の収縮（働き）が、どのくらい生み出されているのかに意識を向けます（外見上の動きはありません）。

3

息を吐くときの発声（シュー、シーまたはハァー）で体幹を意識し、**3つの圧力ポイントのすべてを維持しながら、腹部が内部へ引き込まれるのを感じ取ります。**

4

息を吸い込み、3つの圧力がかかっているポイントをわずかにリラックスさせますが、姿勢は変えません。**息を吐き出すとき、音を出さずに3つの圧力ポイントを再び働かせます。**もう一度繰り返します。テクニックのこの部分では、始めから終わりまで目に見える動きはありません。
もし太ももの前面やお尻に疲れを感じるようなら、強くやり過ぎていることになります。太ももを少しだけ頭に引き寄せ、「腰の減圧」をもう一度試しましょう。

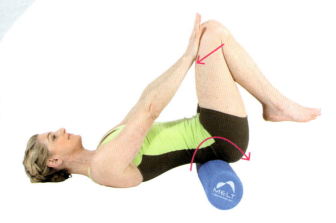

5

ローラーから床に降りて、仰向けに横たわり、両足を伸ばします。

Rest Reassess
レスト再アセス：寝ころんだ姿勢の再評価

- ☑ 床に仰向けになり、両手両足をまっすぐ伸ばしてリラックスして、手のひらを上に向けます。呼吸をして身体の力を抜いて、体重を床に任せます。両目を閉じて、再アセスの時間を少し取ります。

- ☑ 4つの共通する不均衡を思い出してください。変化がありましたか？ 床にかかる肋骨の重さが増えたように感じますか？ 腰の曲線がよりリラックスしていますか？ 骨盤の重さが尾骨よりお尻の山にかかるようになりましたか？ 太ももの後面は床にしっかり密着していますか？

- ☑ 特に腰のカーブを観察します。カーブの頂点が低くなったように感じますか？ 肋骨の下部が床に近くなりましたか？ 腰のカーブがはっきりと分かり、骨盤に近くなった感じがしますか？

- ☑ もしこれらの変化のどれかを感じたなら、あなたは腰の減圧に成功したことになります。

Part 4

MELT Maps
メルトマップ～メルトのセルフケアスケジュール～

おめでとうございます！　これであなたは、自分自身をケアするセラピストとなりました。メルトの専門用語を学び、**4つのR**もマスターしました。あなたは自分の健康と寿命を、これまで考えたことのなかった方法でコントロールできるようにもなりました。メルトは良好な栄養状態や定期的な運動、常に水を摂取すること、十分な睡眠といった健康的な習慣などとともに、あなたの身体に多大な恩恵を生み出すでしょう。

　メルトを始めると、次のような変化に気づきます。

・日常の行動において、身体はより快適で心地よい状態となっている。
・動作が楽になり、安定して柔軟になったと感じる。
・より気分が落ち着き、頭が冴えていると感じる。
・呼吸がずっと楽にできる。
・寝つきがよくなり、ぐっすり眠れる。
・以前より気持ちよく起床でき、1日中力強いエネルギーが続く。
・うずきや痛みが少なくなり、より大きな幸福感を感じられる。
・栄養素の消化と、老廃物の排泄が楽にできる。
・肌は明るくなり、より滑らかに見える。
・運動持久力やパフォーマンス、回復時間が改善する。

　メルトの最も注目に値するメリットは、**ストレスのつまり**と全身の細胞の脱水に対処できることです。メルトを続ければ、これらのメリットをさらに多く経験し、長く続く効果にも満足するでしょう。自分自身の力で身体を回復することができるという事実にも驚くでしょう。
　これらは、あなた自身が生み出した力強くて素晴らしい変化です。この変化を起こすた

KEYWORD

【4つのR】
リコネクト（再接続）、リバランス（バランスを取り戻す）、リハイドレート（潤いを取り戻す）、リリース（解放）。

【ストレスのつまり】
老廃物がたまり、脱水状態となっている結合組織のこと。自律神経のバランスがくずれたり、同じ姿勢や動作が続くことで生じる。肩甲帯・骨盤・横隔膜に生じやすい。

めに深いレベルで、多くのことが行われています。結合組織の潤いを取り戻して、ストレスのつまりを解放することによって、以下のような変化があります。

- 脱水状態の組織を健康的で潤いのある組織へ変化させる。
- コラーゲン基質の水分状態を回復させることで、組織の伸展性と弾性の支持が改善する。
- 結合組織が日々の緊張と圧に対してより効率的に対処できる。
- 筋肉は姿勢を「支える」必要がなくなり、リラックスできる。
- すべての体内組織と細胞の環境は、よりサポートされる。
- 反射的な安定性のシステムの反応性が高まり、バランスも改善する。
- 神経系につまったストレスを減少させる。
- 内部の情報伝達は、より早くクリアに伝わるようになる。
- 有害な炎症を低下させる。
- 関節はより軽く、回復力や安定性が増し、全身のアライメントが改善する。

● EZ ゾーンへようこそ！
（イージー）

あなたが結合組織に潤いを取り戻し、ストレスのバランスを再調整し、**調整器**を回復させるとき、**オートパイロット**はより効率的な操作を始めます。これは、全身がさらに最適な水準で機能し始めることを意味します。つまり、少ないエネルギー消費でより多く活動できるのです。使わなくなったエネルギーで、身体はやりたいことをよりエネルギッシュにできるように助けます。

このような理想的な状態を、私は「イージーに動ける効率的なゾーン（Efficiency Zone）」、略して「**EZ ゾーン**」と呼んでいます。EZ ゾーンは、オートパイロットが最小限のエネルギーで他の身体組織のすべてを効率的に調整し、安定させることができる最適な状態なのです。あなたのオートパイロットが EZ ゾーンで働くとき、1日を通して無数の微調整が行われます。あなたの1日がどれほどストレスだらけだったり、きつかったりしたとしても身体のバランスを取り戻せます。

【調整器】
自律神経のこと。

【オートパイロット】
結合組織と神経系のつながりのこと。無意識に身体の全組織を安定させてバランスを保つために重心をさがしている。

【EZ ゾーン】
Efficiency Zone（効率的ゾーン）の略。神経筋膜システムが効率的に動ける本来の状態に整っていること。

EZゾーンは、日々の修復と治癒に必要な環境で、これは、身体のコリや痛みが少ないことを意味しています。メルトを行わない日でも、日々の生活で繰り返される動きになるストレスや過労は、いま以上に蓄積することはありません。これは、あなたが若く元気いっぱいに身体が機能していたころの身体のようなものです。メルトはあなたの時計の針を巻き戻します。

　4つのストレスの影響に対処して、オートパイロットをEZゾーンへ戻す手助けは、メルトによってあなた自身が実現したのです。また、メルトは、昼間に活動している間も**回復調整器**を優位にします。これは、<u>身体を自分自身で治癒する能力を強化して、慢性痛やその他の不快な症状を取り除くことになります。</u>

　メルトは、**EZゾーン**にとどまるためのツールでもあります！　週に3回、たったの10分で、身体のメンテナンスをサポートし、痛みやその他の不快な症状が現れる前に、根本的な原因を捉えることができます。EZゾーンに戻り、その状態を維持することで、痛みがなく、最良の健康、エネルギー、活力が満ち溢れる身体となり、長寿への扉を開けるのです。

●あなたのセルフケアプラン

　あなたは学んだことを実行する準備ができたので、シークエンスを組み合わせることができます。ここからは、すぐに参照できるように簡潔にまとめたシークエンスのための動作や説明を書きました。詳細な説明が必要なときは、Part3を参照してください。

　メルトマップ（メルトのシークエンスを組み合わせたセット）はシークエンスを組み合わせて作ります。マップは、**リコネクト（再接続）、リバランス（バランスを取り戻す）、リハイドレート（潤いを取り戻す）、リリース（解放）**をすべて含み、完璧なセルフケアを作り出すための一連のシークエンスを組み合わせます。これは毎回メルトを行うときに、**4つのストレスの影響**のすべてに対処することを意味します。

KEYWORD

【4つのストレスの影響】
結合組織の脱水、圧縮、ニューロコアの不均衡、誤ったボディセンス。この4つにより、神経筋膜システムがEZゾーンにとどまれなくなる。

【回復調整器】
副交感神経のこと。

【EZゾーン】
Efficiency Zone（効率的ゾーン）の略。神経筋膜システムが効率的に動ける本来の状態に整っていること。

これから、9つの10分マップと7つの15〜20分マップを紹介します。初めのうちは、これらのマップを終えるのに、設定時間よりも長くかかるかもしれません。慣れてくると、早く簡単に行えるようになりますから、最初はあせらず、急がないようにしてください。

身体のどの部位もローラーの上で加圧する時間は最長10分だということも忘れないでください。いつでもローラーから降りて、再アセスをしたら、再びあなたが行っていた動作に戻ればよいのです。

変化を維持するために、週に3回、10分間のメルトを行いましょう。それが最低限の回数です。メルトメソッドはとても身体にやさしいので、毎日行ってももちろんかまいません。

最高の結果を得て、身体に変化を作り続けるために重要なことは、メルトを毎週のルーティーンの中にバラエティー豊かに組み込むことです。そのために、毎週2〜3の異なるマップを行います。同じマップを連続して2回繰り返してはいけません。

まずは、これから紹介するマップをすべて試してみてください。いくつかのマップは、あなたにとって他の人よりも大きな効果を生み出すことがあります。再アセスしたときと、その日と翌日とでは違いがあることに気づくこともあります。好きなマップを見つけて、そのマップを徹底的に行うことも重要です。その場合は数種類を選び、それらを交代に行うことで最高の結果を得てください。ワンパターンなセルフケアに陥るのは避けてくださいね。

これまで、オートパイロットをサポートするためには、できればメルトを夜に行うようにお伝えしてきました。しかし、自分にとって一番効果があるのはいつなのかを知るために、メルトを1日のうちのさまざまな時間に、自由に行ってみてください。起床時、仕事の後、シークエンスの前後（あるいは前または後）、そして夜（少なくとも就寝の1時間前までの時間）に、メルトを試してください。あなたの身体とスケジュールに最も効果的な時間を探しましょう。

すべてのメルトマップの前と後にコップ1杯の水を飲むことも忘れずに。念のため、シ

【オートパイロット】
結合組織と神経系のつながりのこと。無意識に身体の全組織を安定させてバランスを保つために重心をさがしている。

ークエンス中にも傍らにコップ一杯の水を置いておきましょう。

●マップ

メルトマップの概略とマップを進めるため、各シークエンスをどのように組み合わせたらよいか、10分のマップを9種類、15～20分のマップは7種類紹介します。

●10分のマップ

①ソフトボールによる手のトリートメント、または足のトリートメント 　リバランスシークエンス＋上半身のレングスシークエンス（リバランスシークエンスと上半身のレングスシークエンスを合わせたもの。流れはp.257に記載）
②ソフトボールによる手のトリートメントと足のトリートメント
③ソフトボールによる手のミニ（クイック）トリートメント 　ソフトボールによる足のミニ（クイック）トリートメント 　リバランスシークエンス＋上半身のレングスシークエンス
④ソフトボールによる手のミニ（クイック）トリートメント 　リバランスシークエンス＋上半身のレングスシークエンス 　首のリリースシークエンス
⑤ソフトボールによる手のミニ（クイック）トリートメント 　上半身のコンプレッションシークエンス 　リバランスシークエンス＋上半身のレングスシークエンス
⑥ソフトボールによる足のミニ（クイック）トリートメント 　下半身のレングスシークエンス＋腰のリリースシークエンス（下半身のレングスシークエンスと上半身のレングスシークエンスを合わせたもの。流れはp.261に記載）
⑦ソフトボールによる足のミニ（クイック）トリートメント 　下半身のレングスシークエンス＋腰のリリースシークエンス 　首のリリースシークエンス
⑧リバランスシークエンス＋上半身のレングスシークエンス 　首のリリースシークエンス

KEYWORD

⑨リバランスシークエンス＋上半身のレングスシークエンス
　下半身のレングスシークエンス＋腰のリリースシークエンス

● 15～20分のマップ

①ソフトボールによる足のトリートメント
　リバランスシークエンス＋上半身のレングスシークエンス
　下半身のレングスシークエンス＋腰のリリースシークエンス

②ソフトボールによる手のトリートメント
　リバランスシークエンス＋上半身のレングスシークエンス
　首のリリースシークエンス

③ソフトボールによる足のトリートメント
　リバランスシークエンス＋上半身のレングスシークエンス
　首のリリースシークエンス

④リバランスシークエンス＋上半身のレングスシークエンス
　首のリリースシークエンス
　下半身のレングスシークエンス＋腰のリリースシークエンス

⑤ソフトボールによる手のミニ（クイック）トリートメント
　上半身のコンプレッションシークエンス
　首のリリースシークエンス
　リバランスシークエンス＋上半身のレングスシークエンス

⑥ソフトボールによる足のミニ（クイック）トリートメント
　下半身のコンプレッションシークエンス
　下半身のレングスシークエンス＋腰のリリースシークエンス
　リバランスシークエンス＋上半身のレングスシークエンス

⑦ソフトボールによる足のミニ（クイック）トリートメント
　下半身のコンプレッションシークエンス
　上半身のコンプレッションシークエンス
　首のリリースシークエンス

●シークエンスのガイド

　次のページからの表はシークエンスの、それぞれの動作ごとに一枚の写真をつけ、流れを一覧にしたものです。流れの確認が必要な時に活用し、動作の解説が必要なときは、右側の欄のページで参照してください。

KEYWORD

Rebalance and Upper Body Length Sequence

リバランスシークエンス＋上半身のレングスシークエンス

順序	行うこと		解説
①	レストアセス 寝ころんだ姿勢で評価をする		解説は p.170 参照
②	やさしい揺らぎ ローラーに横たわって左右に身体を傾ける		解説は p.171 参照
③	骨盤のタック＆ティルト（骨盤調整） 骨盤を前傾、後傾させる		解説は p.173 参照
④	3D ブレスブレイクダウン 横隔膜を3方面に広げる呼吸をする		解説は p.175 参照
⑤	3D ブレス 吐く息とともに発声をし、腹部深層の反射を感じる		解説は p.176 参照
⑥	肩甲骨のリーチ 両腕を天井に伸ばして肩甲骨をローラーに乗せて重みをかける		解説は p.227 参照
⑦	両腕のリーチ 左右交互に手首を曲げ伸ばす		解説は p.228 参照
⑧	レスト再アセス ローラーからおりて、寝ころんだ姿勢で再評価をする		解説は p.177 参照

Upper Body Compression Sequence

上半身のコンプレッションシークエンス

順序	行うこと	解説
①	レストアセス 寝ころんだ姿勢で評価をする	解説は p.216 参照
②	肋骨のレングスアセス 肩甲骨をローラーに乗せて、肋骨の動きを評価する	解説は p.217 参照
③	上背部のグライドとシアー お尻を床から持ち上げて背中のグライドとシアーをする	解説は p.219 参照
④	肩甲骨のグライドとシアー 片側ずつ、肩甲骨にグライドとシアーをする	解説は p.220 参照
⑤	上背部のリンス お尻を床から持ち上げて、背中の上部に向かってローラーを動かしてリンスする	解説は p.221 参照
⑥	肋骨のレングス再アセス 肩甲骨をローラーに乗せて、肋骨の動きを評価する	解説は p.222 参照
⑦	レスト再アセス ローラーからおりて、寝ころんだ姿勢で再評価をする	解説は p.223 参照

Lower Body Compression Sequence

下半身のコンプレッションシークエンス

順序	行うこと	解説
①	レストアセス 寝ころんだ姿勢で評価をする	解説は p.194 参照
②	太ももの後面のシアー 太ももの後面にシアーをする	解説は p.195 参照
③	ふくらはぎのグライドとシアー ふくらはぎにグライドとシアーをする	解説は p.197 参照
④	太ももの内側のグライドとシアー 片足ずつ太ももの内側にグライドとシアーをする	解説は p.199 参照
⑤	ふくらはぎのリンス 片足ずつ、ふくらはぎの内側は膝に向かって、後面は足首に向かってローラーを動かし、リンスする	解説は p.202 参照
⑥	太ももの内側と後面のリンス 片足ずつ、太ももの内側は股関節に向かって、後面は膝に向かってローラーを動かし、リンスする	解説は p.203 参照
⑦	レスト再アセス ローラーからおりて、寝ころんだ姿勢で再評価をする	解説は p.204 参照

Neck Release Sequence

首のリリースシークエンス

順序	行うこと	解説
①	首を回すアセス 首を回して首の状態を評価をする	解説は p.237 参照
②	頭蓋底のシアー 頭蓋底の両側と、中央をシアーする	解説は p.238 参照
③	首の減圧 首を縦に振る動作を繰り返して首の減圧をする	解説は p.239 参照
④	首を回す再アセス ローラーから降りて、寝ころんだ姿勢で首の状態を再評価する	解説は p.240 参照

Lower Body Length and Low Back Release Sequence

下半身のレングスシークエンス+腰のリリースシークエンス

順序	行うこと		解説
①	レストアセス 寝ころんだ姿勢で評価をする		解説は p.206 参照
②	仙腸関節のシアー 骨盤をローラーにの乗せて片側ずつ仙腸関節をシアーする		解説は p.207 参照
③	膝のベントプレス 片足ずつ膝とお尻を直線にして骨盤を後傾させる		解説は p.209 参照
④	お尻からかかとまでのプレス 片足ずつ天井方向に持ち上げ、お尻からかかとまでの張力を感じる。骨盤のポジションは前傾。		解説は p.210 参照
⑤	骨盤のタック＆ティルト（骨盤調整）チャレンジ 太ももに圧を加えた状態で、骨盤を前傾、後傾させる		解説は p.244 参照
⑥	腰の減圧 太もも、両手、肋骨に圧を加えた状態で呼吸をする		解説は p.246 参照
⑦	レスト再アセス ローラーからおりて、寝ころんだ姿勢で再評価をする		解説は p.211 参照

Soft Ball Foot Treatment

ソフトボールによる足のトリートメント

順序	行うこと	解説
①	ボディスキャンアセス 立った状態で、足、膝、股関節、筋肉を観察、評価する	解説は p.179 参照
②	オートパイロットアセス 立った状態で足指を床から持ち上げ、身体が前方に揺らがないかどうかを評価する	解説は p.179 参照
③	ポジションポイントプレッシング 足裏のポイントにボールで圧を加える	解説は p.180 参照
④	グライド かかとでボールを動かしグライドする	解説は p.181 参照
⑤	シアー ボールに置いた足自体を動かして、シアーする	解説は p.181 参照
⑥	リンス 足裏の左右、前後、1方向にボールを動かしリンスをする	解説は p.182 参照
⑦	フリクション 軽く素早くランダムにボールを動かす	解説は p.182 参照
⑧	ボディスキャン再アセス 立った状態で、足、膝、股関節、筋肉を観察、再評価する	解説は p.183 参照
	③～⑧をもう片方の足でも繰り返す	
⑨	ボディスキャンファイナルアセス 立った状態で、足、膝、股関節、筋肉を観察、最終評価する	解説は p.183 参照
⑩	オートパイロット再アセス 立った状態で足指を床から持ち上げ、身体が前方に揺らがないかどうかを評価する	解説は p.183 参照

Soft Ball Hand Treatment

ソフトボールによる手のトリートメント

順序	行うこと	解説
①	手首のアセス 両手の肘と手首をつけて手のひらを天井に向け、手首の評価をする	解説は p.185 参照
②	握力のアセス ソフトボールを握って、左右の手の握力を評価する	解説は p.185 参照
③	指のプレス 指先と指腹で交互に圧を加える	解説は p.186 参照
④	ポジションポイントプレッシング 手のポイントにボールで圧を加える	解説は p.187 参照
⑤	グライド 手根部でボールを動かしグライドする	解説は p.187 参照
⑥	シアー ボールに置いた手自体を動かして、シアーする	解説は p.188 参照
⑦	リンス 指先から手首の1方向にボールを動かしリンスをする	解説は p.188 参照
⑧	指のリンス 手の甲側で、指のつけ根の間節から指先の1方向にボールを動かしリンスをする	解説は p.189 参照
⑨	フリクション 軽く素早くランダムにボールを動かす	解説は p.189 参照
⑩	手首の再アセス 両手の肘と手首をつけて手のひらを天井に向け、手首の再評価をする	解説は p.190 参照
⑪	握力の再アセス ソフトボールを握って、左右の手の握力を再評価する	解説は p.190 参照

Mini Soft Ball Foot Treatment

ソフトボールによる足のミニ(クイック)トリートメント

順序	行うこと	解説
①	ボディスキャンアセス 立った状態で、足、膝、股関節、筋肉を観察、評価する	解説は p.157 参照
②	ポジションポイントプレッシング 足裏のポイントにボールで圧を加える	解説は p.157 参照
③	グライド かかとでボールを動かしグライドする	解説は p.158 参照
④	シアー ボールに置いた足自体を動かして、シアーする	解説は p.158 参照
⑤	リンス 足裏の前後と、一方向にボールを動かしリンスをする	解説は p.159 参照
⑥	フリクション 軽く素早くランダムにボールを動かす	解説は p.159 参照
⑦	ボディスキャン再アセス 立った状態で、足、膝、股関節、筋肉を観察、再評価する	解説は p.190 参照
②~⑦をもう片方の足でも繰り返す	
⑧	ボディスキャンファイナルアセス 立った状態で、足、膝、股関節、筋肉を観察、最終評価する	解説は p.160 参照

Mini Soft Ball Hand Treatment

ソフトボールによる手のミニ（クイック）トリートメント

順序	行うこと	解説
①	握力のアセス ソフトボールを握って、左右の手の握力を評価する	解説は p.153 参照
②	グライド 手根部でボールを動かしグライドする	解説は p.153 参照
③	シアー ボールに置いた手自体を動かして、シアーする	解説は p.154 参照
④	指のリンス 手の甲側で、指のつけ根の関節から指先の一方向にボールを動かしリンスをする	解説は p.154 参照
⑤	フリクション 軽く素早くランダムにボールを動かす	解説は p.155 参照
⑥	握力の再アセス ソフトボールを握って、左右の手の握力を再評価する	解説は p.155 参照

MELT as Complementary Self-Care
セルフケアをカバーするメルト

　ケガや手術に起因する急性、または慢性の痛みがあったり、障害や疾患があると診断されていたり、妊娠中や最近出産したばかりだとしたら、メルトが自分に役立つものなのか、安全なのかどうか、疑問に思うことでしょう。

　身体の状態に関わらず、メルトは身体の潜在的な治癒力を向上させ、身体が現在の症状に耐えたり、関連する治療による**ストレスのつまり**を減らす助けとなるのです。**メルトはあらゆる種類の医療や薬剤、代替ケアなどの直接介入の置換や代替ではなく、これらすべてを補完するものなのです。**

　なぜなら、ストレスは私達全員に毎日蓄積するものだからです。毎日、トラウマや疾患、妊娠などによるストレスが加わり、身体がそれらに対処しなければならないことを想像してみてください。あなたの**オートパイロット**は、慢性的に、ときには体内環境より強い意見を持ち、きわめて強制力のある、外部の要求に対処しなければならないのです。痛み（あなたの身体に助けが必要という警告）は避けられず、症状は慢性化します。炎症の増加は、神経系や結合組織のストレスをさらにつまらせ、症状を悪化させて身体の修復能力を妨げてしまいます。

　あなたの身体のエネルギーは、不可避な内外のストレス因子の嵐に絶えず対応しようとして枯渇します。こうして、エネルギーはあなたがトリートメントを一番必要とするときに、ほとんど、もしくは全く残っていません。

　そこで、メルトの出番です。メルトはストレスのつまり、炎症、そして結果として生じ

KEYWORD

【ストレスのつまり】
老廃物がたまり、脱水状態となっている結合組織のこと。自律神経のバランスがくずれたり、同じ姿勢や動作が続くことで生じる。肩甲帯・骨盤・横隔膜に生じやすい。

【オートパイロット】
結合組織と神経系のつながりのこと。無意識に身体の全組織を安定させてバランスを保つために重心をさがしている。

てしまったエネルギーの流出を減らすサポートをします。これはあなたの免疫反応とオートパイロットのバランスを取り戻す効果を生み出します。結合組織の脱水状態が慢性化すると、主にこの2つの調子がとても悪くなりますが、メルトは身体の効率性と、自らの修復や治癒能力を向上させるので、痛みや他の症状に対処して、解消をしてくれます。

あなたは既によいスタートを切っています。オートパイロットが効率的な働きに戻るようにサポートするために、**リバランス（バランスを取り戻す）シークエンス**や**手足のケア**をすでに行っているのです。どのように**リハイドレート（潤いを取り戻す）テクニック**と**リリース（解放）テクニック**を進めていくかはとても重要で、それにより結合組織や神経系に不必要なストレスを生じさせることなく、長期的なプラスの変化を得ることが可能となります。

慢性的な状況で起こる症状を減らし、取り除くためには、メルトをもっと頻繁に、より短い時間で行うことです。**初めはどのセッションにおいても、ローラーに乗っている最長時間は10分間です。場合によってはそれより短く、10分未満にします。たとえ気持ちよく感じても長くしてはいけません。**身体の治癒力を強化して、プラスの変化をサポートするために、いつでもメルトを行うことができます。望むような結果に到達するためにメルトを続けて、新しいシークエンスを加えながら、より時間をかけるようにしていきます。かなり短期間のうちに、あなたは体内のストレスを除去する段階から、身体の状態を維持する（メンテナンス）段階に移行することができ、結果を維持するためにメルトをたまに行う生活になるはずです。

変化に気づくまでに、どのくらいの時間がかかるのでしょうか？　自身の専属セラピストとして、変化や改善を感じ取ることは治療の過程の一部です。最初に見られる変化は、**アセス**にあります。身体がメルトのセルフケアに反応し始めるとき、適応性のある、そしてさらに長く続く変化がすぐにやって来ることを示します。

次に、日々のオートパイロットの調整における改善点に注目してみましょう。注目する

サインの1つは、睡眠の改善です。寝つきがよくなること、より簡単に眠り続けること、以前よりも起床時に爽快感があることです。もう1つのサインはエネルギー（特に午後の状態）が改善することです。これらの変化は、身体の制御、安定性、そして修復システムが痛みやその他の不快症状の根本原因に、対処し始めることが可能になったことを示しています。

特定の変化とそれらが起こるタイミングは、身体の強度や現在の状況がどれくらい続いているか、現在の働きの効率性、既往歴、そして年齢によります。慢性的な痛みやその他の症状がどのくらいの期間続いていたか考えてみてください。身体がよくなるための時間を与えて、配慮してあげましょう。今後は自分の身体の痛みや症状に苛立ちを感じて時間とエネルギーを浪費する代わりに、自分のエネルギーと思考をこれらの問題を取り除く方へシフトして使ってください。身体がよくなるように、これからはあなた自身が手助けしていくこと、あなたは被害者ではないこと、これを自身の身体に伝えてください。

辛抱強くメルトを続けると、自分自身の身体の治癒能力に驚かされるはずです。メルトは治療法ではありませんので、あなたを元通りに治すことはできません。メルトは身体の自然治癒過程をサポートするものであり、それによって、身体は自分自身を治癒し、痛みから解放されるのです。

●自分自身の感覚を使う

メルトを行うときに、プラスの変化に気づくために**ボディセンス**を使うことに加えて、痛みに対しても注意を向ける必要があります。メルトはどの部分においても、身体に苦痛を与えることは一切ありません。ですからメルトによって痛みが発生したら、動作が速過ぎたり、強過ぎる圧力をかけているかもしれないということであり、痛みはバロメーターなのです。

慢性的な痛みはボディセンスを鈍くさせるため、強過ぎる圧を与えていることに気づいていないかもしれません。他のセルフケアにおいて痛む場所を押えて不快感を覚えると、

KEYWORD

【ボディセンス】
身体のポジションと周囲の環境の関係を関知する能力。結合組織内の感覚受容器を使って姿勢の変化や張力、圧縮、圧力を感知して、結合組織を通していち早く情報を取り込んで体内で伝達を行っている。ボディセンスが正しく働いていると無意識に関節や臓器の位置を変えたり、「痛み」の警告が出せる。

まるで身体によいことを行っているように思えるかもしれません。しかしこれは間違いで、痛みを引き起こしてきていることに対して、さらに痛みを引き起こしたいという人間の本能のようなものです。メルトはそのように働きかけるのではありません。思い出してください。**メルトは結合組織と神経系にやさしく刺激を与えることで結果を得るもので、過度の刺激を加えたり、痛みの反応を誘発するものではありません。**

●治癒の推移（ヒーリングトランジション）

　ここからは、私のクライアント、生徒、そして同僚のインストラクター達に有効だった、症例に基づいた特定の問題や、段階的なセルフケアプランについてご紹介します。治癒プロセスを始める際に、気をつけてもらいたい留意事項がいくつかあります。

　特定の状況に対して、解説したガイドラインに従うことは重要です。それによって、不必要な免疫反応を誘発させないようにします。もし**免疫反応が始まってしまうと、多量に蓄積された毒素や老廃物を結合組織や血流に放出することになり、身体がそれらを排泄するのに追いつかなくなります。**その結果、疲れ果てて、さらなる痛みや他の症状が出たり、インフルエンザにかかったようなだるさやうずく痛みを感じることになります。この状態でも短期間に回復することができるでしょうが、エネルギーと体内資源を消耗させてしまいます。

　これを「好転反応」と呼ばれているのを聞いたことがあるかもしれませんが、私は「治癒の推移（ヒーリングトランジション）」と呼んでいます。身体にはプラスの変化を生み出していますが、身体にとってペースが早過ぎているという証です。免疫反応を感じたらスピードを遅くして、身体にもっとやさしくしなさいという合図でもあります。

　もしそのような症状を経験したとしても、メルトがあなたにとってよくないということではありません。1回のセッションで多くの動きをし過ぎていることや、ローラーの上で圧を加え過ぎていることを示しているのです。これは、私がメルトを何度も繰り返す中てで気づいたことです。

【オートパイロット】
結合組織と神経系のつながりのこと。無意識に身体の全組織を安定させてバランスを保つために重心をさがしている。

直感で分かることではないと思われるかもしれませんが、もし治癒の推移を経験したら、メルトが痛みを含めた症状を減らすサポートしていることが分かるでしょう。メルトは、身体で氾濫している毒素を排出するために、オートパイロットの能力をサポートします。加えて大切なことは<u>常に少量の水を摂取して休むことです。</u>結合組織と血流は、より効果的に毒素を処理して排出することができるようになります。

　最初にメルトを始めるとき、一時的に痛みの感覚を覚えるかもしれません。これは心身の連絡（伝達）と相関が高められた証拠で、治癒と健康に必要なことなのです。また、よりよい連絡（伝達）とは、脳が体内で止まることのない痛みの信号をキャッチできるようになったことも意味します。これまで対処されていなかった痛みの警報は、心身の連絡（伝達）が最初の段階で断たれた原因の一部でもあります。

　もしメルトを始めたときに痛みが増加したら、メルトのセッションを短縮して、やさしい圧を使います。そしてあなたの身体に必要なケアを与えていることを伝えましょう。
　メルトを続けると、痛みの症状の増加は、どれもたいがい数日間だけのことだったと感じるでしょう。あなたと似たような状況にあった何千もの人達に役立った「真の解決策を見つけた」という事実に、意識を集中させてください。あなたの希望とメルトを続けるという固い意志は、身体の治癒過程をサポートすることができます。あなたの脳と身体はこれまで長い間、痛みのある状態を経験し続けてきたかもしれません。しかしまもなく、痛みがずっと少ない快適な状態を経験することになるでしょう。

●メルトの補完ケア

　メルトを補完ケアとして利用できる症状は、以下の３つに大別されます。

トラウマ、ケガ、または外科手術に起因する痛み
全身の症状、障害、疾患と診断されている
妊娠中と産後

KEYWORD

【オートパイロット】
結合組織と神経系のつながりのこと。無意識に身体の全組織を安定させてバランスを保つために重心をさがしている。

どのカテゴリーに属していても、本書で紹介しているすべてのテクニックを行うことができます。しかし、メルトに費やす時間と頻度、そして**リハイドレート（潤いを取り戻す）**と**リリース（解放）**テクニックを加える順序とペースは状況によって変化します。

よりゆっくり、痛みなく進めるという指針は、メルトを慎重に行うために作られたように思われるかもしれませんが、それは違います。これは**私が見つけた、一番短い期間で自身を治癒し、身体の能力を取り戻し、痛みを取り除くのに最も効果がある手順です。**このプランに従い、身体に時間を与え、必要な注意を向けることで、より健康的で痛みのない生活を送ることができます。

●トラウマ、ケガ、または外科手術に起因する痛み

目標：
- 治癒力を強化して、痛みとコリを減少させる。
- 痛みなく座る、動く、休むことができる時間を増やす。
- 関節と脊椎の統合性と柔軟性を改善する。
- 関節の腫れや炎症を減らし、治癒作用を改善する。
- 軟部組織、関節、椎間板、そして脊椎のサポートを向上させる。
- あなたの全体的なバランス、安定性を高め、身体を楽にする。
- 外科手術による不必要な癒着や瘢痕を減らす。
- 睡眠サイクルをサポートする。
- 理学療法の治療をサポートする。
- 回復時間を短縮して、早く活動的な状態に戻る。

トラブルがあって困っている身体の部位に対して目標を達成するためには、痛みの部位以外にメルトを行います。困っている場所にすぐアプローチしたい気持ちはよく分かります。しかし、特に痛みが長期間続いている場合は待ってください。なぜなら、困っている

部位から始めると、いくらかの痛みはすぐに緩和しても効果が長く続かず、問題を悪化させかねません。十分な水分（液体）がないと、既に炎症化した、または損傷された組織を刺激することになり、改善どころか痛みを増加させてしまうからです。

　メルトのセルフケアプランは、長く続く効果を素早く出せるように導きます。困っている部位への治療プランにただ従うだけで、前よりも気分がよくなる方向へ進んでいくことになります。トラウマ、ケガ、または外科手術を原因とする痛みには5つのセルフケアプランがあり、痛みの部位を脊椎と非脊椎に分けています。また、脊椎脊髄疾患については、「脊椎脊髄疾患や障害のセルフケアプラン」ご覧ください。

脊椎
・首の慢性痛のセルフケアプラン
・腰の慢性痛のセルフケアプラン

非脊椎
・上半身の痛みのセルフケアプラン
・下半身の痛みのセルフケアプラン
・骨盤、またはお尻の痛みのセルフケアプラン

●首の慢性痛のセルフケアプラン

　このセルフケアプランは、**トラウマやヘルニア形成、または椎間板ヘルニア、脊椎固定術、椎間板切除、椎弓切除、神経圧迫 、脊椎骨折、背中の痙攣、むち打ち損傷に関連する問題による、首の慢性痛を抱える方々向けのものです。また、このプランを片頭痛や慢性の頭痛に対しても使うのもよいでしょう。**最良の結果を得るために、メルトのマップをリストから選び、少なくとも週に3回行います。メルトは就寝する1時間前までに行うのがベストです。1カ月間のメンテナンス段階では、通常のメルトマップを試すことができます。

KEYWORD

毎回メルトのソフトローラーを使ってシークエンスを行いますが、アセスで始めて、再アセスで終えます。**メルトを行う前後に必ず首を左右に回して確認することで、作り出す変化に気づくことができます。**

〈第1週〉
　　ソフトボールによる手のトリートメント、または足のトリートメント
　　リバランスシークエンス

〈第2週〉
　　ソフトボールによる手のトリートメント
　　上半身のコンプレッションシークエンス
　　上半身のレングスシークエンス

〈第3〜4週〉
マップ1
　　ソフトボールによる足のトリートメント
　　下半身のコンプレッションシークエンス
　　リバランスシークエンス＋上半身のレングスシークエンス
　　腰のリリースシークエンス

マップ2
　　ソフトボールによる手のトリートメント
　　上半身のコンプレッションシークエンス
　　リバランスシークエンス＋上半身のレングスシークエンス
　　下半身のレングスシークエンス

メンテナンスマップ

マップ1

　ソフトボールによる手のミニ（クイック）トリートメント
　上半身のコンプレッションシークエンス
　リバランスシークエンス＋上半身のレングスシークエンス
　首のリリースシークエンス

マップ2

　ソフトボールによる手のミニ（クイック）トリートメント、またはソフトボールによる足のミニ（クイック）トリートメント
　上半身のレングスシークエンス
　下半身のレングスシークエンス＋腰のリリースシークエンス
　リバランスシークエンス＋上半身のレングスシークエンス

●腰の慢性痛のセルフケアプラン

　このセルフケアプランは、**トラウマやヘルニア形成、椎間板ヘルニア、脊椎固定術、椎間板切除、椎弓切除、神経圧迫、脊椎骨折、背中の痙攣などによる、腰の慢性痛を抱える方々向けです。**

　最良の結果を得るために、メルトのマップをリストから選び、少なくとも週に3回行いましょう。メルトは1日の終わりの、就寝する1時間前までに行うのがベストです。第3週目には下半身のレングスシークエンスを取り入れますが、この際は骨盤ではなくお尻をローラーの上で持ち上げます。もし困難な場合、折りたたんだタオルを頭と上背部の下に置いて高さを減らしてください。そして1カ月間のメンテナンス段階では、通常のメルトマップを試します。

　これはメルトの最近の調査研究で用いられたセルフケアプランと同じものです。腰に非特異的な痛みを持つ人々は、腰部組織の痛みやコリを減らし、柔軟性を高めるといった著

KEYWORD

しい変化を起こしました。

〈第 1 週〉
　　ソフトボールによる足のミニ（クイック）トリートメント
　　リバランスシークエンス

〈第 2 週〉
マップ 1
　　ソフトボールによる足のミニ（クイック）トリートメント
　　上半身のコンプレッションシークエンス
　　下半身のコンプレッションシークエンス

マップ 2
　　ソフトボールによる足のミニ（クイック）トリートメント
　　上半身のコンプレッションシークエンス
　　下半身のコンプレッションシークエンス
　　リバランスシークエンス

〈第 3 週〉
マップ 1
　　ソフトボールによる足のミニ（クイック）トリートメント
　　下半身のレングスシークエンス
　　腰のリリースシークエンス

マップ 2
　　ソフトボールによる足のミニ（クイック）トリートメント
　　上半身のコンプレッションシークエンス
　　リバランスシークエンス

下半身のレングスシークエンス
　　腰のリリースシークエンス

〈第4週〉
マップ1
　　ソフトボールによる足のトリートメント
　　リバランスシークエンス
　　下半身のレングスシークエンス＋腰のリリースシークエンス

マップ2
　　ソフトボールによる足のミニ（クイック）トリートメント
　　リバランスシークエンス
　　上半身のコンプレッションシークエンス
　　下半身のレングスシークエンス＋腰のリリースシークエンス

マップ3
　　ソフトボールによる足のミニ（クイック）トリートメント
　　上半身のコンプレッションシークエンス
　　リバランスシークエンス

メンテナンスマップ
マップ1
　　ソフトボールによる足のトリートメント
　　上半身のコンプレッションシークエンス
　　下半身のレングスシークエンス＋腰のリリースシークエンス

マップ2
　　ソフトボールによる手のミニ（クイック）トリートメント、またはソフトボールによる

KEYWORD

足のトリートメント
　　下半身のコンプレッションシークエンス
　　下半身レングスシークエンス＋腰のリリースシークエンス

週に1〜2回、足の治療の後、またはそのままメンテナンスマップにリバランスシークエンスを加えます。3週目から4週目では週に1度、どちらか1つのマップを続けます。

●上半身の痛みのセルフケアプラン

　このセルフケアプランは、**上半身のトラウマ、肋骨の骨折や打撲、腱炎、鎖骨や腕の骨折、肩関節唇損傷、肩の回旋筋腱板や上腕二頭筋腱の炎症、肩関節周囲炎（四十肩・五十肩）、手根管症候群、テニス肘、肺や心臓の手術、上半身の変形性関節症などを経験した方々向けです（首の痛みには、首の慢性痛のセルフケアプランを行います）**。最良の結果を得るために、メルトのマップをリストから選び、少なくとも週に3回行いましょう。メルトは1日の終わりの、就寝する1時間前までに行うのがベストです。そして1カ月間のメンテナンス段階では、通常のメルトマップを試すことができます。

〈第1週〉
　　ソフトボールによる手または足のトリートメント
　　リバランスシークエンス

〈第2週〉
マップ1
　　ソフトボールによる手のミニ（クイック）トリートメント、またはソフトボールによる足のミニ（クイック）トリートメント
　　下半身のコンプレッションシークエンス
　　下半身のレングスシークエンス
　　リバランスシークエンス
　　首のリリースシークエンス

> マップ2

　リバランスシークエンス

　下半身のコンプレッションシークエンス

　下半身のレングスシークエンス＋腰のリリースシークエンス（これらのテクニックを行うときは両腕をどのように使うのかに気を配り、両肩をリラックスさせたままにすることを忘れないようにしてください）。

　ソフトボールによる手のミニ（クイック）トリートメント、またはソフトボールによる足のミニ（クイック）トリートメント

〈第3〜4週〉

> マップ1

　ソフトボールによる手のミニ（クイック）トリートメント

　下半身のコンプレッションシークエンス

　上半身のレングスシークエンス（両腕を伸ばす動作のときは気をつけて、もし何かしらの痛みを感じる場合は、この動作を省きます）

　首のリリースシークエンス

> マップ2

　ソフトボールによる手のミニ（クイック）トリートメント

　上半身のコンプレッションシークエンス

　上半身のレングスシークエンス

　首のリリースシークエンス

Maintenance Map　メンテナンスマップ

> マップ1

　ソフトボールによる手のミニ（クイック）トリートメント

　上半身のコンプレッションシークエンス

　リバランスシークエンス＋上半身のレングスシークエンス

KEYWORD

首のリリースシークエンス

マップ2
　　上半身のコンプレッションシークエンス
　　下半身のレングス＋腰のリリースシークエンス
　　リバランスシークエンス＋上半身レングスシークエンス
　　首のリリースシークエンス

　週に1～2回、マップにソフトボールによる足のトリートメント、またはソフトボールによる足のミニ（クイック）トリートメントを加えるか、それだけを行います。5週目から6週目では、どちらか1つのマップを続けます。

●下半身の痛みのセルフケアプラン

　このセルフケアプランは、**下半身のトラウマ、アキレス腱、半月板、前十字靱帯、または他の膝の靱帯の損傷、腱炎、足の骨折、下肢の肉離れ、腸脛靱帯炎、むずむず脚症候群、コンパートメント症候群、膝の手術、下半身の変形性関節症の状態などに関連する問題を経験した方々向けです**（腰の痛みには、腰の慢性痛のセルフケアプランを行います）。最良の結果を得るために、メルトのマップをリストから選び、少なくとも週に3回行いましょう。メルトは1日の終わりの、就寝する1時間前までに行うのがベストです。そして1カ月間のメンテナンス段階に入ってから、通常のメルトマップを試すことができます。

〈第1週〉
　　ソフトボールによる手のトリートメント、または足のトリートメント
　　リバランスシークエンス

〈第2週〉
　　ソフトボールによる手のトリートメント、または足のトリートメント
　　リバランスシークエンス

上半身のコンプレッションシークエンス

下半身のレングスシークエンス

〈第3〜4週〉

マップ1

ソフトボールによる足のミニ（クイック）トリートメント

リバランスシークエンス

上半身のコンプレッションシークエンス

下半身のレングスシークエンス＋腰のリリースシークエンス

マップ2

ソフトボールによる足のミニ（クイック）トリートメント

下半身のコンプレッションシークエンス

下半身のレングスシークエンス＋腰のリリースシークエンス

リバランスシークエンス

メンテナンスマップ

マップ1

下半身のコンプレッションシークエンス

下半身レングスシークエンス＋腰のリリースシークエンス

首のリリースシークエンス

マップ2

リバランスシークエンス

上半身のコンプレッションシークエンス

下半身のコンプレッションシークエンス

下半身のレングスシークエンス＋リリースシークエンス

KEYWORD

●骨盤、またはお尻の痛みのセルフケアプラン

　このセルフケアプランは、<u>下半身のトラウマ、骨盤の痛み、股関節の関節唇損傷、股関節、または関節面の手術、坐骨神経痛、仙腸関節機能不全、尾骨骨折、失禁、子宮摘出、骨盤部からの腫瘍、または囊胞の摘出、子宮筋腫切除などを経験した方々向けです（腰の痛みには、腰の慢性痛のセルフケアプランを行います）</u>。最良の結果を得るために、メルトのマップをリストから選び、少なくとも週に3回行いましょう。メルトは1日の終わりの、就寝する1時間前までに行うのがベストです。そして1カ月間のメンテナンス段階に入ってから、メルトマップを試すことができます。

〈第1週〉
　　ソフトボールによる手のトリートメント、または足のトリートメント
　　リバランスシークエンス

〈第2週〉
マップ1
　　ソフトボールによる手のトリートメント、または足のトリートメント
　　リバランスシークエンス
　　上半身のコンプレッションシークエンス
　　下半身のレングスシークエンス

マップ2
　　ソフトボールによる手のトリートメント、または足のトリートメント
　　リバランスシークエンス
　　下半身のコンプレッションシークエンス
　　下半身のレングスシークエンス

〈第3～4週〉

マップ1
　ソフトボールによる手のトリートメント、またはソフトボールによる足のミニ（クイック）トリートメント
　　リバランスシークエンス
　　上半身のコンプレッションシークエンス
　　下半身のコンプレッションシークエンス
　　首のリリースシークエンス

マップ2
　ソフトボールによる手のミニ（クイック）トリートメント、またはソフトボールによる足のミニ（クイック）トリートメント
　　下半身のコンプレッションシークエンス
　　上半身のコンプレッションシークエンス
　　上半身のレングスシークエンス
　　首のリリースシークエンス

メンテナンスマップ

マップ1
　　リバランスと上半身のレングスシークエンス
　　上半身のコンプレッションシークエンス
　　下半身のレングス＋腰のリリースシークエンス
　　首のリリースシークエンス

マップ2
　　ソフトボールによる足のミニ（クイック）トリートメント
　　上半身のコンプレッションシークエンス
　　下半身のコンプレッションシークエンス
　　下半身のレングスシークエンス＋腰のリリースシークエンス

KEYWORD

●全身性の症状、障害、そして疾患

これらのセルフケアプランは、**神経または免疫の異常、がん、結合組織障害や疾患、代謝の問題、脊椎脊髄疾患、または障害など、全身性の症状や障害、疾患と診断された方々向けです。**

目標：
・神経系をサポートする。
・薬剤のマイナス作用を減らす。
・睡眠サイクルを改善する。
・臓器の機能をサポートする。
・老廃物の排泄を改善する。
・「調子が悪い日」や「酩酊」の頻度を減少する。
・バランスを改善して、自立を維持させる。
・ずっと楽に歩ける。
・あなたの日々のエネルギーを向上・増大させる。
・すべての関節の硬直・こわばりを減らす。

診断された全身症状、障害、疾患には3つのセルフケアプランがあります。

・神経障害や免疫異常、並びにがんのセルフケアプラン
・結合組織の障害と関連疾患のセルフケアプラン
・脊椎脊髄疾患や障害のセルフケアプラン

●神経障害や免疫異常、ならびにがんのセルフケアプラン

このセルフケアプランは、**多発性硬化症（MS）、パーキンソン病、ジストニア、ベル麻

痺、全身性のエリトマトーデス、その他の神経障害や免疫異常、並びにがんのある方々向けです。**

　化学療法、放射線療法、または何かしらの薬物療法を受けている場合、治癒の推移（ヒーリングトランジション）を経験するリスクがずっと高くなります。もしもそれが起きたとしても、「悪いこと」ではないと知っておいてください。これは、あなたの細胞が再起動するためにより多くの時間が必要で、さらに結合組織が順応するための時間をより多く必要だという合図なのです。

　がんであっても、もちろんメルトは可能です。ここにリストされた指示に従うだけですが、腫瘍がある部位やリンパ浮腫、脂肪腫といったがん治療の副作用が起きやすい場所には、圧を与えるテクニックを使わないでください。

　もし多発性硬化症（MS）やがんで脊椎に病変があるならば、リバランスシークエンスを行い、不快感があるときは省略します。ローラーの上に柔らかいタオルを置いてクッション性を高めることができます。これらのテクニックはこのような問題に対して禁忌ではありません。行うことは可能ですが、これらのテクニックは5分までに制限する必要があります。タイマーを使い、ローラー上では5分間以内に行うようにします。

　メルトのセッションを1日10分に制限して、少なくとも就寝の1時間前までに行うことをお勧めします。もしあなたに脱力感や憔悴感、望ましくない反応が出なければ、メルトの追加の10分を朝に加えることができます。

　全身性の問題に対して、最善策は最初の3～4週間はシークエンスを分割して、自分の身体が24時間後にどのように反応するか監視することです。もし気分がよく、問題がなければ、シークエンスを追加しますが、まだメルトの実践時間は制限が必要です。最初の6カ月間は一度に15分以内にするとよいでしょう。

KEYWORD

私達は、ゆっくりと始めていきますので、最初のマップには、一連の**4つのR**のシークエンスすべてを含んでいません。最良の結果を得るために、メルトのマップをリストから選び、少なくとも週に3回行いましょう。そして1カ月間のメンテナンス段階に入ってから、通常のメルトマップを試します。

〈第1週〉

マップ1
　ソフトボールによる手のミニ（クイック）トリートメント、または足のトリートメント

マップ2
　リバランスシークエンス

〈第2週〉

マップ1
　ソフトボールによる手のミニ（クイック）トリートメント
　リバランスシークエンス

マップ2
　ソフトボールによる足のミニ（クイック）トリートメント
　リバランスシークエンス

〈第3週〉

マップ1
　リバランスシークエンス
　ソフトボールによる手のミニ（クイック）トリートメント
　上半身のレングスシークエンス

【4つのR】
リコネクト（再接続）、リバランス（バランスを取り戻す）、リハイドレート（潤いを取り戻す）、リリース（解放）。

マップ2
　ソフトボールによる手のトリートメント、またはソフトボールによる手のミニ（クイック）トリートメント
　リバランスシークエンス＋上半身のレングスシークエンス

〈第4週〉
マップ1
　ソフトボールによる手のミニ（クイック）トリートメント
　リバランスシークエンス＋上半身のレングスシークエンス
　首のリリースシークエンス

マップ2
　ソフトボールによる足のミニ（クイック）トリートメント
　リバランスと上半身のレングスシークエンス
　太もものシアー（下半身のコンプレッションシークエンスの中にあります）
　腰のリリースシークエンス

〈第5〜6週〉
　もしあなたがメルト心地よく感じ、治癒の推移（ヒーリングトランジション）を経験していなければ、コンプレッションシークエンスを追加してみる準備ができていることになります。ここで、あなたのセッションの持続時間を5分間まで長くできます。今後のメルトの最大時間は15分間となります。

マップ1
　ソフトボールによる手のミニ（クイック）トリートメント
　上半身のコンプレッションシークエンス
　リバランスシークエンス＋上半身のレングスシークエンス
　下半身のレングスシークエンス

KEYWORD

首のリリースシークエンス

マップ2
　　ソフトボール足のミニ（クイック）トリートメント
　　リバランスシークエンス＋上半身のレングスシークエンス
　　下半身のコンプレッションシークエンス
　　下半身のレングスシークエンス＋腰のリリースシークエンス

　もしあなたがプラスの変化を感じていたら、これら2つのメルトマップを継続することができます。もし治癒の推移（ヒーリングトランジション）による症状が出ていたら、第4週目のマップに戻り、2週間続けてから、また試すようにします。もしあなたの身体が下半身と上半身に圧を与えるシークエンスを、新たな別の症状が出ることなくうまく行えるようでしたら、メルトのセッションを20分までにして、メンテナンスマップへ進むことも可能です。

メンテナンスマップ

マップ1
　　ソフトボールによる手のミニ（クイック）トリートメント
　　リバランスシークエンス＋上半身のレングスシークエンス
　　上半身のコンプレッションシークエンス
　　首のリリースシークエンス
　　下半身のレングスシークエンス＋腰のリリースシークエンス

マップ2
　　ソフトボールによる足のミニ（クイック）トリートメント
　　下半身のコンプレッションシークエンス
　　下半身のレングスシークエンス＋腰のリリースシークエンス
　　リバランスシークエンス＋上半身のレングスシークエンス

首のリリースシークエンス

●結合組織の障害と関連疾患のセルフケアプラン

　結合組織に影響を及ぼす疾患は、<u>**関節リウマチ、慢性疲労、線維筋痛症、エーラス・ダンロス症候群、マルファン症候群、強皮症、脂肪腫、デュピュイトラン拘縮を含め、200以上あります。糖尿病などの代謝性疾患にも関係します**</u>。

　この場合、特にゆっくりと始めていきますので、最初のマップには一連の4つのRのすべてを含んでいません。最良の結果を得るために、メルトのマップをリストから選び、少なくとも週に3回行いましょう。メルトは1日の終わりの、就寝する1時間前までに行うのがベストです。そして1カ月間のメンテナンス段階に入ってから、通常のメルトマップを試すことができます。

　慢性疲労や線維筋痛、その他の結合組織の障害における問題は、結合組織の損傷、神経系の疲労困憊、そして痛みの蔓延なのです。

　メルトをはじめとするさまざまなテクニックがありますが、どんなときもセルフケアをやり過ぎてはいけません。もしあなたが疲れ切っている、身体が弱っているようだったら、10分でも長過ぎます。5分間のメルトを1日に一度か二度のペースで行い、それを1週間続けた後、再度10分間のセッションを行ってみてください。

〈第1～2週〉
　毎日、下記の3つのシークエンスから1つ選びます。
　1日に10分間以上行いません。1日に1つのシークエンスだけです！

マップ1
　ソフトボールによる足のミニ（クイック）トリートメント

KEYWORD

マップ2
　ソフトボールによる手のミニ（クイック）トリートメント

マップ3
　リバランスシークエンス

〈第3週〉
　リバランスシークエンス
　ソフトボールによる手のミニ（クイック）トリートメント、またはソフトボールによる足のミニ（クイック）トリートメント
　上半身のレングスシークエンス

〈第4週〉
マップ1
　ソフトボールによる手のミニ（クイック）トリートメント
　リバランスシークエンス＋上半身のレングスシークエンス
　首のリリースシークエンス

マップ2
　ソフトボールによる足のミニ（クイック）トリートメント
　リバランスシークエンス＋上半身のレングスシークエンス
　腰のリリースシークエンス

〈第5〜6週〉
　もしあなたが心地よく感じ、治癒の推移を経験していなければ、上下半身のコンプレッションシークエンスを1日おきのペースで追加してみる準備ができていることになります。
　コンプレッションシークエンスを行わない日にはソフトボールによる足のトリートメン

トを行いましょう。あなたのセッションはまだ10〜15分だけにしておきます。

マップ1

リバランスシークエンス＋上半身のレングスシークエンス
上半身のコンプレッションシークエンス
首のリリースシークエンス

マップ2

リバランスシークエンス＋上半身のレングスシークエンス
下半身のコンプレッションシークエンス（太もも内側の最初の2部位にだけ行います）
腰のリリースシークエンス

メンテナンスマップ

マップ1

ソフトボールによる手のミニ（クイック）トリートメント
リバランスシークエンス＋上半身のレングスシークエンス
上半身のコンプレッションシークエンス
下半身のレングスシークエンス
首のリリースシークエンス

マップ2

ソフトボールによる足のミニ（クイック）トリートメント
下半身のコンプレッションシークエンス
下半身のレングスシークエンス＋腰のリリースシークエンス
リバランスシークエンス＋上半身のレングスシークエンス

●脊椎脊髄疾患や障害のセルフケアプラン

最初の4週間は、ローラーに乗る時間を10分間のマップまでと制限します。最初の2

KEYWORD

週間は、リバランスシークエンスの持続時間を5分間に制限する必要があります。ローラーに乗る時間が5分間でうまく対応できているか確認するためにタイマーを使ってください。

　もし脊髄の障害や脊椎脊髄疾患を罹患している場合、ローラーに沿って横たわるときに、ソフトな平面部分で安定性を大きく高めてくれるメルトのソフトハーフローラーを使いながら始めることをお勧めします。

〈第1週〉
　ソフトボールによる手のトリートメント、または足のトリートメント
　リバランスシークエンス

〈第2～3週〉
マップ1
　リバランスシークエンス
　ソフトボールによる足のトリートメント、またはソフトボールによる足のミニ（クイック）トリートメント
　上半身のレングスシークエンス

マップ2
　ソフトボールによる手のトリートメント、またはソフトボールによる手のミニ（クイック）トリートメント
　リバランスシークエンス＋上半身のレングスシークエンス

マップ3
　ソフトボールによる足のトリートメント
　下半身のコンプレッションシークエンス
　リバランスシークエンス＋上半身のレングスシークエンス

メンテナンスマップ

[マップ1]
　ソフトボールによる手のミニ（クイック）トリートメント
　リバランスシークエンス＋上半身のレングスシークエンス
　下半身のレングスシークエンス
　首のリリースシークエンス

[マップ2]
　ソフトボールによる足のミニ（クイック）トリートメント
　リバランスシークエンス＋上半身のレングスシークエンス
　下半身のコンプレッションシークエンス
　下半身のレングスシークエンス＋腰のリリースシークエンス

●妊娠中と産後

　女性は40週の妊娠中、そして私のクライアント達が「長い妊娠第4期」と呼ぶ、産後の期間、身体のさまざまな変化をチャレンジと共に経験します。日々の身体の構造の変化とホルモンの変動は、臓器、関節、姿勢、睡眠、消化、そして精神状態に影響を与えます。メルトは、身体がこれらの変化をよりよくナビゲートして、エネルギーを与え、いつも地面にしっかり接地するようにサポートします。少しの時間をメルトに割くだけで、あなた自身とあなたの赤ちゃんをサポートできます。

●妊娠中のセルフケアプラン

　妊娠中のセルフケアプランは、妊娠第1期（初期）、第2期（中期）、第3期（後期）に分けて計画してあります。もし妊娠第1期ならば、第1週目のプランから始めて、妊娠期間中ずっとそのプラン通りに行います。もし妊娠第2期でメルトを始める場合、第1週目のプランから始めて、上半身のコンプレッションシークエンスから肋骨のレングスを省きます。もし妊娠第3期に始める場合、第1週目の選択肢を繰り返します。

KEYWORD

目標：
・それぞれの妊娠期で起こる多くの変化を、身体が受けとめる準備をする。
・それぞれの妊娠期の間に、骨盤の柔軟性と安定性を維持する。
・腹部の臓器が上方へ持ち上がるが、横隔膜運動を維持する。
・胸やけ、便秘、そして胃酸の逆流といった一般的なマイナートラブルを減らす。
・脊椎の整合性を保つ。
・手足のむくみを減らす。
・睡眠サイクルをサポートし、さらに夜間ぐっすり眠れるようにする。
・変わっていく体形をサポートし、妊娠中に避けられない新たな構造的変化にスムースに慣れるようにする。
・移動する重心位置との確実なつながりを維持して、首や腰の痛みや損傷を減らす。

　妊娠中は特にゆっくりと始めていきますので、最初のマップには、4つのRのすべてを含んでいません。最良の結果を得るために、メルトのマップをリストから選び、少なくとも週に3回行いましょう。メルトは1日の終わりの、就寝する1時間前までに行うのがベストです。そして1カ月間のメンテナンス段階に入ってから、通常のメルトマップを試すことができます。

●妊娠第1期（初期）

〈第1週〉
　ソフトボールによる手、または足のトリートメント
　リバランスシークエンス

〈第2週〉
マップ1
　ソフトボールによる手足のトリートメント

マップ2
リバランスシークエンス
上半身のコンプレッションシークエンス
上半身のレングスシークエンス

マップ3
下半身のコンプレッションシークエンス
下半身のレングスシークエンス

〈第3週〉（妊娠第1期（初期）の終わりまで）
マップ1
ソフトボールによる足のトリートメント
下半身のコンプレッションシークエンス
腰のリリースシークエンス
リバランスシークエンス＋上半身のレングスシークエンス

マップ2
リバランスシークエンス＋上半身のレングスシークエンス
上半身のコンプレッションシークエンス
首のリリースシークエンス
ソフトボールによる手のトリートメント

●妊娠第2期（中期）

　上半身のコンプレッションシークエンスに含まれている肋骨のレングスの動きは、妊娠第2期（中期）では除いています。下半身レングスや腰のリリースシークエンスでは、安定性もあり高さも1/2の、メルトのハーフローラーを使うとよいでしょう。

KEYWORD

> マップ1

ソフトボールによる手のミニ（クイック）トリートメント
上半身コンプレッションシークエンス（肋骨のレングスアセス、再アセスは除外）
リバランスシークエンス＋上半身のレングスシークエンス
下半身のレングスシークエンス＋腰のリリースシークエンス
首のリリースシークエンス

> マップ2

ソフトボールによる足のトリートメント
下半身のコンプレッションシークエンス
下半身のレングスシークエンス＋腰のリリースシークエンス
リバランスシークエンス＋上半身のレングスシークエンス

> マップ3

リバランスシークエンスと上半身のレングスシークエンス
上半身のコンプレッションシークエンス（肋骨のレングスアセス、再アセスは除外）
首のリリースシークエンス
ソフトボールによる手のトリートメント

●妊娠第3期（後期）

赤ちゃんがお腹のスペースを大きく占有してきて、あなたの体重も増えてくる妊娠第3期ではこのシークエンスを試してください。下半身のレングスシークエンス＋腰のリリースシークエンスは行いません。

> マップ1

ソフトボールによる足、またはソフトボールによる手のミニ（クイック）トリートメント
下半身のコンプレッションシークエンス

リバランス＋上半身のレングスシークエンス（床に横たわり続けるのとは違い、危険なことではありませんが、もし妊娠第3期中、ローラーに横たわると不快な場合は、ローラーに乗る時間を制限します。）
　首のリリースシークエンス

マップ2
　ソフトボールによる手、またはソフトボールによる足のミニ（クイック）トリートメント
　上半身のコンプレッションシークエンス（肋骨のレングスアセス、再アセスは除外）
　首のリリースシークエンス

●産後のセルフケアプラン

　分娩後の数日～数週間はメルトの旅を始めるのに最良の時です。多くの女性は、メルトが妊娠と出産後の身体を、より早く回復するための助けとなることに気づきました。なぜならメルトはとてもやさしいものなので、日常的にメルトを加えることができるのです。メルトが産後の疼痛を取り除き、妊娠前の身体に早く戻す手助けとなることが分かるでしょう。

　もし、妊娠期間中にずっとメルトを行っていたのなら、制限なしに続けることができます。ソフトボールによる手足のトリートメントが、メルトを始めるのに最適です。身体の声に耳を傾け、床に横たわり、ローラーに戻る準備ができたときを把握しましょう。もしあなたがメルトを行うことが初めて、もしくは妊娠期間中にメルトを行っていなかった場合は、Part3の最初から始めてください。

　目標：
　・軟部組織損傷の治癒を助ける。
　・骨盤の安定性や位置の再調整と回復をサポートする。
　・臓器の配置や、消化と排泄過程を含む良好な機能を回復する。

KEYWORD

・自然な体重減少をサポートする。
・授乳や赤ちゃんを抱くことで繰り返される首と肩の緊張（負担・過労・ひずみ）を減らす。
・避けられない短時間睡眠の質を改善する。

Conclusion
終わりに

　読了おめでとうございます！　本書を読み始めてから、どれだけ変化があったのか確かめてみてください。メルトを学び始めた理由が何かに関わらず、痛みを取り除く・健康状態を改善する・美容・メンタル・もしくはパフォーマンス向上のために、自分の身体との新しい関係をスタートさせました。あなたはきっと既にメルトのすぐに分かる恩恵を経験的に気づいたのではないでしょうか？　痛みの軽減、よりよい睡眠、エネルギーの増加、格段の動きやすさ、精神的明晰さの向上、そしてより大きな幸福感。身体はあなたに必要なケアを与えてくれたことに感謝しています。

　本書を通して多くのことを、成し遂げました。メルトの用語やテクニックの数々も学びました。マップにもチャレンジしました。メルトのやり方を学び、少ない時間と努力でメルトを合わせることができます。10分間のメルトを週3回、またはそれ以上続けているだけで多くの変化が現れます。今すぐに効果を感じることができなくても、あなたはメルトが本当に効いているのか、メルトを正しく行っているのかどうか疑問に思う必要はありません。続けることであなたはその変化を見たり、感じることができるのです。

　身体に感じた結果を、メルトを試したことがない人達に伝えると、「こんなにシンプルな方法で成果が出るはずがない」と思われるかもしれません。その前に、自分が作り出す変化に、あなた自身が驚くかもしれません。やる気を起こすことは簡単で、変化はシステマティックに生じます。きっと人生の他の面でも、努力なしでポジティブな選択をすることが結果に結びつくという、新たな健康的な考えの習慣を根づかせることができるでしょう。自分に役立つことを見つけて行いましょう。

　私は身体と人生に著しい変化を作り出した人達を見ています。何度も何度も「人生が変わった」という言葉を耳にしています。このメルトという新しい方法でセルフケアを続け

ることにより、これらの成功談の仲間入りができるのです。あなたの身体と人生を変えることができます。

　もしメルトが既にあなたに役立ち、その体験を私に伝えたい場合は、info@meltmethod.com 宛に私へメールをしてください。ぜひ、メルトがあなたにどのような変化をもたらしたのかお聞きしたいと思っています。

　私はあなたがご自身をメルトでより快適になるように助ける方法を学ばれたことに感謝し、そして、あなたのサクセスストーリーが広がるのを楽しみにしています。それまで、健康と幸せ、ならびに潤いを維持して、そしてメルトを続けていきましょう！

MELT Method Research Study Details
メルトメソッドの調査研究の詳細

　最後に、「胸腰部の結合組織に対するメルトメソッドの効果」という研究の結果を紹介します。研究の目的は、メルトメソッドを使用した結果として、慢性腰痛を抱える被験者の、筋膜組織の厚さとその他の生体力学特性がどのように変化したのかを判定することでした。この調査研究はニュージャージー工科大学と、生体工学の大学院生で、筋膜研究学会の創始者であるトーマス・フィンドリー博士、ハンス・チャウンドリー博士の助言を受けたファリア・サンジャナ氏の主導による協力で実施されました。

【要旨】
　メルトメソッドを4週間行った参加者の調査において、著しい変化が判明しました。ひとつは痛みの減少や柔軟性が向上したこと。さらに結合組織に変化があり、それには結合組織が厚くなった部分の減少も含まれていました。メルトを行っていない管理されたグループ（対照群）では著しい変化は見られませんでした。
　※結合組織が厚くなった部分は、本文では「ストレスのつまりがある部分」として紹介している部分。

【対象】
　被験者は非特異性の慢性腰痛を抱える25～65歳の男女44名。
　　治療グループ　　　　　　　　：22名
　　（メルトを行わない）対象群　：22名

　被験者にはBMI値が30未満、うつ病や不安障害、脊椎へのステロイド注射、特に激し

い腰部損傷や外科手術の経験がない者が参加しました。

【方法】
　試験の方法は、超音波検査機、オスウェストリーの腰痛スケール、前屈テストを含め、ミオトンPROという携帯型デジタル指診（触診）デバイス（装置）で測定しました。

　・超音波検査：先行研究では腰部の結合組織の厚さを、ヘレン・ランジュバン博士によって開発されたパラメーター解析検査を用いて測定した。
　・ミオトンPRO：コリ、弾力性、緊張、応力緩和時間（圧力が加えられたときの回復時間）を含む、生体力学特性を測定するのに用いた。

【手段】
　調査は4週間にわたって行いました。被験者は最初に測定用の検査施設に訪れて、2群に分かれて初期検査と直後の再検査を行いました。

　初期検査内容：超音波検査、ミオトンPRO、ヒップ（股関節）ヒンジ（蝶番）ポジションによる柔軟性テスト、そしてペイン（痛み）スケール
　治療グループ：メルトのセルフケアビデオを見ながら30分間メルトを行い、再検査をする前に5分間休む
　対照群：同期間に読書、またはリラックスしていた
　直後の再検査内容：超音波検査、ミオトンPRO、ヒップ（股関節）ヒンジ（蝶番）ポジションによる柔軟性テスト、そしてペイン（痛み）スケール

　この後、治療グループはメルトのセルフケアの手順を4週間行い、対照群はいつもの習慣で過ごしてもらいました。4週間後、研究の終わりに検査を行って測定をしました。
　最終検査：4週間後に初期検査を繰り返した。ただし、治療のグループは最終検査日にはメルトを行いませんでした。

【調査結果】

　メルトを4週間行った参加者達に注目すべき結果が出たことを、大きな喜びと共にお伝えできて本当に興奮しています！　あなたも本書を通して、研究で用いた腰痛のセルフケアプランを試すことができます。

〈治療グループ〉

著しい痛みの減少			
直後の再検査	− 43%	最終検査	− 31%
著しい柔軟性の増大			
直後の再検査	+ 9%	最終検査	+ 24%
筋膜層の厚さ、皮下と筋膜層が合わさった部分の厚さ			
直後の再検査	− 26%	最終検査	− 34%
脊椎の左側筋肉組織の低い部位（12番目の肋骨以下）におけるストレスが減ってリラックスしている時間の大幅な増加			
直後の再検査	+ 8%	最終検査	+ 7%
脊椎の筋肉組織のコリは減少傾向を示した。			

〈対照群〉

　管理されたグループ（対照群）は痛み、柔軟性、筋膜層の厚さ、ストレスが減ってリラックスしている、またはコリに顕著な変化は見られませんでした。

　以下はメルトを行った治療グループの被験者の1人のコメントです。
　私は20年以上にわたり、背中の痛みに悩まされ続けてきました。背中の痛みの緩和のためにあらゆる手段を講じることに疲れ果てていました。背中の手術を考えていた去年のある日、私はメルトの調査研究の対象になりました。それからすべてが変わったのです。毎日たった15分、手、足、背中のセラピーだけで、私の新しい日々には背中の全く消え去りました。これこそが真の祝福といえましょう!!!!

ブラッド O. より

Recommended Reading
参考文献

〈本と雑誌〉

・Banes, A. J., M. E. Wall, J. Garvin, and J. Archambault. "Cytomechanics: Signaling to Mechanical Load in Connective Tissue Cells and Role in Tissue Engineering." In Functional Tissue Engineering, edited by F. Guilak, D. L. Butler, S. A. Goldstein, and D. J. Mooney, 318–334. New York: Springer-Verlag, 2003.

・Biel, Andrew. Trail Guide to the Body: How to Locate Muscles, Bones, and More. 3rd ed. Boulder,CO: Books of Discovery, 2005.

・Chaitow, Leon. Soft Tissue Manipulation: A Practitioner's Guide to the Diagnosis and Treatment of Soft Tissue Dysfunction and Reflex Activity. Rochester, VT: Healing Arts Press, 1988.

・Chaitow, L., D. Bradley, and C. Gilbert. Multidisciplinary Approaches to Breathing Pattern Disorders.New York: Churchill Livingstone, 2002.

・Findley, T., and R. Schleip. Fascia Research: Basic Science and Implications for Conventional and Complementary Health Care. Munich: Elsevier, 2007.

・Franklin, Eric. Dynamic Alignment Through Imagery. Champaign, IL: Human Kinetics, 2012.

・Greenman, Philip E. Principles of Manual Medicine. 2nd ed. Baltimore, MD: Lippincott, Williams & Wilkins, 1996.

・Kapandji, I. A. The Physiology of the Joints. New York: Churchill Livingstone, 1971.

・Kendall, F. P., E. K. McCreary, and P. G. Provance. Muscles: Testing and Function. 4th ed. Baltimore, MD: Lippincott, Williams & Wilkins, 1993.

・Lindsay, Mark. Fascia: Clinical Applications for Health and Human Performance. Independence, KY: Delmar Cengage Learning, 2008.

・Madore, A., and J. R. Kahn. "Therapeutic Massage in Integrative Pain Management." In Integrative Pain Medicine: The Science and Practice of Complementary and Alternative Medicine in Pain Management, edited by J. Audette and A. Bailey, 353-378. New York: Humana Press, 2008.

・Myers, Thomas W. Anatomy Trains: Myofascial Meridians for Manual and Movement Therapists. Edinburgh: Elsevier, 2001, 2009.

・Upledger, John E. Craniosacral Therapy: Touchstone for Natural Healing. Seattle: Eastland Press, 1999.

・Weintraub, William. Tendon and Ligament Healing: A New Approach Through Manual Therapy. Berkeley, CA: North Atlantic Books, 1999.

・Yoo, H., D. R. Baker, C. M. Pirie, B. Hovakeemian, and G. H. Pollack. "Characteristics of Water Adjacent to Hydrophilic Interfaces." In Water: The Forgotten Biological Molecule, edited by D. LeBihan and H. Fukuyama, 123-136. Singapore: Pan Stanford, 2011.

〈論文と要約〉

・Aukland, K., and R. K. Reed. "Interstitial-Lymphatic Mechanisms in the Control of Extracellular Fluid Volume." Physiological Reviews 73, no. 1 (1993): 1-78.

・Banes, A., A. J. Banes, J. Qi, J. Dmochowski, D. Bynum, M. Schramme, and M. Patterson. "Tenomodulin Is Down-Regulated in Wounded and Strained Bioartificial Equine Tendons In Vitro." Paper presented at the 57th Annual Meeting of the Orthopaedic Research Society, Long Beach, CA, January 2011.

・Borgini, E., A. Stecco, J. A. Day, and C. Stecco. "How Much Time Is Required to Modify a Fascial Fibrosis?" Journal of Bodywork and Movement Therapies 14, no. 4 (2010): 318-325.

・Bouffard, N. A., K. R. Cutroneo, G. J. Badger, S. L. White, T. R. Buttolph, H. P. Ehrlich, D. Stevens- Tuttle, and H. M. Langevin. "Tissue Stretch Decreases Soluble TGF-Beta1 and Type-1 Procollagen in Mouse Subcutaneous Connective Tissue: Evidence from Ex Vivo and In Vivo Models." Journal of Cellular Physiology 214, no. 2 (2008): 389-395.

・Bove, G. M. "Focal Nerve Inflammation Induces Neuronal Signs Consistent with

Symptoms of Early Complex Regional Pain Syndromes." Experimental Neurology 219, no. 1 (2009): 223–227.

· Bove, G. M., W. Weissner, and M. F. Barbe. "Long Lasting Recruitment of Immune Cells and Altered Epi-Perineurial Thickness in Focal Nerve Inflammation Induced by Complete Freund's Adjuvant." Journal of Neuroimmunology 213 (2009): 26–30.

· Chaitow, L. "Chronic Pelvic Pain: Pelvic Floor Problems, Sacroiliac Dysfunction and the Trigger Point Connection." Journal of Bodywork and Movement Therapies 11 (2007): 327–339.

· Chaudhry, H., Z. Ji, N. Shenoy, and T. Findley. "Viscoelastic Stresses on Anisotropic Annulus Fibrosus of Lumbar Disk under Compression, Rotation, and Flexion in Manual Treatment." Journal of Bodywork and Movement Therapies 13, no. 2 (2009): 182–191.

· Day, J. A., C. Stecco, and A. Stecco. "Application of Fascial Manipulation Technique in Chronic Shoulder Pain — Anatomical Basis and Clinical Implications." Journal of Bodywork and Movement Therapies 13, no. 2 (2009): 128–135.

· Dilley, A., and G. M. Bove. "Resolution of Inflammation Induced Axonal Mechanical Sensitivity and Conduction Slowing in C-Fiber Nociceptors." Journal of Pain 9, no. 2 (2008): 185–192.

· Falla, D., G. Jull, T. Russell, B. Vicenzino, and P. Hodges. "Effect of Neck Exercise on Sitting Posture in Patients with Chronic Neck Pain." Physical Therapy 87, no. 4 (2007): 408–417.

· Ferreira, M. L., P. H. Ferreira, and P. W. Hodges. "Changes in Postural Activity of the Trunk Muscles Following Spinal Manipulative Therapy." Manual Therapy 12, no. 3 (2007): 240–248.

· Gabbiani, G. "Evolution and Clinical Implications of the Myofibroblast Concept." Cardiovascular Research 38, no. 3 (1998): 545–548.

· Holm, S., A. Indahl, and M. Solomonow. "Sensorimotor Control of the Spine." Journal of
· Electromyography and Kinesiology 12, no. 3 (2002): 219–234.

· James, H., L. Castaneda, M. E. Miller, and T. Findley. "Rolfing Structural Integration

Treatment of Cervical Spine Dysfunction." Journal of Bodywork and Movement Therapies 13, no. 3 (2009): 229–238.

・Langevin, H. M. "Connective Tissue: A Body-Wide Signaling Network?" Medical Hypotheses 66, no. 6 (2006): 1074–1077.

・Langevin, H. M., C. J. Cornbrooks, and D. J. Taatjes. "Fibroblasts Form a Body-Wide Cellular Network." Histochemistry and Cell Biology 122, no. 1 (2004): 7–15.

・Langevin, H. M., J. R. Fox, C. Koptiuch, G. J. Badger, A. C. Greenan-Naumann, N. A. Bouffard, et al. "Reduced Thoracolumbar Fascia Shear Strain in Human Chronic Low Back Pain." BMC Musculoskeletal Disorders 12 (2011): 203.

・Lee, D. G., L. J. Lee, and L. McLaughlin. "Stability, Continence, and Breathing: The Role of Fascia Following Pregnancy and Delivery." Journal of Bodywork and Movement Therapies 12, no. 4 (2008): 333–348.

・Lee, D. G., and A. Vleeming. "Impaired Load Transfer Through the Pelvic Girdle — A New Model of Altered Neutral Zone Function." Paper presented at the 3rd Interdisciplinary World Congress on Low Back and Pelvic Pain, Vienna, Austria, 1998.

・Leusen, I. "Regulation of Cerebrospinal Fluid Composition with Reference to Breathing." Physiology Review 52 (1972): 1–56.

・Liebsch, D. "Fascia Is Able to Actively Contract and Thereby to Influence Musculoskeletal Mechanics."

・Paper presented at the 5th World Congress of Biomechanics, Munich, Germany, July–August 2006.

・O'Rourke, C., I. Klyuzhin, J. S. Park, and G. H. Pollack. "Unexpected Water Flow Through Nafion- Tube Punctures." Physical Review E: Statistical, Nonlinear, and Soft Matter Physics 83, no. 5 (2011).

・Pollack, G. H. "Water, Energy and Life: Fresh Views from the Water's Edge." International Journal of Design & Nature and Ecodynamics 5, no. 1 (2010): 27–29.

・Qi, J., L. Chi, D. Bynum, and A. J. Banes. "Gap Junctions in IL-1beta-Mediated Cell Survival Response to Strain." Journal of Applied Physiology 110, no. 5 (2011): 1425–1431.

- Reed, R. K., A. Lidén, and K. Rubin. "Edema and Fluid Dynamics in Connective Tissue Remodelling." Journal of Molecular and Cellular Cardiology 48, no. 3 (2010): 518–523.
- Schleip, R. "Fascial Plasticity — A New Neurobiological Explanation: Part 1." Journal of Bodywork and Movement Therapies 7, no. 1 (2003): 11–19. "Fascial Plasticity — A New Neurobiological Explanation: Part 2." Journal of Bodywork and Movement Therapies 7, no. 2 (2003): 104–116.
- Schleip, R., W. Klingler, and F. Lehmann-Horn. "Active Fascial Contractility: Fascia May Be Able to Contract in a Smooth Muscle-Like Manner and Thereby Influence Musculoskeletal Dynamics."
- Medical Hypotheses 65, no. 2 (2005): 273–277. Schleip, R., I. L. Naylor, D. Ursu, W. Melzer, A. Zorn, H. J. Wilke, F. Lehmann-Horn, and W. Klingler. "Passive Muscle Stiffness May Be Influenced by Active Contractility of Intramuscular Connective Tissue." Medical Hypotheses 66, no. 1 (2006): 66–71.
- Shah, J. P., J. V. Danoff, M. J. Desai, S. Parikh, Y. Nakamura, T. M. Phillips, and L. H. Gerber. "Biochemicals Associated with Pain and Inflammation Are Elevated in Sites Near to and Remote from Active Myofascial Trigger Points." Archives of Physical Medicine and Rehabilitation 89, no. 1 (2008): 16–23.
- Sikdar, S., R. Ortiz, T. Gebreab, L. H. Gerber, and J. P. Shah. "Understanding the Vascular Environment of Myofascial Trigger Points Using Ultrasonic Imaging and Computational Modeling." Paper presented at the 32nd Annual International Conference of the Institute of Electrical and Electronics Engineers, Engineering in Medicine and Biology Society, Buenos Aires, Argentina, August–September 2010.
- Sikdar, S., J. P. Shah, E. Gilliams, T. Gebreab, and L. H. Gerber. "Assessment of Myofascial Trigger Points (Mtrps): A New Application of Ultrasound Imaging and Vibration Sonoelastography." Paper presented at the 32nd Annual International Conference of the Institute of Electrical and Electronics Engineers, Engineering in Medicine and Biology Society, Vancouver, Canada, August 2008.
- Stecco, A., V. Macchi, C. Stecco, A. Porzionato, J. Ann Day, V. Delmas, and R. De Caro.

"Anatomical Study of Myofascial Continuity in the Anterior Region of the Upper Limb." Journal of Bodywork and Movement Therapies 13, no. 1 (2009): 53-62.

・Stecco, A., A. Meneghini, R. Stern, C. Stecco, and M. Imamura. "Ultrasonography in Myofascial Neck Pain: Randomized Clinical Trial for Diagnosis and Follow-up." Surgical and Radiologic Anatomy 36 (2014): 243-53.

・Stecco, C., P. Pavan, P. Pachera, R. De Caro, and A. Natali. "Investigation of the Mechanical Properties of the Human Crural Fascia and Their Possible Clinical Implications." Surgical and Radiologic Anatomy 36 (2014): 25-32.

・Stecco, C., V. Macchi, A. Porzionato, A. Morra, A. Parenti, A. Stecco, V. Delmas, and R. De Caro. "The Ankle Retinacula: Morphological Evidence of the Proprioceptive Role of the Fascial System." Cells, Tissues, Organs 192, no. 3 (2010): 200-201.

・van der Wal, J. "The Architecture of the Connective Tissue in the Musculoskeletal System: An Often Overlooked Functional Parameter as to Proprioception in the Locomotor Apparatus." International Journal of Therapeutic and Massage Bodywork 2 (2009): 9-23.

〈DVD〉

・Guimberteau, Jean-Claude, MD. Strolling Under the Skin (Promenade sous la peau): Images of Living Matter Architectures DVD. Directed by Jean-Claude Guimberteau. Amsterdam: Elsevier, 2004.

・Hedley, Gil. Integral Anatomy Series. DVD series. Beverly Hills, FL: Integral Anatomy Productions, n.d.

〈ウェブページ〉

・Anatomy Trains, Thomas Myers, www.anatomytrains.com
・Fascia Research, Robert Schleip, www.fasciaresearch.com
・J. C. Guimberteau, www.guimberteau-jc-md.com/en
・Integral Anatomy, Gil Hedley, www.integralanatomy.com
・Diane Lee, http://www.dianelee.ca/

• Other research papers, abstracts, and posters regarding fascial contractility, responsiveness, hydration, and other compelling concepts and studies can be found at www.fasciaresearch.com and www.fasciacongress.org.

[ソフトボールによる足のトリートメント・ポイント拡大図]

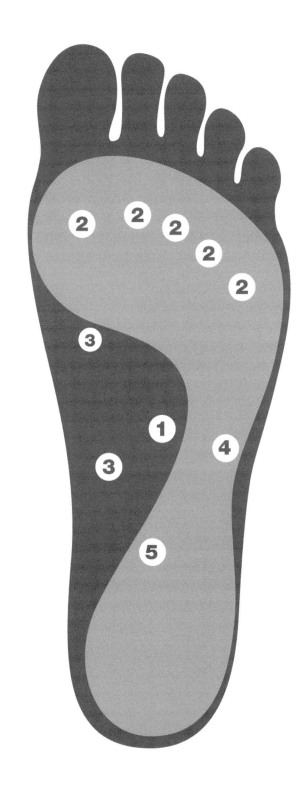

［ソフトボールによる手のトリートメント・ポイント拡大図］

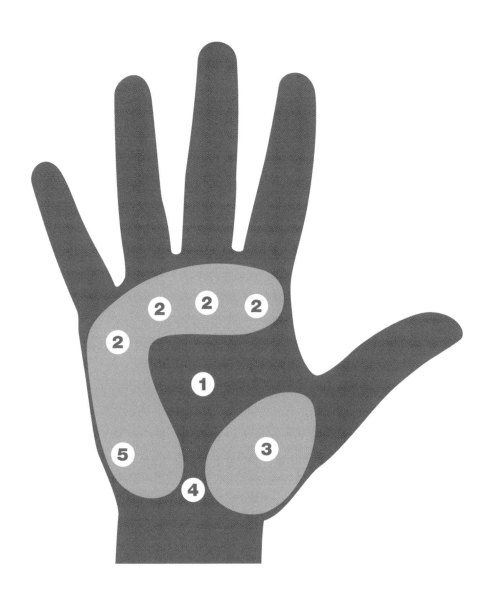

Acknowledgements
謝辞

　本書を私のメンター、クライアントや生徒のみなさんに捧げたいと思います、つまり私の先生であり、私を「先生」にしてくださった方々です。私はこの歩みを1人で進めたのではありません。多くの方々のたゆまぬ信念、信頼、助言、そして教えに感謝いたします。

　メルトすべてにおける私の執筆パートナーで、共同制作者である、デビー・カーチ氏に感謝しています。本書のアイデアやテクニックの多くは、10年以上前に開発しましたが、最も難しい仕事は、コンセプトを簡略化して、言葉を洗練することでした。6年前に質疑応答パンフレットを書き上げる小さなプロジェクトに着手したのが始まりで、本書の本格的な共同制作へと発展しました。デビーの高い技術や、トレーニングと開発関連のバックグラウンドがあったからこそ、このメソッドをあらゆる人達に届けることができました。デビーの助けにより、人間科学のバックグラウンドのない一般の方々にも、理解しやすい本になっています。長年に渡る彼女の献身的な仕事と友情により、本書をあらゆる方に利用していただけるようになりました。

　また日進月歩で発展し、大きくなっている筋膜の研究グループの方々にサポートしていただいたことにも、非常に感謝しています。この国際的なグループには、私の偉大な協力者達を含む、先駆者的な"ロルファーから研究者に転身した"人達がいます。

　私は研究者や臨床医ではありませんが、筋膜や進歩的な人間科学界の中心的な人々が私を迎え入れ、私の仕事に情報や課題を与え、指導をしてくれました。トーマス・フィンド

リー医学博士、ギル・ヘドリー博士、トム・マイヤース氏、ロバート・シュレイプ博士、ジーン・ギンバトゥー医学博士、ジャン・ピエール・バラル医学博士、そしてダイアン・リー氏に深く感謝いたします。彼らが発見した事実を、学習できたことを大変光栄に思います。私に対するやさしさと、私の仕事に対する数々のアドバイスをいただいたご恩は言葉に言い尽くせぬほどです。

研究グループは、世界中から筋膜の科学者や臨床医を集め、ヒトの筋膜について最新かつ最良な研究調査を共有する、トーマス・フィンドリー先生の洞察力と先見の明と意欲的な活動によって大きく飛躍しました。慢性腰痛に対するMELT研究への彼の貢献はとても貴重でした。

人体の探検家のギル・ヘドリー先生に特に感謝しております。先生の聞く力や教える技術がなかったら、今の私がどうなっていたのか分かりません。先生が私達を表面下でつなげるものを追究しながら、ご自身の道を切り開くのを目の当たりにすることで、私は私自身の疑問「どうしたら活動的で健康で痛みのない生活を送ることができるのか」に対する答えを探すためのインスピレーションを得ています。シンプルなモデルが最もうまく機能することも教えていただきました。私が教わった先生の信念は、私と私の仕事を大いに前進させることになりました。先生に対する感謝の気持ちと私達の友情の大きさは計り知れません。

カーラ氏とアントニオ・ステッコ氏、ヘレン・ランジュバン氏、キャンデス・パース氏、ジェームス・オシュマン氏、そしてジェラルド・ポラック氏を含む多くの研究者と科学者の方々に、彼らの人生をささげて従来の研究の枠を広げてくれたことに対して、感謝いたします。先生方の著書や研究論文、雑誌の記事などを通して、私は学びを高め、さらにこの十数年以上の間に私が観察してきたことを科学的に確かめる、明白な証拠を与えてくださいました。

私の手技療法、ならびにボディワークを共有してくれた方々にも感謝したいです。みな

さんを深く愛し尊敬しています。みなさんの私に対する信頼と信念は、メルトの強固な土台を作り上げる一部となっています。みなさんは、毎日私に学びと刺激を与えてくれます。

柔軟な広い心で私のワークを学び、訓練に時間を費やしてくれた何百名ものメルトのインストラクター達に感謝しています。あなた方全員は私を幸せにしてくれ、そして何万もの人々の助けとなりました。あなた方のこのメソッドに対するサポートと愛に、誇りと感謝の思いで一杯です。

マンハッタンのJCCのスタッフとメンバーのみなさんにも感謝しています。メルトメソッドはこの場所から始まりました。2004年、メルトをグループ形式で教えるアイデアを思いついたとき、ほとんどのフィットネスクラブは、受け入れてくれませんでした。しかし、ヘルス＆ウエルネスのシニア・ディレクターのキャロライン・コーレス氏は快諾してくれたのです。この出来事と、彼女の継続的なサポートに、生涯感謝いたします。今日、この施設はニューヨークにおけるメルトの重要拠点であり、毎日メルトのクラスが開催されています。

IDEAインターナショナルによる支援の継続、そして特にプログラム・ディレクターのエイプリル・ペイシェル氏が、この革新的なセルフケア技術をヘルス＆フィットネス界に導入するための舞台を用意してくださったことに感謝しています。

本書にとって第2の「賢明な目」となり、なにものにも代えがたい貴重な人材となっているサラ・ベセル氏に深く感謝しています。デビーと私はあなたが言葉を的確に操るだけでなく、メルトのインストラクターを務めるという完璧な役割を果たしてくれていることをありがたく思っています。毎週メルトを教えながらも、本書の発展の助けとなるように、ウェブサイトの運営、顧客やインストラクターとの連絡業務までしてくださっています。ありがとうございました！

私のチームのメンバー、ジーン・クラーク氏、ケリー・カム氏、アマンダ・サイゼック氏、ミシェル・ディドナート氏、そしてクリスティン・サンドバーグ氏に対して、メルトの世界の創設に尽力してくれたことにお礼を言います。あなた達のビジネスの才能とサポートは、より多くの人々にメルトを届けることに集中させてくれました。

イレイン・ド・ビューポート氏とオーラ・ソフィア・ディアス氏が時間を割き、メルトがどのように神経系の制御に影響を与えるかについて話してくださったことに感謝します。

あなた方が、「心配するのをやめて、本を書きなさい」とアドバイスしてくださったことを、デビーと私は今でも覚えています。あなた方のお陰で私は安心して本にまとめることができました。

もしHarperOneの上席副社長で出版者のマーク・タウバー氏、編集長のナンシー・ハンコック氏、共同編集者のエルサ・ディクソン氏、そしてDSM Literary Agency, Inc.の社長、ドリス S. マイケルズ氏、元常任著作権代理人のデリア・ベリガン・ファキス氏、さらにKrupp Kommunicationsのオーナー、ヘイディ・クルップ・オステン氏がいらっしゃらなかったら、この本は存在していませんでした。監訳者の中村格子氏、翻訳の協力を頂いた川島一恵氏、石井和洋氏、さらにMELTインストラクターである金田五十鈴氏をはじめとする、日本語版翻訳出版を推進したチーム全体に感謝します。「メルトは人々のセルフケア方法を変えて、痛みのない生活を送ることができるようになる」という私のビジョンを共有してくださり、ありがとうございました。

私の身体と心をケアしたり、ケガの治りやクレイジーな出張旅行からの回復を助けたり、本書の執筆中に、トレーニングやクラスを教え、さらに個人セッションを行うためのエネルギーを維持し、しっかりグラウンディングすることを可能にしてくださった多くの施術者（療法士・開業医）に感謝いたします。バーバラ・チャン氏、テリー・ウィリアムス氏、アレック・ハイナート氏、デビー・パーソンズ氏、ジェニス・パリス氏、ジェーミ

ー・コンプトン氏、ジョン・ガーネセリ氏、そしてジェームス・リンデンバーグ氏には感謝しています。あなた方は今も、自身の両手、鍼、知識、そしてステキなスキルで、私にさまざまなことを教えてくださっています。

私の個人セッションが評判となり、メルトが発展した場所となった治療院を構えることを可能にしてくれたフィル・ウィドランスキー氏に感謝いたします。私を家族の一員にしてくれてありがとう。私はあなたの寛大さに対する恩を一生忘れませんし、私の治療院の扉はいつもあなたのために開いています。

私の生涯の友であるブライアン・レイトン氏とダーレン・リジテン氏は、いつも身近にいて、適切な助言してくれるので、私は「物事を難しい方法で学習」しなくてすんでいます。彼らがいなかったら私は今ここにいないでしょう。私のビジネスと私生活は、彼らの途切れない指導と愛がなければ、成り立っていなかったでしょう。彼らの無条件のサポートが私をしっかりと支えてくれて、私が歩む人生の道が正しいことを思い出させてくれるのです。

いつも私の仕事への情熱や探求心を無条件に応援してくれる母、夫、家族、そして友人達に心から感謝しています。あなた方の信頼と愛のおかげで、私は自分を磨くことができています。

INDEX

3Dプレス …… 94, 97, 99, 176, 257
3Dプレスブレイクダウン …… 93, 97, 99, 175, 257
4つのR …… 54, 74, 76, 149, 250
EZゾーン …… 48, 251

【あ】

アキレス腱損傷（セルフケアプラン）…… 279
握力のアセス …… 153, 185, 263, 265
握力の再アセス …… 155, 190, 263, 265
足底筋膜炎 …… 144
足の骨折（セルフケアプラン）…… 279
アライメント …… 63, 68, 70, 128, 135, 214
エーラス・ダンロス症候群（セルフケアプラン）…… 287
オートパイロット
　…… 44, 51, 52, 55, 56, 58, 60, 64, 69, 74, 76, 80, 82, 87, 96, 98, 122, 134, 146, 162, 164, 191, 233, 251, 253, 266, 269
オートパイロットアセス …… 59, 179, 262
オートパイロット再アセス …… 183, 262
オートパイロットの非効率 …… 44, 60
お尻からかかとまでのプレス …… 126, 210, 261
オステオパシー …… 52

【か】

回復調整器 …… 38, 40, 45, 74, 113, 252
肩の緊張（セルフケアプラン）…… 296
下半身の痛みのセルフケアプラン …… 279
下半身のコンプレッションシークエンス …… 193, 259
下半身のレングスシークエンス＋腰のリリースシークエンス …… 261
下半身のレングスシークエンス …… 205
がん（セルフケアプラン）…… 283
関節炎 …… 33, 143, 144
間接的なシアー（解説）…… 118
関節損傷 …… 32, 135
関節リウマチ（セルフケアプラン）…… 151, 287
ギル・ヘドリー …… ix, 106, 350, 351
筋膜研究学会 …… 344

首の減圧 …… 140, 239, 260
首の慢性痛のセルフケアプラン …… 272
首のリリースシークエンス …… 137, 236, 260
首を回すアセス …… 138, 237, 260
首を回す再アセス …… 141, 240, 260
グライド …… 108, 115
グライド（足のトリートメント）…… 158, 181, 262, 264
グライド（手のトリートメント）…… 153, 187, 263, 265
クラニオセイクラル …… xv, 52
結合組織の脱水
　…… 11, 13, 24, 25, 26, 31, 32, 33, 37, 42, 44, 48, 51, 74, 103, 109, 111, 214, 267
結合組織の伸展性 …… 110, 128
減圧テクニック …… 133, 134, 136
腱炎（セルフケアプラン）…… 277, 279
肩関節唇損傷（セルフケア）…… 277
肩甲骨のグライドとシアー …… 220, 257, 258
肩甲骨のリーチ …… 227, 257
腰の減圧 …… 246, 261
腰の慢性痛のセルフケアプラン …… 274
腰のリリースシークエンス …… 241, 261
骨盤のタック＆ティルト（骨盤調整）…… 92, 173, 257
骨盤のタック＆ティルト（骨盤調整）アドバンス …… 244, 261
骨盤、またはお尻の痛みのセルフケアプラン …… 281
コラーゲン …… 21, 23, 109, 128, 213, 251
コンプレッションテクニック …… 115, 116, 123, 124, 129

【さ】

細胞の再生 …… 42, 43
鎖骨や腕の骨折（セルフケアプラン）…… 277
産後のセルフケアプラン …… 295
シアー …… 108, 118, 139
シアー（手のトリートメント）…… 154, 188, 263, 265
シアー（足のトリートメント）…… 158, 181, 262, 264
子宮摘出（セルフケアプラン）…… 281
ジストニア（セルフケアプラン）…… 283
失禁（セルフケアプラン）…… 281
脂肪腫（セルフケアプラン）…… 287

ジャン・ピエール・バラル …… 52, 351
重心にリコネクトする …… 77
手根管症候群（セルフケアプラン）…… 277
ジュディス・ディレーニー …… 52
消化管調整器 …… 38, 39, 40, 45
消化不良 …… 7, 49, 147, 167
上背部のグライドとシアー …… 219, 258
上背部のリンス …… 221, 258
上半身のコンプレッションシークエンス …… 215, 258
上半身のレングスシークエンス …… 224
上腕二頭筋腱の炎症（セルフケアプラン）…… 277
ジョン・アプレジャー …… 52
神経伝達物質 …… 39
心臓の手術（セルフケアプラン）…… 277
水和作用 …… 121, 148
頭蓋底のシアー …… 137, 139, 236, 238, 260
頭痛（セルフケアプラン）…… 272
ストレス調整器 …… 38, 40, 45, 100, 113
スペース …… 65, 68, 108, 122, 132, 134, 163, 192, 231
脊椎脊髄疾患や障害（セルフケア）…… 283, 290
背中の痙攣（セルフケアプラン）…… 86, 272, 274
セルフケアをカバーするメルト …… 266
セルライト …… 49, 111, 213, 214
線維筋痛（セルフケアプラン）…… 287
浅筋膜 …… 19
前十字靭帯損傷（セルフケアプラン）…… 279
仙腸関節機能不全（セルフケアプラン）…… 281
仙腸関節のシアー …… 207, 243, 261
ソフトボールによる手のトリートメント …… 151, 184, 263, 265
ソフトボールによる足のトリートメント
　…… 156, 178, 262, 264

【た】

代謝性疾患（セルフケアプラン）…… 287

多発性硬化症（セルフケアプラン）…… 283
治癒の推移（ヒーリングトランジション）…… 269, 270, 284, 286, 287, 289
張力エネルギー …… 121, 122
椎間板切除（セルフケアプラン）…… 272, 274
椎弓切除（セルフケアプラン）…… 272, 274
脊椎骨折（セルフケアプラン）…… 272, 274
手首のアセス …… 185, 263
手首の再アセス …… 190, 263
テニス肘（セルフケアプラン）…… 277
デュピュイトラン拘縮（セルフケア）…… 287
テンセグリティー構造 …… 26, 30, 128
糖尿病（セルフケアプラン）…… 287
ドームとアーチ …… 82, 83
突然の慢性痛 …… 9
トム・フィンドリー …… 22, 344
トム・マイヤーズ …… 22, 148

【な】

ニューロマスキュラーテクニック …… xiv
妊娠中のセルフケアプラン …… 292

【は】

パーキンソン病（セルフケアプラン）…… v, 283
肺や心臓の手術（セルフケアプラン）…… 277
尾骨骨折（セルフケアプラン）…… 281
膝の痛み（セルフケアプラン）…… 102, 127, 133
膝のベントプレス …… 209, 261
ふくらはぎのグライド …… 114
ふくらはぎのグライドとシアー …… 197, 259
ふくらはぎのシアー …… 117
ふくらはぎのリンス …… 120, 202, 259
二日酔い …… 96, 97, 98
太ももの後面のシアー …… 195, 259
太ももの内側のグライドとシアー …… 199, 259
太ももの内側と後面のリンス …… 203, 259
フリクション(解説) …… 148, 150

フリクション（手のトリートメント）…… 155, 189, 263, 265
フリクション（足のトリートメント）…… 159, 182, 262, 264
ブルーノ・チクリー …… 52
分離運動 …… 84
ヘルニア（セルフケアプラン）…… 272, 274
ベル麻痺（セルフケアプラン）…… 283
ヘレン・ランジュバン …… 345, 351
変形性関節症（セルフケアプラン）…… 277, 279
片頭痛（セルフケアプラン）…… 272
ポジションポイントプレッシング（手）…… 187, 263
ポジションポイントプレッシング（足）…… 157, 180, 262, 264
ボディスキャンアセス …… 59, 157, 179, 262, 264
ボディスキャン再アセス …… 160, 183, 262, 264
ボディスキャンファイナルアセス …… 183, 262, 264
ボディセンス
…… 29, 44, 49, 51, 56, 58, 60, 65, 81, 105, 112, 128, 148, 164, 233, 268

【ま】

マルファン症候群（セルフケアプラン）…… 287
慢性疲労（セルフケアプラン）…… 287
むち打ち（セルフケアプラン）…… 272
メルトの補完ケア …… 270
メルトマップ …… 250
免疫異常 …… 283

【や】

やさしい揺らぎ …… 79, 91, 171, 226, 257
指のプレス …… 186, 263
指のリンス …… 154, 189, 263, 265

【ら】

リコネクト
…… 51, 54, 56, 70, 75, 77, 149, 164, 233, 252
理想的なアライメント …… 69
リハイドレート
…… 51, 54, 101, 112, 149, 193, 205, 212, 215, 224, 231, 233, 253
リバランス
…… 51, 54, 80, 96, 149, 169, 233, 252
リバランスシークエンス＋上半身のレングスシークエンス …… 257
リバランスシークエンス
…… 89, 169
リフレクシブコア
…… 80, 81, 82, 83, 84, 85, 86, 99, 147
両腕のリーチ …… 228, 257
リリース …… 51, 54, 131, 149, 233, 236, 241, 253
リンス …… 107, 121
リンス（手のトリートメント）…… 188, 263
リンス（足のトリートメント）…… 159, 182, 202, 264
リンパドレナージ療法 …… 52
リンパ浮腫（セルフケアプラン）…… 284
レオン・チャイトー …… 前書き3, 52
レストアセス
…… 57, 65, 66, 69, 73, 90, 170, 194, 206, 216, 225, 242, 257, 258, 259, 261
レスト再アセス
…… 95, 177, 204, 211, 223, 230, 247, 257, 258, 259, 261
レングステクニック …… 112, 129, 130
肋骨のレングスアセス …… 217, 258
肋骨のレングス再アセス …… 222, 258
ロルフィング …… 19, 22, 52, 105

【著者】
Sue Hitzmann（MS, CST, NMT）

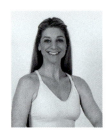

ニューヨーク在住。人々が慢性的な痛みから脱出するのを助ける画期的なセルフケア、MELT メソッドの創始者。マニュアルセラピスト、運動生理学者、筋膜研究学会の創立メンバーであり、全米で認められる指導者として活躍している。アメリカの人気テレビ番組、「Dr. Oz Show」「The Rachael Ray Show」「Live! with Regis and Kelly」にも出演。

【監訳者】
中村 格子（なかむら　かくこ）

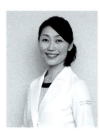

整形外科医、医学博士、スポーツドクター。横浜市立大学客員教授。日本代表チームドクターとして海外遠征に帯同するなど、トップアスリートの指導・治療にあたるかたわら、「健康であることは美しい」をモットーに行われる、わかりやすいエクササイズ指導が人気。テレビ、雑誌で幅広く活躍。『DVD 付き 実はスゴイ！ 大人のラジオ体操』(講談社)、『ドクター格子の食べてもやせる魔法の 10 秒エクササイズ』(宝島社) など、著者多数。

翻訳協力	川島一恵
	石井和洋
編集協力	桜井千穂
カバー・本文デザイン	根本綾子
カバー写真	WhiteJack ／ Shutterstock.com

メルトソフトローラー・メルトハンド＆フットケアボールセットは
「医道の日本 Net Shopping」で購入できます。

http://www.ido-netshopping.com/

筋膜クレンジングテクニック
メルトメソッド

2017 年 3 月 30 日　初版第 1 刷発行

著者	Sue Hitzmann
監訳者	中村 格子
発行者	戸部慎一郎
発行所	株式会社医道の日本社
	〒 237-0068　神奈川県横須賀市追浜本町 1-105
TEL	046-865-2161
FAX	046-865-2707

©IDO-NO-NIPPON-SHA,Inc.,2017
印刷・製本　シナノ出版印刷株式会社
ISBN 978-4-7529-9029-1　C0075

本書の内容の無断使用、複製（コピー、スキャン、デジタル化）、転載を禁じます。